NOUVELLE BIBLIOTHÈQUE

DE

L'ÉTUDIANT EN MÉDECINE

PUBLIÉE SOUS LA DIRECTION

DE

L. TESTUT

Professeur à la Faculté de médecine de Lyon.

PAR MM. LES PROFESSEURS ET AGRÉGÉS

ABADIE (de Bordeaux), ANCEL (de Nancy), ARNOZAN (de Bordeaux),
AUGAGNEUR (de Lyon), BOISSON (de Lyon),
BORDIER (de Lyon), BOULUD (de Lyon), BOURSIER (de Bordeaux),
CADE (de Lyon), CARLE (de Lyon), J. CARLES (de Bordeaux),
CASSAET (de Bordeaux), CAVALIÉ (de Bordeaux),
CAUSSE (de Lyon), COLLET (de Lyon), J. COURMONT (de Lyon),
Paul COURMONT (de Lyon), DENUCÉ (de Bordeaux), DUBREUILH (de Bordeaux),
FLORENCE (de Lyon), FORGUE (de Montpellier), GALLAVARDIN (de Lyon),
GANGOLPHE (de Lyon), HÉDON (de Montpellier),
HERRMANN (de Toulouse), HUGOUNENQ (de Lyon), L. IMBERT (de Marseille),
O. JACOB (du Val-de-Grâce), JEANBRAU (de Montpellier), LAGRANGE (de Bordeaux),
LANDE (de Bordeaux), LANGLOIS (de Paris), LANNOIS (de Lyon),
LE DANTEC (de Bordeaux), LESIEUR (de Lyon), LYONNET (de Lyon),
MAYGRIER (de Paris), MONGOUR (de Bordeaux), MOREAU (de Lyon),
A. MOREL (de Lyon), NOVÉ-JOSSERAND (de Lyon), PAPILLAULT (de Paris),
PATEL (de Lyon), PAVIOT (de Lyon), PIC (de Lyon),
PIÉCHAUD (de Bordeaux), M. POLLOSSON (de Lyon), POUSSON (de Bordeaux),
RÉGIS (de Bordeaux), RIEUX (de Lyon), SCHWAB (de Paris), TESTUT (de Lyon),
THOINOT (de Paris), TOUBERT (de Paris), TOURNEUX (de Toulouse),
VERDUN (de Lille), VIALLETON (de Montpellier), WEILL (de Lyon).

Cette bibliothèque est destinée avant tout, comme son nom l'indique, aux étudiants en médecine : elle renferme toutes les matières qui, au point de vue théorique et pratique, font l'objet de nos cinq examens de doctorat.

Les volumes sont publiés dans le format in-18 colombier (grand in-18), avec cartonnage toile et tranches de couleur. Ils comporteront de 400 à 1.300 pages et seront

illustrés de nombreuses figures en noir ou en couleurs.
Le prix des volumes variera de 6 à 12 francs.

La Nouvelle Bibliothèque de l'Étudiant en Médecine comprend actuellement (le nombre pourra en être augmenté dans la suite) soixante-cinq volumes, qui se répartissent comme suit :

PREMIER ET DEUXIÈME EXAMENS

Précis d'Anatomie descriptive, par L. Testut, professeur d'anatomie à la Faculté de médecine de Lyon. 6e édit., 1 vol. de 820 pages.   9 fr.

Précis de Dissection (Guide de l'étudiant aux travaux pratiques d'Anatomie), par P. Ancel, professeur d'anatomie à la Faculté de médecine de Nancy, 1 volume de 330 pages avec 71 figures dans le texte, dont 47 en couleurs . . . . 6 fr.

Précis d'Histologie, par F. Tourneux, professeur d'histologie à la Faculté de médecine de Toulouse, 2o édition. (*Sous presse.*)

Précis d'Embryologie, par F. Tourneux, professeur d'histologie à la Faculté de médecine de Toulouse, 2e édit. 1 vol. de 600 pages, avec 248 figures dans le texte, dont 59 tirées en couleurs. 9 fr.

Précis de Technique histologique et embryologique (Guide de l'étudiant aux travaux pratiques d'histologie), par L. Vialleton, professeur d'histologie à la Faculté de médecine de Montpellier, 2e édit. 1 vol. de 480 p., avec 86 fig. dans le texte et 12 planches en couleurs hors texte . . . . 9 fr.

Précis de Physiologie, par E. Hédon, professeur de physiologie à la Faculté de médecine de Montpellier, 5e édition, 1 volume de 708 pages, avec 196 figures dans le texte. . . . . 8 fr.

Précis de Chimie physiologique et pathologique, par L. Hugounenq, professeur de chimie à la Faculté de médecine de Lyon, 2e édit. 1 volume de 612 pages, avec 111 figures dans le texte, dont 14 tirées en couleurs, et 6 planches chromolithographiques hors texte.   9 fr.

Précis de Technique chimique, à l'usage des Laboratoires médicaux (Guide de l'étudiant et du praticien dans les recherches de chimie, de physiologie et de clinique), par A. Morel, professeur agrégé à la Faculté de médecine de Lyon. 1 vol. de 800 pages avec 160 figures dans le texte et 2 planches hors texte. . . . . 9 fr.

Précis de Physique biologique, par H. Bordier, professeur agrégé à la Faculté de médecine de Lyon, 2e édit., 1 volume de 650 pages, avec 288 figures dans le texte, dont 20 tirées en couleurs, et une planche chromolithographique hors texte. . . . . 8 fr.

Précis de Manipulations de physique biologique (Guide de l'étudiant aux travaux pratiques de physique biologique), par H. Bordier, 1 volume de 325 pages, avec 82 figures dans le texte . . . . . 5 fr.

TROISIÈME ET CINQUIÈME EXAMENS

Précis de Pathologie générale, par Paul COURMONT, professeur agrégé à la Faculté de médecine de Lyon, médecin des hôpitaux. 1 volume de 1.100 pages, avec 121 figures dans le texte . . . . 12 fr.

Précis de Pathologie interne, par F.-J. COLLET, professeur à la Faculté de médecine de Lyon, médecin des hôpitaux, 6ᵉ édition, 2 volumes de 1.840 pages avec 256 figures, dont 46 en couleurs dans le texte et 4 planches en couleurs hors texte. . . . . 18 fr.

Précis de Pathologie externe, par E. FORGUE, professeur de clinique chirurgicale à la Faculté de médecine de Montpellier. 4ᵉ édition, 2 volumes formant 2.120 pages avec 648 figures en noir et en couleurs dans le texte . . . . 22 fr.

Précis de Pathologie chirurgicale générale, par X. . . . . 1 vol.

Précis d'Anatomie topographique, par L. TESTUT, professeur d'anatomie à la Faculté de médecine de Lyon, et O. JACOB, médecin-major de l'Armée, professeur agrégé au Val-de-Grâce, 1 vol. de 550 pages. 7 fr.

Précis de Pathologie exotique, par A. LE DANTEC, professeur de pathologie exotique à la Faculté de médecine de Bordeaux, 3ᵉ édition entièrement revisée. (*Sous presse.*)

Précis de Chirurgie d'armée, par J. TOUBERT, professeur agrégé au Val-de-Grâce, 1 volume de 550 pages, avec 234 graphiques ou figures dans le texte, dont 104 tirés en couleurs . . . . 8 fr.

Précis des Opérations d'urgence, par M. GANGOLPHE, professeur agrégé à la Faculté de médecine de Lyon, chirurgien en chef de l'Hôtel-Dieu, 1 volume de 450 pages, avec 138 figures en noir et en couleurs dans le texte. . . . . 7 fr.

Précis de Médecine opératoire (Manuel de l'Amphithéâtre), par M. POLLOSSON, professeur de médecine opératoire à la Faculté de médecine de Lyon, 2ᵉ édition, 1 volume de 410 pages, avec 144 figures dans le texte . . . . 6 fr.

Précis de Chirurgie opératoire, par T. JEANBRAU, professeur agrégé à la Faculté de médecine de Montpellier. . . . . 1 vol.

Précis de Chirurgie journalière, par M. PATEL, professeur agrégé à la Faculté de médecine de Lyon. . . . . 1 vol.

Précis de Médecine journalière, par X. . . . . 1 vol.

Précis de Thérapeutique chirurgicale, par L. IMBERT, professeur de clinique chirurgicale à la Faculté de médecine de Marseille, 1 volume de 950 pages avec 292 figures dans le texte . . 10 fr.

Précis d'Auscultation et de Percussion, par E. Cassaet, professeur agrégé à la Faculté de médecine de Bordeaux, médecin des hôpitaux, 2ᵉ édition, 1 vol. de 800 pages avec 208 figures dont 104 en couleurs dans le texte. . . . . 10 fr.

Précis de Diagnostic médical et de Séméiologie, par Paviot, professeur agrégé à la Faculté de médecine de Lyon, médecin des hôpitaux, 1 vol. de 1250 pages avec 57 figures dans le texte. 12 fr.

Précis d'Anatomie pathologique, par G. Herrmann, professeur à la Faculté de médecine de Toulouse . . . . 1 vol.

Précis de Microscopie clinique, par Lesieur, professeur agrégé à la Faculté de Médecine de Lyon. . . . . 1 vol.

Précis de Bactériologie, par J. Courmont, professeur d'hygiène à la Faculté de médecine de Lyon, médecin des hôpitaux, 3ᵉ édition, 1 volume de 1.000 pages, avec 396 figures en noir et en couleurs dans le texte . . . . 10 fr.

Précis d'Hématologie et de Cytologie, par Rieux, médecin-major de l'armée, répétiteur à l'École du service de santé militaire. 1 vol.

Précis de Médecine infantile, par E. Weill, professeur de clinique des maladies des enfants à la Faculté de médecine de Lyon, médecin des hôpitaux, 3ᵉ édition. (*Sous presse.*)

Précis de Chirurgie infantile, par T. Piéchaud, 2ᵉ édition revisée par M. Denucé, professeur de clinique chirurgicale infantile et orthopédie à la Faculté de médecine de Bordeaux, chirurgien des hôpitaux. 1 vol. de 1.050 pages avec 219 figures dans le texte. 10 fr.

Précis d'Orthopédie, par Nové-Josserand, professeur agrégé à la Faculté de médecine de Lyon, chirurgien des hôpitaux. 1 vol. de 600 pages avec 266 figures dans le texte et 8 planches en photogravure hors texte. . . . . 8 fr.

Précis des Maladies des vieillards, par A. Pic, professeur agrégé de la Faculté de médecine de Lyon, médecin des hôpitaux. 1 vol.

Précis de Dermatologie, par W. Dubreuilh, professeur agrégé à la Faculté de médecine de Bordeaux, médecin des hôpitaux, 3ᵉ édition, 1 volume de 550 pages, avec figures dans le texte. . . . . . . 7 fr.

Précis de Parasitologie humaine (parasites animaux et végétaux, bactéries exceptées), par P. Verdun, professeur de zoologie médicale et pharmaceutique à la Faculté de médecine de Lille. 1 vol. de 750 pages, avec 310 fig. et 4 planches en couleurs hors texte. 8 fr.

Précis des Maladies vénériennes, par V. Augagneur, ancien professeur de clinique des maladies cutanées et syphilitiques et M. Carle, chef de laboratoire de la clinique des maladies cutanées et syphilitiques de la Faculté de médecine de Lyon, 1 volume de 700 pages avec 57 figures dans le texte et 16 planches chromolithographiques hors texte. . . . . 10 fr.

Précis des Maladies des oreilles, du nez, du pharynx et du larynx, par R. Lannois, professeur adjoint à la Faculté de médecine de Lyon, médecin des hôpitaux, formant 1.700 pages avec 445 figures dans le texte. 2 vol. . . . . 18 fr.

Précis des Maladies du cœur et de l'aorte, par P. Gallavardin, médecin des hôpitaux de Lyon. 1 vol. de 900 pages avec 203 figures dont une partie en couleurs dans le texte. . . . . 10 fr.

Précis d'Ophtalmologie, par F. Lagrange, professeur agrégé à la Faculté de médecine de Bordeaux, chirurgien des hôpitaux, 3ᵉ édit. 1 vol. de 870 pages, avec 310 figures en noir et en couleurs dans le texte et 5 planches en couleurs hors texte . . . . 10 fr.

Précis des Maladies de l'appareil respiratoire, par F.-J. Collet, prof. à la Faculté de médecine de Lyon, médecin des hôpitaux. 1 vol.

Précis des Maladies de l'estomac et de l'intestin, par Cade, médecin des hôpitaux de Lyon. (*Sous presse.*) . . . . 1 vol.

Précis des Maladies du foie, par Ch. Mongour, professeur agrégé à la Faculté de médecine de Bordeaux. 1 volume de 636 pages avec 75 figures dans le texte. . . . . 8 fr.

Précis des Maladies des voies urinaires, par A. Pousson, professeur adjoint à la Faculté de médecine de Bordeaux, chirurgien des hôpitaux, 3ᵉ édition. 1 volume de 1.120 pages, avec 318 figures dans le texte dont 25 tirées en couleurs . . . . 12 fr.

Précis des Maladies des reins, par Jacques Carles, médecin des hôpitaux de Bordeaux. 1 volume de 660 pages, avec 93 figures et 4 planches en couleurs dans le texte. . . . . 8 fr.

Précis des Maladies du système nerveux, par Abadie, professeur agrégé à la Faculté de médecine de Bordeaux. . . . . . . 2 vol.

Précis de Psychiatrie, par E. Régis, professeur adjoint à l'Université de Bordeaux, chargé du cours de clinique psychiatrique, 4ᵉ édition. 1 volume de 1.226 pages, avec 90 figures et 6 tracés dans le texte . . . . 12 fr.

Précis d'Obstétrique, par Ch. Maygrier, professeur agrégé à la Faculté de médecine de Paris, accoucheur de la Charité, et A. Schwab, ancien interne des hôpitaux, ex-chef de clinique d'accouchement à la Faculté de médecine de Paris, 1 volume de 1.325 pages avec 326 figures, dont une partie en couleurs dans le texte . . . . 12 fr.

Précis de Gynécologie, par A. Boursier, professeur de clinique des maladies des femmes à la Faculté de médecine de Bordeaux, chirurgien des hôpitaux. 2ᵉ édition, 1 vol. de 1.160 pages avec 311 figures dans le texte . . . . 12 fr.

Précis des Maladies des Dents et de la Bouche, par Cavalié, professeur agrégé à la Faculté de médecine de Bordeaux . 1 vol.

Précis d'Hydrologie médicale, par A. Florence, professeur à la Faculté de médecine de Lyon . . . . 1 vol.

Précis de Consultations médicales, par X. Arnozan, professeur de clinique à la Faculté de médecine de Bordeaux, médecin des hôpitaux. 1 volume de 480 pages. . . . . 7 fr.

Précis de Consultations chirurgicales, par E. Forgue, professeur de clinique chirurgicale à la Faculté de médecine de Montpellier . . . . 1 vol.

Précis de Consultations gynécologiques, par X. . . . . 1 vol.

QUATRIÈME EXAMEN

Précis de Thérapeutique, par X. Arnozan, professeur de thérapeutique à la Faculté de médecine de Bordeaux, médecin des hôpitaux. 3ᵉ édit., 2 vol. formant 1.250 pages, avec figures dans le texte. 15 fr.

Précis de Thérapeutique clinique, par X. . . . . 1 vol.

Précis de l'Art de formuler, par B. Lyonnet, médecin des hôpitaux de Lyon et B. Boulud, pharmacien des hôpitaux de Lyon. 1 vol. de 400 pages . . . . 6 fr.

Précis d'Hygiène publique et privée, par J.-P. Langlois, professeur agrégé à la Faculté de médecine de Paris, 4ᵉ édition. 1 vol. de 650 pages avec 79 figures dans le texte . . . . 8 fr.

Précis de Médecine légale, par L. Lande, professeur agrégé et chef des travaux de médecine légale à la Faculté de médecine de Bordeaux, médecin expert des tribunaux . . . . 1 vol.

Précis de Déontologie médicale, par L. Thoinot, professeur agrégé à la Faculté de médecine de Paris . . . , ... 1 vol.

Précis de Matière médicale, par H. Causse et B. Moreau, professeurs agrégés à la Faculté de médecine de Lyon. 1 vol. de 800 pages avec 150 figures dans le texte et 4 planches en couleurs hors texte . . . . 9 fr.

Précis d'Anthropologie, par G. Papillault, professeur à l'École d'anthropologie de Paris . . . . 1 vol.

Précis de Législation et d'Administration militaires, par le docteur A. Boisson, médecin-major à l'École du service de santé militaire à Lyon. 1 volume de 672 pages, avec 26 figures dans le texte et une planche chromolithographique hors texte. . . . 8 fr.

Les volumes pour lesquels il n'y a pas d'indication de prix ne sont pas parus, mais sont en cours de rédaction ou d'impression (Mai 1910).

NOUVELLE BIBLIOTHÈQUE

DE

L'ÉTUDIANT EN MÉDECINE

PUBLIÉE SOUS LA DIRECTION DE

L. TESTUT

Professeur à la Faculté de Médecine de Lyon

CONSULTATIONS MÉDICALES

PRÉCIS

DE

CONSULTATIONS MÉDICALES

PAR

X. ARNOZAN

Professeur de clinique médicale à la Faculté de Médecine
de Bordeaux.

PARIS

OCTAVE DOIN ET FILS, ÉDITEURS

8, PLACE DE L'ODÉON, 8

1910

PRÉFACE

Il y a environ cinq ans, mon ami, le professeur Testut, me demanda si je serais disposé à écrire pour sa collection un *Précis de consultations médicales*. Il nous semblait qu'il n'y avait qu'à prendre à l'envers le Précis de thérapeutique : au lieu d'étudier l'action de chaque remède dans les différentes maladies, prendre chaque maladie et indiquer les différents remèdes qui lui conviennent. Le travail ainsi considéré paraissait devoir être simple, court et facile. J'acceptai imprudemment, et m'étant mis à l'œuvre, je m'aperçus bientôt que nous avions fait un jugement téméraire et que le travail serait compliqué, long et difficile. Je ne sais si j'aurai accompli d'une façon satisfaisante la besogne délicate dont je m'étais chargé peut-être un peu à la légère. En le livrant au lecteur, qu'il me soit permis de lui communiquer quelques-unes des réflexions que m'a inspirées la rédaction de ce petit ouvrage.

Les traitements que nous appliquons à nos malades sont

faits en partie de connaissances véritablement scientifiques, en partie plus grande encore de notions tradition-
nelles. La matière médicale s'enrichit chaque jour sans
doute de produits nouveaux, et en même temps elle garde
les anciens qui avaient bien leur valeur. Les découvertes
scientifiques et les théories médicales s'accumulent, se
succèdent les unes aux autres ; et malgré cette rénovation
incessante de la thérapeutique et de la pathogénie, les
traitements sont loin de varier dans la même proportion :
si bien que MM. Huchard et Fiessinger élaguant, peut-être
avec exagération, les remèdes qu'ils jugent inutiles, ont pu
tout récemment publier, sans soulever de trop vives pro-
testations, un petit livre fort original qu'ils ont intitulé :
La thérapeutique en vingt médicaments (Paris 1910).
Parmi ces vingt médicaments d'élite, quelques-uns
sont nouveaux ; beaucoup d'autres sont anciens, et très
anciens. Ils nous sont légués par la tradition, et la médecine
moderne les accepte. Le physiologiste peut les dédaigner,
le médecin praticien n'a pas le droit de s'en désintéres-
ser, puisque souvent ils constituent nos meilleures armes
dans le combat incessant que nous soutenons contre le
mal.

On a souvent répété qu'en fait de traitement, la physiologie pouvait rendre des services, mais que seule la clinique rend des arrêts. Sous cette forme aphoristique, ce
jugement est peut-être prétentieux, il n'en est pas moins
exact. Il en résulte que beaucoup de remèdes et de traitements que la physiologie nous propose comme utiles,
comme très efficaces, sont bien vite rayés des cadres de
la pratique. Pourquoi en est-il ainsi ? Ce n'est pas le lieu
de développer ici les raisons qui expliquent comment les

méthodes de traitement si actives chez les animaux de laboratoire, deviennent insuffisantes ou nuisibles chez l'homme malade. Tout cela a été maintes fois étudié et développé. Mais il était nécessaire de le rappeler, pour faire comprendre aux lecteurs comment des médications ou des médicaments qui ont fait récemment, qui font même encore l'objet des travaux les plus remarquables, des discussions les plus passionnantes, n'ont même pas été mentionnés une fois dans ce petit volume. Tant qu'un médicament n'a pas fait ses preuves, il me semble qu'on peut en étudier les propriétés dans un précis de thérapeutique, on ne peut pas en conseiller l'usage régulier. Il faut attendre pour cela, que la valeur en ait été définitivement constatée et que les indications soient bien posées.

Malgré la diversité des maladies, les principes qui guident le praticien dans les traitements qu'il formule sont en réalité peu nombreux. Les plus essentiels sont ceux qui découlent de la connaissance exacte de la marche naturelle des affections : ne pas contrarier l'évolution spontanée du mal qui doit guérir par les seules défenses de l'organisme est le premier de tous. En dehors de cette idée primordiale, les autres principes de thérapeutique générale dont je me suis inspiré sont les suivants :

1º Dans la pratique quotidienne, une des choses qui m'a le plus frappé, —et je suis d'accord en ceci avec la majorité des médecins contemporains, —c'est l'importance des prescriptions hygiéniques. Un paragraphe spécial, quelquefois très développé, leur est attribué dans la plupart des chapitres. Beaucoup de maladies guérissent toutes seules, sous l'influence d'une hygiène bien comprise. D'autres,

qu'un traitement médicamenteux véritablement utile aurait
pu guérir, évoluent d'une façon fâcheuse par suite de
l'oubli de ces mêmes prescriptions; et je suis convaincu
que si le même remède paraît à tel médecin efficace et
à tel autre dangereux dans des cas en apparence semblables, c'est que les conditions hygiéniques sont différentes, que l'un fait manger son malade et le laisse sortir,
alors que l'autre le met à la diète et le maintient à la
chambre. Malheureusement, il est très rare que les observations médicales fassent mention de ces faits. Les progrès
si brillants de la physiothérapie nous apprendront, je
l'espère, à mieux comprendre l'importance de ces détails
et à en tenir compte dans l'appréciation des effets thérapeutiques.

2° Quels que soient les progrès accomplis dans l'étude
pathogénique des maladies infectieuses, l'agent spécifique
qui détermine l'éclosion de chacune d'elles : rougeole,
oreillons, coqueluche, grippe, fièvre jaune, etc., échappe
à nos actions thérapeutiques. La quinine dans le paludisme,
le salicylate de soude dans le rhumatisme articulaire aigu,
le mercure dans la syphilis, les sérums antitoxiques dans
la diphtérie et dans la peste, constituent d'heureuses exceptions, exceptions dont le nombre s'accroîtra bientôt, il faut
l'espérer. Mais actuellement, nous ne pouvons lutter contre
la plupart des maladies infectieuses qu'en nous attaquant
à ce que l'école de Montpellier avait si justement appelé
les éléments morbides : congestion, douleur, adynamie, etc.
De là des traitements identiques ou très semblables entre
eux dans des maladies en apparence très différentes. La
considération qui précède suffira, je l'espère, pour me
justifier.

3° J'ai fait peu de place dans mes consultations aux médications symptomatiques parce que je les considère comme des médications de second ordre. Poussées à l'extrême, elles amèneraient à une polypharmacie néfaste. Que deviendrait, par exemple, un grippé à qui on prescrirait des médicaments contre la céphalée, contre la toux, contre la diarrhée, contre l'insomnie, contre l'oligurie ? Croit-on qu'il résisterait au nombre et à la variété, pour ne pas dire à l'antagonisme des remèdes qu'il devrait ingérer ? Il me semble qu'on ne doit combattre un symptôme que s'il constitue une anomalie dans l'évolution du mal que l'on traite, ou bien quand il prend une prédominance telle qu'il constitue par lui-même un danger, ou enfin quand le mal est incurable et que l'on se trouve réduit à une simple médication palliative. Il ne faut pas oublier, d'ailleurs, que l'on s'expose quelquefois, en combattant un symptôme dont on ignore la valeur, à troubler les défenses de l'organisme et à faire dévier vers une issue fâcheuse l'évolution du mal qui, sans cette intervention intempestive, se serait bien terminé.

4° Pour la plupart des maladies graves, un court paragraphe a été consacré au traitement de la convalescence et de ses accidents. Quand l'incendie est éteint, le moment est venu de réparer la maison brûlée. Quand l'infection est vaincue, le moment est venu de réparer l'organisme délabré. En général, il faut séparer nettement les deux phases de la maladie et ne commencer le traitement de la seconde que lorsque la première est nettement terminée, c'est-à-dire quand la fièvre est tombée, que l'appétit est revenu et que l'urine est abondante et claire. Ce ne serait pas sans inconvénient que l'on prescrirait de l'arsenic, des

phosphates, des sulfureux ou du fer à un malade en période
d'infection active. Cette considération d'ailleurs ne saurait
s'appliquer aux infections à marche chronique comme la
tuberculose ou la syphilis, où la reconstitution de l'organisme doit être sans cesse tentée par le médecin, et doit
faire dès le début même de la maladie, l'objet de ses constantes préoccupations.

Dr ARNOZAN.

Bordeaux, 7 avril 1910.

PRÉCIS

DE

CONSULTATIONS MÉDICALES

ABCÈS RÉTRO-PHARYNGIEN

Tableau clinique. — En pleine santé, ou au cours d'une angine, à la suite d'un coryza aigu ou d'une fièvre éruptive, le petit enfant présente rapidement, presque soudainement, un état grave. La respiration devient embarrassée, bruyante, presque stertoreuse ; la déglutition est plus ou moins gênée, suivant le siège de l'abcès en arrière de l'isthme du gosier ou plus haut vers le naso-pharynx. Fièvre vive. Prostration ou agitation.

A l'inspection de la gorge qui est souvent difficile, on voit souvent peu de chose au premier abord, sauf le cas de coïncidence d'angine aiguë ; mais le voile du palais peut être projeté en avant, le fond du pharynx présente une saillie anormale. L'examen au miroir ou par le doigt fera alors le diagnostic.

Des complications graves sont possibles comme dans l'*angine phlegmoneuse* (voy. p. 10). On les évitera en incisant l'abcès sans retard. Mais cette intervention n'est possible qu'après un bon diagnostic.

Tant que celui-ci ne sera pas porté, le traitement sera le même que celui des angines aiguës (voy. ce mot).

ACROMÉGALIE

Tableau clinique. — Hypertrophie singulière des extrémités supérieures, inférieures et céphalique débutant en général de vingt à trente-cinq ans, quelquefois sans cause apparente, quelquefois à la suite d'une maladie infectieuse. Les mains et les pieds deviennent énormes dans le sens transversal et les doigts gonflés ressemblent à « des saucissons. »

A la tête, l'hypertrophie porte surtout sur la face (prognathisme), la langue et le nez. Les sinus frontaux et sous-maxillaires, la selle turcique sont très dilatés ; le rachis se recourbe en cyphose cervico-dorsale.

Comme symptômes fonctionnels, on signale une céphalée presque constante, des douleurs dans les membres, tantôt vagues comme de simples courbatures, tantôt aiguës et à caractère névralgique. L'aménorrhée est constante.

L'hypertrophie du corps pituitaire est habituelle ; elle peut être assez considérable pour déterminer des symptômes de tumeur de la base du cerveau. D'autres glandes vasculaires sanguines peuvent être altérées dans leur structure ou leur fonctionnement.

Prescriptions médicamenteuses :

1° L'acromégalie pouvant être considérée comme un syndrome d'origine hypophysaire, on essaiera d'abord l'opothérapie.

Poudre totale d'hypophyse de bœuf. .   0^{gr},10 en un cachet.
Un cachet matin et soir pendant quinze jours.

Surveiller les effets du remède — s'ils sont favorables, reprendre plusieurs séries de la même préparation, avec des intervalles de dix à douze jours.

2° S'ils sont défavorables ou nuls, faire une médication purement symptomatique.

a) Contre la douleur : antipyrine ; hydrothérapie chaude.

b) Contre l'insomnie : sulfonal.

c) Contre la dénutrition : arsenic, phosphate de chaux, fer, seigle ergoté. L'arsenic a été donné par CAMPBELL sous forme de liqueur de Fowler, à la dose initiale de V gouttes 3 fois par jour, et poussé jusqu'au chiffre énorme de 2 grammes par

24 heures, ce qui est véritablement excessif et dangereux. Il est sage de se borner à des quantités plus modérées.

ACTINOMYCOSE

Tableau clinique. — Les symptômes de cette maladie sont des plus variables; ils sont en effet en rapport avec la diversité des localisations du parasite (actinocladothrix d'Affanassiew) dans les différents organes de l'homme. Il est aussi impossible de tracer un tableau d'ensemble de l'actinomycose que de résumer les traits généraux de la tuberculose. Les formes les plus habituelles répondent au type suivant.

La maladie se contracte au contact de fragments de graminées ou de céréales qui portent le champignon pathogène, ou d'animaux ou même d'hommes déjà atteints. Le parasite s'implante dans un foyer de carie dentaire ou au niveau d'une ulcération gingivale. En conséquence, se développe à l'angle de la mâchoire une tuméfaction mollasse, rouge, d'aspect phlegmoneux, qui bientôt s'ouvre, laissant écouler du pus fétide mêlé de grains jaunes d'aspect assez caractéristique, dans lesquels le microscope fait reconnaître des actinomycètes. L'ouverture reste fistuleuse ; au voisinage se forme et s'ouvre ensuite un nouveau foyer; et de proche en proche le mal s'étend, transformant la région en un vaste cloaque purulent et usant peu à peu le bord inférieur du maxillaire.

Des complications de toute espèce peuvent alors survenir : buccales, pharyngées, broncho-pulmonaires, pleurales, péritonéales, intestinales, rénales, cérébrales, etc. Rattachées à la lésion primitive dont elles dépendent, elles sont alors d'un diagnostic facile ; mais si, comme il arrive quelquefois, ces localisations viscérales sont primitives, leur diagnostic reste à peu près impossible, à moins que des commémoratifs précis ou l'examen du pus ne viennent éclairer le praticien. Trop souvent elles sont confondues avec des tuberculoses locales ou généralisées.

Prescriptions hygiéniques. — Éviter avec soin le contact des sujets malades (hommes ou animaux). Ne pas porter à la bouche des graminées ou des céréales. Lavages minutieux des mains et brossage des ongles, quand on manipule ces plantes ou qu'on soigne des malades.

Régime alimentaire tonique. Aliments de consistance molle et ne nécessitant pas d'efforts de mastication.

Soins minutieux de la bouche. Extraction ou obturation des dents cariées.

Prescriptions médicamenteuses :

1° *Solution avec :*

> ℞ Eau distillée. . . . . 150 grammes.
> Iodure de potassium. . . . . : 10   —

Deux grandes cuillerées par jour aux repas, à continuer de vingt à vingt-cinq jours par mois, pendant plusieurs mois.

Augmenter les doses jusqu'à **3** cuillerées par jour, si les effets paraissent utiles, mais cependant insuffisants.

2° Prescrire simultanément des toniques que l'on variera, sans en donner généralement plusieurs à la fois, pour éviter la fatigue des voies digestives.

> *a)* ℞ Vin de Malaga . . . . 450 grammes.
> Sirop d'écorces d'oranges amères. . 50   —.
> Extrait mou de quinquina. 10   —
> Lacto-phosphate de chaux. 5   —

Un verre à liqueur à la fin du repas.

> *b)* ℞ Eau distillée . . . . 10 grammes.
> Arrhénal 0gr,20

X gouttes aux deux principaux repas dans un peu d'eau.

Pansements et interventions chirurgicales. — Traiter les collections purulentes et les foyers comme des abcès froids : curettage, drainage, injections quotidiennes de solution iodo-iodurée ; dans quelques cas, cautériser les parois au thermocautère. Enlever chirurgicalement les grosses tumeurs.

Les indications varient avec le volume, le siège et la profondeur des localisations.

ADÉNIE. — (Voy. *Leucémie*).

ADÉNITES CHRONIQUES TUBERCULEUSES

Tableau clinique. — Elles siègent particulièrement au cou, chez les adolescents ; mais on peut les trouver dans les autres régions et à tout âge. Plusieurs ganglions sont généralement pris à la fois, soit isolés comme les anneaux d'une chaîne, soit groupés et fusionnés en une masse unique bosselée. En examinant avec soin les cavités de la face, on trouve souvent une ulcération ou une inflammation chronique des muqueuses buccale, gingivale, nasale ou pharyngienne, ou une carie dentaire qui sont le point de départ des adénites. Celles-ci persistent longtemps à l'état torpide, sans douleur, sans altération de la peau. Elles peuvent après de longues alternatives d'accroissement et de diminution finir par rétrocéder. Mais souvent plusieurs des ganglions atteints arrivent à suppuration, lentement et par saccades, finissent par s'ouvrir, laissant écouler un pus mal lié et grumeleux ; l'ouverture reste fistuleuse, puis s'agrandit ; un véritable ulcère à bords livides et décollés, se forme sur quelques points (écrouelles). Enfin, après d'interminables péripéties, une cicatrice irrégulière, gaufrée, chéloïdienne, finit par se former, laissant une trace indélébile de la maladie.

Des lésions osseuses, des lupus, des pleurésies peuvent survenir comme complications ou coïncidence de ces adénites. La phtisie pulmonaire est aussi à redouter ; mais son apparition est loin d'être la règle en pareille circonstance.

Prescriptions hygiéniques. — Elles sont les mêmes que dans la tuberculose au premier degré (voyez ce mot), au point de vue de l'aération et de l'alimentation. Mais elles en diffèrent en ce qui concerne le repos : à moins de coïncidence de fièvre ou de lésions pulmonaires, le porteur d'adénites tuberculeuses, le scrofuleux devra mener une vie active ; sans dépasser la limite de ses forces, il sortira, marchera, fera de l'exercice. Dans le régime qui devra être très tonique, il évitera avec soin les laits de provenance douteuse, qui seront toujours suspects, même une fois bouillis.

Les vêtements seront chauds en hiver, légers et perméables en été. Les soins de propreté corporelle seront très régulièrement observés. On veillera à ce que la respiration s'effectue par la voie nasale, et si cette voie est obstruée, on cherchera à en rétablir la perméabilité par un traitement médical ou, s'il le faut, par des interventions chirurgicales.

Prescriptions médicamenteuses :

1° Pour fortifier l'organisme dans son ensemble, on alternera les remèdes suivants :

a) ℞ Lacto-phosphate de chaux . . . . .   4 grammes.
     Sirop de quinquina 300   —
Une grande cuillerée à chaque repas.

b) ℞ *Solution avec :*
     Eau distillée. . . . . 10 grammes.
     Méthylarsinate de soude . . . . . . 0^{gr},20
X gouttes aux deux principaux repas.

c) ℞ Sirop d'iodure de fer
     Ou sirop iodo-tannique. . . . . . . 300 grammes.
Deux grandes cuillerées par jour.

Après avoir terminé la série de ces remèdes, laisser au malade une dizaine de jours de repos thérapeutique avant de recommencer.

d) *En hiver*, on laissera de côté ces médicaments pour donner au malade si son estomac le tolère :

℞ Huile de foie de morue. . . . . . . 500 grammes.
Deux grandes cuillerées par jour aux repas.

e) *En été*, une ou deux saisons à Salies-de-Béarn, à Biarritz-Briscous, ou une cure de trois semaines dans une station d'eaux sulfureuses (Luchon, Cauterets, Aix, etc.), ou un séjour prolongé sur une plage marine.

Cette thérapeutique ne sera appliquée que dans les phases torpides et sera absolument contre-indiquée au moment des poussées inflammatoires aiguës.

2° Les dents, les gencives, les cavités accessoires des fosses nasales, la muqueuse nasale elle-même, le rhino-pharynx, les amygdales, le voile du palais seront l'objet d'explorations régulières et traités suivant les lésions qu'ils présentent par des applications topiques bien faites, par des cautérisations, ou des interventions chirurgicales.

3° Les ganglions malades seront directement traités de la façon suivante :

a) Pendant que l'adénite est à la première période et que la peau n'est pas encore trop amincie, par des badigeonnages réguliers tous les trois jours de teinture d'iode ou d'iodosol, ou par des applications de plaques d'ouate hydrophile imbibées d'eau de Salies pour compresses.

b) Quand l'adénite se ramollit, par des ponctions faites très aseptiquement avec une fine aiguille de Pravaz et par des injections à l'aide de la même aiguille laissée en place, soit d'huile iodoformée à 1 p. 100 — soit de quelques gouttes de naphtol camphré. Ce dernier médicament n'est pas sans danger.

c) Si la peau s'infiltre et s'ulcère sur une large étendue, par de grands lavages à l'eau oxygénée neutralisée à 12 volumes, diluée dans 5 à 10 fois son volume d'eau stérilisée chaude et au besoin par une large intervention chirurgicale (curettage, débridements, exérèse, etc.).

ADÉNOPATHIE TRACHÉO-BRONCHIQUE

Tableau clinique. — Les ganglions du médiastin peuvent se développer sous diverses influences (cancer, lymphadénie, etc.). Mais, dans l'immense majorité des cas, il s'agit d'adénopathies tuberculeuses. Le malade présente de la dyspnée continue, souvent entrecoupée de paroxysmes à forme d'accès d'asthme ou de dyspnée cardiaque, quelquefois du cornage, presque toujours de la toux coqueluchoïde ; puis des phénomènes de compression en rapport avec la situation exacte et le volume des ganglions tuméfiés (inégalité des pouls radiaux, paralysie du récurrent, œdème unilatéral de la face et d'un bras, dysphagie œsophagienne, etc.). Aire de matité au niveau du hile pulmonaire en arrière, et au ras du sternum en avant; signe de la voix lointaine. Dans la poitrine, on trouve presque toujours des symptômes de tuberculose pulmonaire à l'un des sommets, de pleurésie à l'une des bases; on trouve enfin au cou ou dans les aisselles de gros ganglions, dont la présence et les caractères donnent à la maladie sa caractéristique et confirment ou suggèrent le diagnostic.

Le sujet est pâle, maigre, souffreteux ; il peut présenter sur d'autres points du corps des localisations tuberculeuses. La maladie est longue et grave ; elle peut se terminer par la cachexie et la mort ; elle peut guérir quelquefois.

Prescriptions hygiéniques. — Ce sont celles qu'on applique au traitement de la tuberculose pulmonaire. Il est inutile de les répéter ici (voy. ce mot). Insister cependant sur la suralimentation.

Prescriptions médicamenteuses :

1° Par périodes de quinze jours, donner successivement et alternativement les médicaments suivants :

a) ♃ Sirop de tolu . . . . 300 grammes.
 Phosphate de chaux gélatineux . . 3 —
Deux grandes cuillerées par jour.

b) ♃ Eau distillée. . . . . 10 grammes.
 Arrhénal . . . . $0^{gr},20$
X gouttes à chaque repas.

ou :

c) ♃ Sirop iodotannique. . . . . 500 grammes.
Deux grandes cuillerées par jour.

De temps en temps, on accordera au malade des périodes de repos thérapeutique complet ; en hiver l'huile de foie de morue, à la dose de deux grandes cuillerées par jour, prendra sa place dans la série des remèdes ; les injections de cacodylate de soude ($0^{gr},03$ ou $0,05$ par centimètre cube) au nombre de 5 à 10, pourront être substituées aux gouttes d'arrhénal ; si la tuberculose pulmonaire fait défaut, le sirop d'iodure de fer pourra prendre la place du sirop iodo-tannique. Enfin le médecin insistera naturellement sur celui des remèdes qui lui paraît produire les meilleurs effets et être le mieux supporté.

2° Contre les douleurs, contre les phénomènes de congestions limitées qui surviennent si fréquemment, appliquer des mouches de Milan ou de petits vésicatoires de 3 à 4 centimètres de côté.

3° Contre la toux et l'insomnie :

♃ Potion gommeuse. . . . . 120 grammes.
 Dionine. . . . . $0^{gr},01$ à $0^{gr},03$ (suiv. l'âge).
A prendre par grandes cuillerées d'heure en heure, jusqu'à apaisement de la toux et jusqu'au sommeil.

4° Pour combattre les phénomènes de compression, quelques séances de radiothérapie sous la direction d'un spécialiste compétent peuvent réduire le volume des ganglions et atténuer les

1.

phénomènes en question. Leur influence sur la marche même du mal reste à déterminer.

5° Si le sujet dépérit, perd l'appétit, tend à se cachectiser sans cependant avoir de la fièvre, on pratiquera une série d'injections de plasma marin isotonique de Quinton.

6° Enfin, dans les mêmes cas, la cure d'air marin, les longs séjours sur les plages, les journées passées sur mer dans les eaux tranquilles, sur le pont d'un bateau abrité par une tente légère produisent des résurrections,

7° Une cure saline thermale à Salies-de-Béarn, à Biarritz-Briscous très prudemment et très graduellement dirigée — et en dehors bien entendu de toute poussée aiguë.

8° En cas de complications aiguës, faire le traitement de la tuberculose pulmonaire fébrile.

ALBUMINURIE. — (Voy. *Néphrites*).

AMYGDALITE PHLEGMONEUSE

Tableau clinique. — Douleur vive au niveau de la gorge, le plus souvent unilatérale. Dysphagie pharyngée atroce. Rougeur intense et gonflement d'une amygdale qui repousse la luette et obstrue l'isthme du gosier. Gonflement œdémateux de la luette et du voile. Difficulté d'ouvrir la bouche par suite de la contraction réflexe des masséters. Le malade assis dans son lit, angoissé, respirant mal, laisse écouler par la bouche les mucosités et la salive qu'il ne peut déglutir ; il est accablé par la fièvre et par l'inanition. Gonflement de l'amygdale ou des ganglions correspondants perceptible à la palpation extérieure. Albuminurie fréquente.

Après trois à six jours de souffrances, l'abcès se forme et se vide dans la bouche et le malade est aussitôt soulagé. Mais des accidents graves sont possibles : suffocation par ouverture de l'abcès dans les voies aériennes, hémorragies, fusées purulentes vers le médiastin, phlegmon du cou et marche du pus vers l'extérieur.

Prescriptions hygiéniques et médicamenteuses :
Les mêmes au début que dans l'angine aiguë (voy. ce mot).
Surveiller les complications et l'albuminurie en particulier. Traiter en conséquence.

Intervention chirurgicale. — Elle doit être précoce, pour abréger les souffrances du malade et éviter les graves complications signalées plus haut.

Explorer soigneusement la région amygdalienne, préciser le siège de l'abcès qui peut être amygdalien, sus, sous ou juxta-amygdalien ; anesthésier le point à inciser à l'aide de l'application sur un espace très étroit du mélange suivant :

℞ Chlorhydrate de cocaïne . . . . ⎫
   Menthol . . . . ⎬ ââ 0gr,50
   Acide phénique . . . . ⎭

A l'aide du liquide ainsi obtenu, et porté sur le point voulu à l'aide d'un petit tampon d'ouate enroulé autour d'une baguette on détermine une escarre blanche grande comme un pois. A travers cette escarre inciser au bistouri ou au thermo-cautère.

ANÉMIE

Tableau clinique. — Le sang est diminué en totalité ou présente un appauvrissement spécial de l'un de ses éléments. L'in-

suffisance du fer dans le sang constitue la chlorose (voy. ce mot) ;
l'insuffisance des autres éléments du sang, quels qu'ils soient,
donne lieu à un ensemble de phénomènes qui sont : la pâleur de
la peau et des muqueuses, l'essoufflement, les palpitations, les
souffles cardiaques et vasculaires. Secondairement on observe les
dyspepsies, la dysménorrhée. Le chiffre des globules peut tomber
de 5.000.000 à 3.000.000 et même au-dessous.

L'anémie est la conséquence définitive ou momentanée de la
plupart des infections, des hémorragies traumatiques ou viscérales, des lésions de l'appareil hématopoiétique (adénie, splénomégalie, etc.). Le pronostic varie suivant que la cause pathogène
est passagère (traumatisme) ou persistante (néoplasie, cachexie).

Produite par l'infection ou l'intoxication, l'anémie ouvre la
porte elle-même à la plupart des infections, à la tuberculose en
particulier (anémie prétuberculeuse).

L'anémie pernicieuse progressive est une anémie particulièrement grave et rebelle aux traitements, qui arrive à déterminer un
abaissement de plus en plus marqué du chiffre globulaire avec
insuffisance progressive de toutes les fonctions, et qui finit par
entraîner la mort dans le plus grand nombre des cas. Le foie est
généralement gros. Les hématies sont non seulement diminuées
de nombre, mais déformées et assez souvent nucléées.

La clef du traitement des anémies est un bon diagnostic pathogénique. L'anémie n'est en elle-même qu'un syndrome, qu'une
résultante de causes multiples. Le médecin qui se contenterait
de combattre ce syndrome sans remonter jusqu'à ses causes et
sans combattre celles-ci ferait une besogne déplorable. La syphilis
détermine l'anémie, l'ankylostomiase la détermine aussi, et on
conçoit bien que, dans les deux cas, l'intervention médicale devra
être différente ; il en est de même dans un très grand nombre de
circonstances.

Les indications qui suivent sont simplement relatives aux
mesures à prendre pour réparer les pertes subies par le sang.
Celles qui résultent des causes diverses de l'anémie se trouvent
dans les articles où est exposé le traitement de ces affections
protopathiques.

Prescriptions hygiéniques. — Ménager les forces du malade et exciter son appétit par un exercice régulier : telles sont les deux indications contradictoires auxquelles il faut répondre. La première est la plus importante ; on ne devra jamais demander au malade un travail, ni lui permettre un plaisir qui excède ses forces. Le repos lui sera donc commandé, repos d'autant plus absolu que l'anémie sera plus accentuée, et le mouvement ne sera encouragé ou autorisé que tout autant qu'il n'amènera pas de fatigue persistante, de modification anormale de la température organique, de trouble des fonctions digestives, respiratoires ou circulatoires.

Il en est de même pour l'alimentation. L'anémique a besoin d'une forte alimentation pour refaire son sang ; mais ses organes digestifs arrosés d'un sang appauvri sont incapables de digérer les aliments pris en trop forte quantité. On aura donc à tenir compte ici encore de ces indications contraires ; on tâtonnera, on nourrira le malade autant qu'il peut digérer et assimiler ; on variera le régime, on multipliera les artifices culinaires pour exciter l'appétit, on usera des substances peptogènes pour favoriser la sécrétion gastrique (bouillon, boissons excitantes, etc.). Mais on s'arrêtera dès que l'observation du sujet montrera qu'on a atteint la limite des quantités d'éléments nutritifs qu'il est capable d'élaborer, se souvenant que ceux-ci mal digérés ne peuvent faire que du mal et qu'une suralimentation mal tolérée aboutit vite à la surintoxication.

L'aération est de toute nécessité et doit être aussi complète et aussi continue que possible ; il faut obtenir l'utilisation maxima, au point de vue respiratoire, des globules qui restent encore en activité. Il faudra d'autre part éviter l'action nocive du froid, contre laquelle l'anémique est moins armé. Recommander un séjour sur les bords de la mer ou un climat d'altitude.

Prescriptions médicamenteuses :

1° *a)*   ♃   Protoxalate de fer . . . .   0ᵍʳ,10 en une pilule.

Une pilule matin et soir, pendant dix jours ou vingt jours, puison interrompra la médication, et on la reprendra après un intervalle d'une huitaine.

Ou bien boire aux repas une eau minérale ferrugineuse telle que Bussang, Orezza, Spa, Forges.

b) Si le malade est strumeux en même temps qu'anémique :

℞   Sirop d'iodure de fer. . . . .   500 grammes.

Deux cuillerées par jour aux repas ; se rincer la bouche immédiatement après. pour éviter le noircissement des dents.

c) Si le malade est dyspeptique ou très constipé :

℞   Hémoglobine. . . . .   0^{gr},50 en un cachet.
Un cachet, deux fois par jour, aux repas, pendant dix à vingt jours.

d) Si le sujet est atteint ou suspect de tuberculose pulmonaire, pas de médication ferrugineuse.

2° Par séries de cinq jours renouvelées deux fois par mois, faire des injections hypodermiques avec :

℞   Eau distillée. . . . .   1 centicube.
    Cacodylate de soude. . . . .   3 à 5 centigrammes
        en une ampoule stérilisée n° 5.

3° Si le malade est sujet aux adénopathies, on conseillera :
a) Une saison à Salies-de-Béarn ou dans d'autres stations salines ;
b) A défaut d'une cure dans une de ces localités, une série de bains tièdes, additionnés chacun de 2 à 4 kilogrammes de sel commun et d'un flacon d'eaux-mères de Salies-de-Béarn. — Prendre trois bains par semaine pendant un mois.

4° Inhalations d'oxygène.
Un demi-ballon (soit 15 litres), 3 ou 4 fois par jour.

5° Injections hypodermiques de 50 à 100 centimètres cubes de sérum artificiel, tous les jours ou tous les deux jours suivant le degré de l'anémie.

Surseoir à ces injections, s'il y a des hémorragies spontanées dans l'épaisseur de la peau ou dans l'hypoderme.

Traitement de l'anémie pernicieuse progressive.

1° Liqueur de Fowler (sans alcoolat de mélisse) ; injecter deux fois par semaine, d'abord VI gouttes, puis XII gouttes, puis une seringue entière de Pravaz. Surveiller les phénomènes de saturation arsenicale.

2° Injection hypodermique de sérum antidiphtérique comme dans la diphtérie (voy. *Angine diphtérique*).

3° Quelques séances de radiothérapie.

4° Opothérapie médullaire :
Faire prendre chaque jour au malade pendant vingt à vingt-cinq jours la moelle du tibia d'un jeune veau, écrasée dans du bouillon tiède ou dans de l'eau pure que l'on mélange à du vin au moment de l'administrer.

ANÉMIE INFANTILE. — (Voy. *Maladies de Barlow*).

ANÉVRYSME DE LA CROSSE DE L'AORTE

Tableau clinique. — Phénomènes essentiellement variables suivant le siège, la dimension de l'anévrysme et les compressions qu'il détermine. Celles-ci (dysphagie, paralysie du récurrent, cornage, toux, douleurs rétro-sternales simulant l'angine de poitrine, inégalité pupillaire, œdème unilatéral de la face ou d'un bras) ne donnent jamais que des signes de présomption, des compressions semblables pouvant être exercées par toute tumeur du médiastin. Les gros anévrysmes produisent une voussure de la partie antérieure du thorax, donnent lieu à un centre de battements en dehors du cœur, et à des souffles au même niveau ; dans les cas graves, développement veineux sous-cutané énorme, usure des côtes, amincissement de la peau, menace de perforation à l'extérieur. Les plus petits anévrysmes comme les plus gros s'accompagnent quelquefois d'un affaiblissement du pouls radial d'un côté, et toujours d'un retard de la pulsation dans toutes les artères qui naissent de l'aorte au delà de l'implantation du sac anévrysmal. Mais ce retard est parfois très difficile à constater. L'hypertrophie du cœur est fréquente, mais non constante. La syphilis est souvent notée dans les antécédents :

Complications. — Œdème aigu du poumon, pleurésie, syncopes, hémorragies foudroyantes.

Prescriptions hygiéniques. — Le régime alimentaire sera le même que dans l'artério-sclérose (voy. ce mot). Le malade devra éviter les efforts, les courses rapides, les émotions vives, la colère ; il devra se sevrer d'alcool et de boissons excitantes ; il vivra dans la continence.

Les veillées prolongées, le froid, en un mot tout ce qui est pour les organes circulatoires l'occasion d'un supplément de travail lui est également funeste.

Prescriptions médicamenteuses :

1° *Solution avec :*

℞   Eau distillée. . . . .   150 grammes.
      Iodure de potassium. . . . . . .   5 à 10   —

Deux grandes cuillerées par jour dans un peu de lait ou d'eau alcaline au moment des repas.

A renouveler pendant vingt à vingt-cinq jours par mois pendant plusieurs mois.

Ou, en cas d'intolérance pour l'iodure, prescrire une des nombreuses préparations spécialisées d'iode organique ou d'huile iodée.

2° *Injections sous-cutanées de sérum gélatiné* (LANCEREAUX) :

℞   Eau distillée. . . . .   100 grammes.
      Chlorure de sodium   1   —
      Gélatine. . . . .   1 ou 2   —

Faire tiédir au bain-marie jusqu'à 37° environ et injecter de 10 à 20, ou même 50 centimètres, dans la fesse ou la paroi abdominale, très lentement. Renouveler l'injection de dix en dix, ou de quinze en quinze jours.

(Des cas de tétanos ont été observés après ces injections ; il faut donc procéder avec l'asepsie la plus rigoureuse et ne se servir que de solutions stérilisées au moment même où on les utilise ; sinon, on s'exposerait, en raison des qualités nutritives de la gélatine pour les microbes, à injecter une culture de bacilles de Nicolaïer.)

3° *Applications de courants galvaniques à la surface du thorax, au niveau de la tumeur anévrysmale* (Dujardin-Beaumetz).

(On a renoncé à la galvano-puncture plus dangereuse qu'utile.)

Complications. — En cas d'amincissement de la peau et de menace de perforation, faire une douce compression ouatée ou même contenir la tumeur pulsatile par une pelote en caoutchouc très souple que l'on fixe au point voulu à l'aide d'un bandage.

Contre les douleurs violentes, prescrire les remèdes antalgiques habituels (voy. *Névralgies*), et, en outre, application d'une poche de glace sur la tumeur.

(Ne pas oublier l'interposition d'une mince flanelle entre la poche de glace et la peau, ne pas prolonger cette application au delà de cinq à six jours, par crainte d'une bronchite).

Les pleurésies, les œdèmes du poumon seront traités par les moyens appropriés.

ANGINE DE POITRINE

Tableau clinique. — Brusquement à l'occasion d'un effort, d'une marche sur un terrain en pente, d'un coup de vent, le malade est pris d'une douleur atroce à la région précordiale, avec irradiations au bras gauche, à l'épaule, au cou. La sensation d'angoisse est inexprimable, « le cœur serré dans un étau », il semble que l'on va mourir. La mort survient en effet dans de pareils accès ; la syncope est fréquente et grave. Quand l'attaque se dénoue heureusement, le malade reste plusieurs jours faible, terrorisé par le souvenir de ses douleurs et par la crainte de les voir revenir.

Le retour des accès d'angine de poitrine est en effet la règle. Dans l'intervalle, le malade peut paraître en état satisfaisant, mais il présente presque toujours les signes d'une cardiopathie plus ou moins développée : insuffisance ou rétrécissement aortique, myocardite, etc. ; ou de l'artério-sclérose.

L'angine de poitrine vraie est liée à l'athérome des artères coronaires ; mais des accès douloureux aussi violents, quoique d'une gravité beaucoup moindre, peuvent éclater sous l'influence d'intoxications diverses (tabac, diabète, etc.) ou de l'hystérie ; ce sont les fausses angines de poitrine.

A) **Traitement de l'accès :**

Prescriptions hygiéniques. — Le malade sentant de lui-même que le moindre effort peut le perdre, en épuisant le cœur à bout de forces, reste figé dans l'attitude où l'attaque l'a surpris. Il faut respecter cette immobilité, en soutenant le malheureux patient, en l'appuyant à des coussins, en le maintenant assis sur un fauteuil, dans la position en un mot où il préfère rester. Le col et la ceinture seront immédiatement desserrés, — ouvrir largement les fenêtres, éventer légèrement le malade, mais avec lenteur, pour éviter la projection brusque de l'air. Tenir compte d'ailleurs des sensations qu'il éprouve.

Prescriptions médicamenteuses :
1° *Inhalations de nitrite d'amyle.*
Verser V à VI gouttes sur un mouchoir et les faire immédiatement respirer au malade.

Renouveler ces inhalations de dix en dix minutes; ne pas dépasser XL à L gouttes en une seule séance.

2° Si l'accès se prolonge, ou si l'on n'a pas de nitrite d'amyle à sa disposition, faire des *inhalations d'éther sulfurique*, comme pour l'anesthésie.

3° En cas d'échec des procédés ci-dessus, si le pouls est assez fort, pratiquer une injection hypodermique d'un centigramme de chlorhydrate de morphine.

4° S'il y a menace de syncope, injection hypodermique d'un centimètre cube d'éther sulfurique qu'on pourra renouveler au bout d'une demi-heure, ou injections de caféine (0^{gr},20) ; enfin inhalations d'oxygène.

B) **Traitement de la maladie :**

Prescriptions hygiéniques. — En tout état de cause, la suppression du tabac doit être absolue et immédiate. Le régime alimentaire sera celui des cardiaques : s'abstenir de crudités, de salaisons, de gibier, de conserves, d'aliments à toxines. Ne prendre que des aliments frais, de bonne qualité, préparés sans épices excitantes. Très bien mâcher. Peu boire. S'abstenir de tout alcool. Repas du soir tout à fait sobre et exclusivement composé de lait, laitages, légumes, poissons frais et fruits.

Le malade s'abstiendra de tout travail exigeant un effort et pouvant entraîner de la dyspnée. Le coït est dangereux.

Prescriptions médicamenteuses :

1° *Solution avec :*

> ♃ Eau distillée . . . . 300 grammes.
> Iodure de potassium. 15   —

Deux grandes cuillerées par jour, au moment des repas dans une petite tasse de lait.

ou :

> ℞ Sirop d'écorces d'oranges amères. . 300 grammes.
>   Iodure de potassium. 10   —

Deux cuillerées par jour, au moment des repas.

Ce traitement sera continué pendant vingt ou vingt-cinq jours par mois, et cela pendant une année et plus, s'il le faut. Dans cette longue période, il sera bon de substituer de temps en temps l'iodure de sodium à l'iodure de potassium.

2° Dans les périodes où l'on redoutera l'éclosion d'un accès, on prescrira en outre :

> ℞ Solution de trinitrine à 1/100°. . . . XX gouttes.
>   Eau distillée. . . . . 300 grammes.

Une cuillerée à café 2 ou 3 fois par jour dans l'intervalle des repas.

ANGINES AIGUES [1]

Tableau clinique. — Rien de varié comme le tableau d'une angine. Tantôt il s'agit d'une simple rougeur du pharynx avec un peu de dysphagie et une fièvre insignifiante ; tantôt c'est une maladie grave avec fièvre violente (38°5 à 40°). Douleur locale très vive, rougeur excessive du pharynx (*angine érythémateuse*). Sur divers points de l'isthme du gosier peuvent apparaître des plaques blanches dues à la desquamation épithéliale (*angine pultacée*) ou à la présence de vésicules qui deviennent rapidement érosives (*angine herpétiques*). Les ganglions du cou sont tuméfiés et sensibles. La dysphagie est extrême.

L'angine *diphtérique*, le *muguet* du pharynx, qui se caracté-

----

[1] *L'angine diphtérique*, le *muguet*, *l'amygdalite phlegmoneuse* sont traités dans des paragraphes spéciaux (voir ces divers mots).

risent aussi par des exsudats blanchâtres seront traités à part. Mais, en dehors de ces variétés, il faut noter qu'un grand nombre de fièvres ou de maladies générales s'accompagnent d'une inflammation de l'isthme du gosier : de là les angines *scarlatineuse, morbilleuse, érysipélateuse, grippale, typhique*, etc. Lorsqu'elles surviennent au cours d'une maladie en traitement et déjà diagnostiquée, elles peuvent n'avoir qu'une importance secondaire. Mais lorsqu'elles constituent l'accident initial de la maladie, comme dans la *scarlatine* et quelquefois le *rhumatisme*, elles attirent à elles l'effort du traitement, avant que le diagnostic vrai ait pu être porté. La conduite à suivre est donc particulièrement délicate ; et le traitement doit être combiné de manière à parer aux diverses éventualités qui peuvent se produire. ,

Prescriptions hygiéniques. — Le froid est à éviter ; et sans enfouir le malade, comme on le fait parfois, dans une accumulation de colliers d'ouate et de foulards, il est sage d'envelopper le cou et de le préserver du contact de l'air, au moins en hiver.. Suivant les cas, le sujet gardera le lit ou la chambre.

Il sera soumis à une alimentation exclusivement liquide ; et, s'il y a complication d'albuminurie, ce qui est fréquent, il sera mis au régime lacté. Les boissons seront chaudes ou au moins tièdes.

Prescriptions médicamenteuses :

1° *Pour combattre la fièvre :*

a) ♃ Sulfate ou chlorhydrate de quinine. . 0^{gr},25 en un cachet. Deux à quatre cachets par jour, suivant l'intensité de la fièvre.

b) Si l'on soupçonne la nature rhumatismale de l'angine : .

♃ Salicylate de soude . . . . . . 0^{gr},50 en un cachet. Quatre à six par jour.

2° *Pour calmer la douleur.*
Gargarisme avec :

♃ Décoction de feuilles de ronces . . .	250	grammes.
Miel rosat ou sirop thébaïque. . . .	40	—
Borax	8	—

Toutes les deux heures, prendre environ 50 grammes de ce gargarisme, les faire chauffer au bain-marie ou les mélanger d'un peu d'eau très chaude et se gargariser.

3° *Pour aseptiser la gorge*, recourir à l'une des formules suivantes :

a) Collutoire avec :

℞   Glycérine . . . . 20 grammes
    Acide phénique. . . . . 0^{gr},20 à 0^{gr},40
        suivant l'âge du malade.

b) Collutoire avec :

℞   Glycérine . . . . 40 grammes.
    Alcool. 40   —
    Acide salicylique. . . . . 0^{gr},50

De trois à six fois par jour, verser dans une cuillère ou un coquetier un peu de ce collutoire, en imbiber un tampon d'ouate fixé au bout d'une pince, d'une baleine ou d'une mince tige de bois et le porter au contact des exsudats blancs ou des points ulcérés.

c) Appliquer de semblable façon des tampons imbibés d'un mélange d'eau chaude (4 parties) et d'eau oxygénée (1 partie). — Ou faire gargariser le malade avec un mélange ainsi composé :

℞   Eau chaude . . . . 200 grammes.
    Eau oxygénée neutralisée (à 12 vol.). 20 à 40   —

d) Chez les enfants qui ne savent pas se gargariser, on pourra faire des lavages en injectant avec une forte seringue dans la bouche entr'ouverte, soit le liquide précédent, soit de l'eau boriquée chaude.

4° *En cas d'adynamie.*

Potion avec :

℞   Eau distillée. . . . . 90 grammes.
    Sirop de punch. 30   —
    Extrait mou de quinquina. 3   —
Une grande cuillerée toutes les deux heures.

5° Enfin *si l'angine est symptomatique d'une infection générale* (érysipèle, scarlatine, etc.), on fera naturellement le traitement de cette infection.

ANGINES CHRONIQUES

Ces angines, soit qu'elles relèvent d'une inflammation banale, soit qu'elles dépendent d'une cause spécifique, présentent des variétés très nombreuses. Nous nous occuperons des principales.

A) **Angine glanduleuse ou granuleuse**.

Tableau clinique. — C'est l'angine des arthritiques qui ont imposé à leur pharynx des fatigues répétées, surtout des fatigues vocales (professeurs, avocats, chanteurs, prédicateurs, dégustateurs, etc.) Elle s'associe souvent à une laryngite de même nature, se manifeste par une susceptibilité toute particulière à l'action du froid et s'accuse par un râclement, par un « hem » caractéristique. Le pharynx et l'isthme du gosier sont rouges ; le fond de la gorge est tapissé de saillies rouges, enflammées (glandules hypertrophiées ou granulations adénoïdes). Cette affection n'est pas très grave par elle-même, mais elle peut entraver et même empêcher complètement l'exercice de certaines professions ; elle est souvent aggravée par des poussées aiguës temporaires.

Prescriptions hygiéniques. — Éviter l'action du froid, soit sur la gorge même, soit aux pieds. Éviter de respirer la bouche ouverte ; dans ce but, il est absolument nécessaire de vérifier si les voies nasales sont libres, de les dégager médicalement ou chirurgicalement si elles sont obstruées.

Éviter toute fatigue professionnelle : sermon, plaidoirie, discours, dégustation. Éviter le tabac et l'alcool. Éviter les boissons glacées ou même froides. Exercice régulier. Nourriture suffisante, sans excès. Sobriété.

Prescriptions médicamenteuses :

1° Faire une saison chaque année à Cauterets, Eaux-Bonnes, Luchon, Aix, Allevard, Saint-Honoré, Enghien, etc.

Si la chose est impossible, faire à domicile une cure de la façon suivante, à l'aide de quarts de bouteille d'Eaux-Bonnes ou d'eau de Labassère, pendant trois semaines, deux ou trois fois par an :

a) Mélanger deux ou trois cuillerées d'eau sulfureuse à une égale quantité de lait chaud et boire matin et soir, avant les repas;

b) Faire aux mêmes heures pendant cinq minutes matin et soir, une vaporisation d'eau sulfureuse à l'aide d'un pulvérisateur à vapeur;

c) Ou tout au moins se gargariser deux fois par jour avec ce mélange.

Ne faire pendant ces cures aucune autre médication.

2° Dans l'intervalle des cures, cautériser légèrement deux ou trois fois par semaine les granulations à l'aide d'un tampon d'ouate hydrophile, imbibé de la solution suivante :

$\text{2\!\!\!/}$ Glycérine. . . . . 20 grammes.
    Teinture d'iode. . . . . 1 à 3   —

Il est bon de faire précéder cette manœuvre de l'application du mélange suivant :
Solution avec :

$\text{2\!\!\!/}$ Eau distillée. . . . . 100 grammes.
    Bicarbonate de soude. 0gr,20
    Chlorhydrate de cocaïne 0gr,10

3° Si les granulations sont très volumineuses et ne s'affaissent pas malgré les traitements indiqués, les cautériser plus fortement une fois par semaine à l'aide d'une fine pointe de thermo- ou même de galvano-cautère.

4° Traitement général : arsenic, iode, alcalins, phosphates, hydrothérapie chaude.

5° Dans les poussées aiguës, faire le traitement des angines aiguës.

B) Angine chronique catarrhale.

Tableau clinique. — C'est l'angine des strumeux. Si la précédente est souvent associée à la laryngite, celle-ci est presque inséparable du coryza chronique, sous une de ses formes multiples. A l'enchifrènement permanent ou intermittent, s'ajoutent alors les symptômes suivants : bouche constamment ouverte, embarras de la gorge, sensation d'obstruction pharyngée par des mucosités que le malade éprouve une égale difficulté à expulser en se mouchant ou en crachant; à l'inspection, tuméfaction et rougeur de l'isthme du gosier, gonflement des amygdales. Au fond du pharynx, dans bien des cas, on voit une grosse mucosité gris verdâtre qui descend lentement du pharynx nasal, et cache parfois une ulcération profonde. Tuméfaction habituelle. des ganglions sus-hyoïdiens et sterno-mastoïdiens. Quelquefois véritables adénopathies, aboutissant à la suppuration et à des cicatrices irrégulières (écrouelles). Poussées fréquentes d'angine aiguë.

Prescriptions hygiéniques. — Un logement sain, aéré, est indispensable; dans une habitation obscure et malsaine, tout traitement échouera. Donc chambre bien éclairée, facile à chauffer en hiver. Pas de rideaux ni d'alcôve. Pas d'encombrement. Pas de murs humides. S'il se peut, séjour d'hiver dans un climat méridional. Séjour d'été à la campagne.

Régime alimentaire varié, tonique, carné avec association de légumes, de laitages et de fruits, à moins que la coïncidence d'une entérite ou d'une néphrite ne vienne fournir des indications spéciales. Bon vin, pas d'alcool.

Soins réguliers et antiseptiques de tout le tégument et des

muqueuses. Soins minutieux des dents ; pas de foyer de carie dentaire qui ne soit aussitôt soigné, aseptisé, curetté et obturé. Pas de tabac.

Vêtements toujours appropriés au climat et à la saison. Flanelles légères fréquemment renouvelées. Chez les sujets à réaction normale et encore vigoureux, lotions froides sur le cou et le haut de la poitrine ; cols largement ouverts. Chez les sujets faibles, sans réaction, lavages à l'eau chaude, cravates et foulards pour protéger le cou contre le vent et le froid.

Prescriptions médicamenteuses :

1° S'assurer que les fosses nasales sont perméables et traiter le coryza chronique concomitant.

2° Pour renforcer la nutrition, usage alternatif des médicaments reconstituants (phosphates, arsenic, iode, etc., comme dans la prétuberculose.

3° Gargarismes deux ou trois fois par jour avec du sérum de Hayem, tiédi au bain-marie.

4° Badigeonnages avec la glycérine iodée comme dans l'angine glanduleuse et même, s'il y a une ulcération, la toucher deux fois par semaine avec un tampon d'ouate imbibé de teinture d'iode et *bien exprimé*, ou d'une solution de chlorure de zinc à 1 p. 100.

5° Une saison chaque année aux eaux d'Aix, Allevard, Cauterets, Luchon, Saint-Honoré, Enghien ou la Bourboule. S'il y a de grosses adénopathies, cures à Salies de Béarn, Salins du Jura, Salies du Salat, etc., ou sur les bords de la mer.

Complications. — Adénites suppurées. (voy. *Adénites*).

C) **Angines syphilitiques** (voy. *Syphilis*, p. 414).

D) **Angines tuberculeuses.**

Formes. — Deux formes :
a) Le lupus de la gorge et du pharynx, qui s'associe presque

toujours à un lupus exedens du palais et de la face, et qui demande, avec un traitement analogue à celui de l'angine catarrhale, d'incessantes interventions chirurgicales ;

b) L'angine tuberculeuse ulcéreuse à grains jaunes, qui est le plus souvent extrêmement douloureuse et est un épisode de la phase terminale de la cachexie tuberculeuse.

Prescriptions hygiéniques. — Les prescriptions hygiéniques sont les mêmes que dans l'angine chronique catarrhale ; mais la dysphagie et l'inappétence obligent souvent à restreindre énormément l'alimentation.

Prescriptions médicamenteuses :

a) *Pour calmer les douleurs*, badigeonner les points malades avec des tampons d'ouate hydrophile imbibés de :

Solution avec :

℞   Eau distillée . . . . 10 grammes.
Chlorhydrate de morphine . . . . . } ââ 0^{gr},10 à 0^{gr}.20
Chlorhydrate de cocaïne. . . . . . . }

ou bien projeter du pyramidon en poudre fine sur les ulcérations à l'aide d'un insufflateur à poudre.

b) *Pour empêcher l'extension des ulcérations*, cautérisations légères une ou deux fois par semaine, soit avec la teinture d'iode, soit avec la solution de chlorure de zinc à 1 p. 100, soit enfin avec une solution d'acide lactique à 1/20°.

ANGINE DIPHTÉRIQUE

Tableau clinique. — Fièvre souvent légère au début, mais rapidement ascendante. Un peu de dysphagie douloureuse. A l'inspection, plaque blanche sur une amygdale ou sur un pilier ; extension rapide des membranes sur d'autres points de la gorge. Ganglions sous-maxillaires gros et douloureux.

En cas d'évolution bénigne, disparition rapide des phénomènes locaux et généraux. En cas d'évolution grave, persistance
et aggravation des uns et des autres : coryza couenneux, jetage,
épistaxis, érythème labial, ou croup, aphonie, accès de suffocation, asphyxie. Courbature intense, adynamie, pâleur, myocardite, syncopes, mort.

Si le malade échappe à ces formes graves, convalescence
longue : exanthèmes, arthralgies, asthénie et anémie, asthénie
cardiaque, paralysie diphtérique, albuminurie. Un certain
nombre de ces accidents est regardé par les uns comme le fait
de la maladie, par d'autres, comme la conséquence de la sérothérapie. Leur traitement dans la plupart des cas est indépen-
dant de leur pathogénie.

Prescriptions hygiéniques. — Isolement aussi complet
que possible, pour éviter la contagion. Chambre aérée, claire.
Lit sans rideaux. Repos complet. Le régime alimentaire variera
suivant les cas : tonique (bouillon, vin, jus de viande) si l'adynamie prédomine ; lait exclusivement, si une albuminurie
intense montre l'existence d'une néphrite infectieuse. Cette dernière indication est souvent la plus urgente. L'examen de l'urine
est indispensable tous les deux jours au moins, même en l'absence de tout signe objectif de néphrite.

Prescriptions médicamenteuses :

1° APPLICATIONS TOPIQUES. — Toutes les trois heures le jour,
et même la nuit si le cas est grave, faire des applications
topiques sur les membranes, sans exercer de violences, sans
chercher à les détacher, sans excorier la muqueuse, mais dans
le but d'imprégner les plaques de liquides antiseptiques.

Ce liquide sera, à défaut de pharmacie dans le voisinage, du
jus de citron.

Si l'on peut faire exécuter une formule, on prescrira : collutoire avec :

℞ Glycérine. . . . . 20 grammes.
   Acide phénique . . . . 0gr,30 à 60   —

ou bien collutoire avec :

    ℞ Glycérine. . . . . 20 grammes.
        Acide salicylique. . . . . $0^{gr},50$ à 1 gramme.

ou encore collutoire avec :

    ℞ Sulforicinaté de soude . . . . 80 grammes
        Salol . . . . , 10   —

Se rappeler qu'à la longue ces applications entretiennent une certaine irritation de la muqueuse. Se hâter en conséquence, dès qu'on le peut, de les supprimer ou d'en diminuer le nombre.

    2° INJECTIONS DE SÉRUM ANTIDIPHTÉRIQUE. — Il faut considérer plusieurs cas :

α) Si le *cas est bénin* et le *diagnostic douteux*, on peut surseoir à l'injection jusqu'à ce qu'on ait pu connaître le résultat d'un examen bactériologique ou d'une culture faite avec les exsudats membraneux.

β) Si l'angine est *en pleine voie de régression*, quand on connaît ce résultat, on peut encore surseoir à l'injection, même si on est averti de la présence de bacilles de Loeffler dans la gorge.

γ) Mais, si le cas est *grave d'emblée*, si l'angine dure déjà depuis trois ou quatre jours au moment où l'on est appelé auprès du malade, si le malade a une recrudescence après une période d'accalmie, si les fausses membranes n'ont pas cédé aux premières applications topiques, enfin et surtout si le médecin par suite d'éloignement ou pour toute autre raison ne peut revoir son malade deux fois par jour, alors il faut sans hésiter pratiquer une injection de sérum antidiphtérique.

Pour cela, lavage au savon et à l'eau tiède de la paroi abdominale ; puis lavage à l'alcool et à l'éther, et injection sous la peau du flanc de 10 centimètres cubes de sérum dans les cas moyens et chez les enfants — de 5, chez les tout petits enfants — de 20 dans les cas très graves.

2.

Recommencer le lendemain et le surlendemain, si les fausses membranes résistent ou se détachent avec lenteur.

3° La diphtérie s'étend aux fosses nasales. — Si la diphtérie s'étend aux fosses nasales, nettoyer soigneusement l'orifice des narines avec des tampons imprégnés d'eau boriquée tiède.

Instillation dans les fosses nasales de quelques gouttes d'huile mentholée.

Vaporisation dans la chambre de décoction d'eucalyptus, s'il s'agit d'un enfant; d'eau phéniquée à 1/100, s'il s'agit d'un adulte. Ces vaporisations ne seront pas continues; elles seront faites pendant une heure à trois ou quatre reprises par vingt-quatre heures.

Application de vaseline boriquée sur la lèvre érythémateuse et à l'entrée des narines.

4° En cas de croup ou de bronchite diphtérique (voir ces mots).

Complications :

a. *Exanthèmes, urticaires.* — Bains, poudre d'amidon.

b. *Arthralgies.* — Repos et patience, leur disparition rapide étant de règle. En cas de persistance ou de douleurs trop vives, enveloppement avec l'ouate et la gutta-percha ou application de la pommade suivante :

℞ Vaseline . . . . 20 grammes.
    Salicylate de méthyle. . . . . . 2 à 3   —

c. *Albuminurie.* — Régime lacté absolu, puis mitigé. Suivre jour par jour les phases de l'albuminurie, et fixer le régime en conséquence (voir *Néphrites*).

d. *Myocardite.* — Repos absolu et même immobilité. Éviter surtout les mouvements brusques. Si le pouls est rapide :

℞ Teinture de digitale . . . . 5 grammes.
Prendre V gouttes trois ou quatre fois par jour dans un peu d'eau.

En cas de défaillance ou de syncope, injections hypodermiques de caféine ou d'éther.

Convalescence. — L'anémie et l'asthénie doivent être traitées comme dans toute maladie par les toniques (phosphates, quinquina, arsenic, etc.), sous la réserve de l'intégrité ou de la guérison du rein.

Les paralysies diphtériques seront étudiées plus loin (voyez p. 339). L'expérimentation est favorable à leur traitement par les injections de sérum antidiphtérique ; la clinique n'a pas encore donné à ce sujet de règles précises.

ANURIE

Tableau clinique. — Le défaut de la sécrétion urinaire survient dans trois ordres de conditions différentes et dépend de lésions dont le pronostic et le traitement sont essentiellement distincts.

α) L'*anurie calculeuse* survient, avec ou sans colique néphrétique, par le fait de l'obstruction complète d'un uretère par un calcul venant des calices ou du bassinet. L'autre rein cesse de sécréter par suite d'une inhibition réflexe (réflexe réno-rénal) ; mais ses fonctions peuvent se rétablir. Dans les cas où il n'existe qu'un seul rein dont la voie d'émission est oblitérée, le pronostic est absolument grave. Pendant une assez longue période (cinq à douze jours), l'organisme tolère assez bien la suppression de la sécrétion urinaire ; puis brusquement éclatent des phénomènes d'urémie, des syncopes, quelquefois la mort subite, à moins que le rein inhibé se remette à fonctionner, ou que le calcul franchisse l'obstacle ou soit extirpé.

β) Dans l'*anurie hystérique*, la suppression de la sécrétion n'est pas en général absolue ; mais, dans l'espace de quinze à vingt jours, c'est à peine si la malade rend un demi-verre d'urine. Il existe parfois des suppléances d'élimination : vomissements, sueurs, sialorrhée ; parfois il n'en existe pas. Coexistence habituelle d'autres manifestations de l'hystérie. En général, un jour ou l'autre le symptôme cesse, et l'urine recommence à couler.

γ) Certaines grandes infections, surtout le choléra, la scarlatine et la rougeole, peuvent être accompagnées ou suivies d'une *anurie due à une sorte de congestion massive des reins*. Cette anurie est rarement absolue, elle est souvent interrompue par de petites émissions d'une urine boueuse ou sanguinolente ; si peu à peu la sécrétion se rétablit, on se trouve en présence d'une néphrite aiguë parenchymateuse ; si elle ne se rétablit pas, la maladie aboutit à l'urémie comateuse, convulsive ou délirante, et quelquefois à la mort subite.

Prescriptions hygiéniques et médicamenteuses :

a. *Dans l'anurie calculeuse*, régime lacté en quantité très modérée, ventouses scarifiées à la région lombaire, tisane de queues de cerises ou de stigmates de maïs, grands bains tièdes, donner en outre :

Solution avec :

℞ Eau distillée. . . . . 150 grammes.
   Bromure de potassium. 10   —

Une grande cuillerée, 3 à 4 fois par jour dans un demi-verre d'eau de Capvern, de Contrexéville, d'Évian ou de Vittel.

Si l'anurie persiste plus de quatre ou cinq jours, on devra poser la question d'une intervention chirurgicale.

b. *Dans l'anurie hystérique*, boissons diurétiques, solution bromurée, comme ci-dessus (voir en outre le traitement général de l'hystérie).

c. *Dans l'anurie d'origine infectieuse*, régime lacté absolu, purgatifs salins ou huileux, ou lavement purgatif du Codex ; 8 sangsues ou 4 ventouses scarifiées à la région lombaire ; faire deux fois par jour sur la région des reins une friction avec la pommade suivante :

℞ Vaseline . . . . 50 grammes.
   Nitrate de pilocarpine. . . . . $0^{gr},10$

et recouvrir ensuite cette région d'ouate et de taffetas gommé.
Si aucune tendance à l'amélioration ne se produit dans le
délai de quatre ou cinq jours, on devra poser la question d'une
intervention chirurgicale (incision ou décortication du rein).

AORTITE AIGUE ET CHRONIQUE

Tableau clinique. — L'affection évolue lentement (aortite
chronique) avec des poussées aiguës intermittentes. Dans les
périodes torpides, le malade se plaint simplement de dyspnée
d'effort, de plénitude thoracique, de malaise après les repas. A
l'auscultation le second bruit du cœur est fortement claqué, et
la tension artérielle est exagérée. Souvent le sinus aortique est
dilaté, on perçoit alors des battements à la fourchette sternale
et on voit les artères du cou se soulever à chaque pulsation ; la
matité des gros vaisseaux du médiastin s'étend transversale-
ment. Le pouls radial gauche est souvent plus faible que le
droit ; l'inverse existe aussi quelquefois ; ce phénomène dépend
de la distribution fortuite des plaques d'athérome.

Dans les phases aiguës, aux phénomènes précédents qui s'exa-
gèrent s'ajoutent les douleurs, l'angoisse précordiale ; il y a
quelquefois de véritables accès d'angine de poitrine.

Chez les sujets d'âge moyen, la maladie peut s'améliorer,
peut-être même guérir ; chez les vieillards, elle ne peut que
s'aggraver, aboutir à l'hypertrophie du cœur et à ses tristes
conséquences.

Complications. — Pleurésie, œdème aigu du poumon (voy.
ces mots).

Prescriptions hygiéniques. — L'aortique a plusieurs enne-
mis à redouter : les émotions violentes, le surmenage, les efforts,
les refroidissements, les écarts de régime, l'alcool même à

faible dose, le tabac et les femmes. Ces notions devront inspirer
son hygiène. Le régime en particulier devra être toujours très
sévère, régime blanc, si l'on peut ainsi parler : lait, laitages,
œufs, purées, viandes blanches, poisson bouilli, légumes frais.
Pas de viande rouge, pas de bouillon gras, pas de vin. Repas du
soir très léger. Dans les phases aiguës, le régime sera exclusivement lacté. Quelques jours de diète presque absolue seront
parfois utiles.

Prescriptions médicamenteuses :

1° Dans les phases chroniques.
a. *Solution avec :*

> ℞   Eau distillée. . . . .   300 grammes.
>   Iodure de sodium   10   —

Deux grandes cuillerées par jour, dans du lait ou de l'eau, au commencement des repas. A prendre pendant 20 à 25 jours par mois. A
continuer pendant plusieurs mois.

b) Si le malade présente avec les signes d'aortite quelques
signes de faiblesse ou de neurasthénie, ce qui est assez fréquent,
modifier ainsi la solution :

> ℞   Eau distillée. . . . .   300 grammes.
>   Iodure de sodium   10   —
>   . Glycéro-phosphate de soude   5   —

c) S'il est syphilitique, ce qui n'est pas rare, formuler :

> ℞   Eau distillée. . . . .   300 grammes.
>   Iodure de potassium.   20   —

et faire prendre dans les mêmes conditions, mais moins longtemps; et revenir de temps en temps à la solution d'iodure de
sodium qui fatigue moins l'estomac.

d) Si les iodures sont mal tolérés, prescrire de préférence les
préparations d'iode organique, de peptoniode ou d'huiles iodées
qui sont presque toutes spécialisées.

e) Révulsion à la surface de la poitrine : badigeonnages
iodés, mouches, au besoin un cautère.

2° Dans les phases aiguës :

a) ℞ Solution de trinitrine à 1/100° . . . X gouttes.
     Eau distillée. . . . . 300 grammes.
Une cuillerée à café matin et soir.

b) Révulsion à la région sternale, à l'aide de petits vésicatoires volants, grands comme une pièce de 5 francs, renouvelés tous les cinq ou six jours — à la condition que l'urine ne soit pas albumineuse et que le malade soit soumis simultanément à l'usage des boissons alcalines.

Éviter les pointes de feu, qui en provoquant une douleur trop brusque peuvent agir fâcheusement sur le cœur.

Complications. — Angine de poitrine, syncope, pleurésie, œdème aigu du poumon (voy. ces mots).

APOPLEXIE CÉRÉBRALE

Tableau clinique. — Perte subite ou à peu près subite de connaissance, avec conservation des fonctions cardiaques et respiratoires. Chute, résolution complète des membres, puis quelquefois contractures précoces. Souvent vomissement au début de l'attaque, émission involontaire d'urines et de matières fécales. Respiration bruyante, stertoreuse. Pouls fort, plein, vibrant, rapide. Les irrégularités et la faiblesse du pouls dénotent un mauvais pronostic. L'état de coma peut durer de quelques heures à plusieurs jours et se terminer soit par la mort, soit par le retour complet à la santé, soit souvent par le réveil avec hémiplégie.

Prescriptions hygiéniques. — Se hâter d'étendre le malade, la tête un peu haute, le cou dégagé, la ceinture desserrée. Puis on le déshabille, et on le couche dans son lit. Aération suffisante, sans refroidissement. Tenir les pieds chauds, à l'aide de bouillottes, s'il y a tendance au refroidissement des extrémités.

Les jours suivants, soins de propreté minutieux de la bouche, et des muqueuses génitales et anales, de façon à prévenir dans la mesure du possible les escarres si redoutables que provoque la perturbation du système nerveux et que favorise le contact des déjections.

L'alimentation se bornera à quelques tasses de lait, de bouillon ou de tisanes. Si la déglutition est difficile, ce qui est d'un pronostic inquiétant, on s'abstiendra de faire boire le malade, pour éviter que la chute des liquides dans les voies aériennes ne provoque des accès de suffocation ou des broncho-pneumonies.

Prescriptions médicamenteuses :

A) DÈS LE DÉBUT :

1° Sinapismes ou compresses chaudes aux membres inférieurs. Éviter de les laisser plus de dix minutes à la même place, l'insensibilité du malade permettant quelquefois des brûlures profondes ou des vésications dont on ne s'aperçoit que trop tard.

2° Glace ou compresses froides sur la tête.

3° Lavement purgatif du Codex (séné, sulfate de soude).

4° Émissions sanguines. — Si la face est vultueuse et rouge, si le coma est entrecoupé de soubresauts musculaires et de phénomènes d'excitation, appliquer 8 à 10 sangsues aux apophyses mastoïdes (5 de chaque côté). Dans le cas où il y a simultanément congestion pulmonaire, complication fréquente, on peut pratiquer la saignée du bras (250 à 300 suivant la force du sujet).

5° Si le pouls est fort et bien tendu :

Potion avec :

℞ Infusion de tilleul. . . . . 120 grammes.
Sirop de fleurs d'oranger. 30   —
Bromure de potassium. 3   —
Par cuillerées à soupe toutes les deux heures.

6° Si le pouls est faible, irrégulier et pas trop rapide :

Potion avec :

> ℞ Eau. . . . . 90 grammes.
> Sirop de punch 30   —
> Acétate d'ammoniaque. 4   —

Par cuillerées à soupe, toutes les deux heures.

7° Si le pouls est faible, mais si la déglutition est impossible, ou si l'on croit qu'une action rapide est nécessaire, faire une injection hypodermique :

> a) ℞ Eau distillée . . . . 10 grammes.
> Caféine. 2   —
> Benzoate de soude . . . . Q. S.

Injecter un centimètre cube.

ou bien :

> b) ℞ Éther sulfurique. . . . . 1 centimètre cube.

Les injections pourront être renouvelées 3 ou même 4 fois dans les premières vingt-quatre heures.

B) Les jours suivants :

Purger le malade avec :

> ℞ Huile de ricin. . . . . 30 grammes.

ou avec :

> ℞ Sulfate de magnésie. 45   —

En deux paquets que l'on prendra dans une tasse de thé un quart d'heure d'intervalle.

Renouveler cette purgation, suivant les nécessités, de deux en deux jours ou de trois en trois jours pendant la première semaine. En cas de dysphagie, lavements purgatifs.

Continuer la glace et les sinapismes.

Dans quelques cas rares, faire une nouvelle application de sangsues.

Continuer les potions bromurées ou ammoniacales suivant les indications données par le pouls.

Cesser progressivement le traitement à mesure que le coma disparaît et que les fonctions cérébrales se rétablissent.

Convalescence. — La guérison complète s'observe quelquefois. Elle exige de longues précautions au point de vue de la reprise des fonctions motrices, et surtout du travail cérébral. C'est peu à peu et très progressivement que le malade aura la permission de causer, de lire, d'écrire, de s'occuper d'affaires, de reprendre son travail.

Si, au sortir du coma, le malade reste hémiplégique, ce qui est un fait habituel, il y a toute une série nouvelle de prescriptions à établir (voy. *Hémiplégie*).

APOPLEXIE PULMONAIRE

Tableau clinique. — Au cours d'une lésion mitrale mal compensée, avec exagération de la tension vasculaire dans les poumons, ou par suite d'une embolie, des déchirures se produisent dans le réseau pulmonaire, et le malade expectore de gros crachats rouge noir, mélangés d'exsudats inflammatoires. Souvent point de côté très douloureux; angoisse, dyspnée ou orthopnée; défaillances, lipothymie.

Rarement l'hémorragie est assez abondante pour entraîner la mort; mais, les jours suivants, elle continue, épuisant peu à peu le malade, et se compliquant, autour du foyer hémorragique, d'une véritable pneumonie. Celle-ci peut évoluer vers la guérison; souvent, elle aboutit à une issue fatale, surtout si elle survient chez des cardiaques en rupture de compensation et déjà cachectisés.

Prescriptions hygiéniques. — Repos et même immobilité. Le malade doit être dans son lit, le buste redressé par des oreillers; il gardera le silence et sera mis à l'abri de toute excitation et de tout souci.

Diète complète, sauf quelques boissons fraîches ou glacées (limonade sulfurique ou citrique ou lait écrémé) par petites gorgées. On évitera les examens fatigants et en particulier la percussion.

Prescriptions médicamenteuses :

1° *Potion avec :*

℞   Julep gommeux. . . . .   120 grammes.
      Ergotine   2   —
      Chlorure de calcium   3   —

Par grandes cuillerées toutes les deux heures.

2° S'il y a une très forte tension artérielle.

a) Extrait aqueux de gui (circum album) 0^{gr},02 pour une pilule. 5 à 8 pilules par jour.

b) En même temps, faire prendre le soir deux cuillerées de sirop de morphine à deux heures d'intervalle.

Quatre à dix ventouses sèches à la base de la poitrine, ou aux cuisses. Éviter de déplacer le malade pour les appliquer. Glux sur la poitrine.

Voyez en outre ces mots : *Embolie pulmonaire, pneumonie, lésions valvulaires.*

APPENDICITE

Tableau clinique. — Début brusque ou tout au moins très rapide : douleur vive dans la fosse iliaque droite, plus rarement dans d'autres points de l'abdomen, nausées, vomissements, facies grippé, pâleur, tendance à la syncope, pouls petit, filiforme, très rapide.

A *l'examen*, douleur localisée, sauf exception, au point de Mac Burney ; défense musculaire, contraste très net à ce point de vue entre les deux fosses iliaques, ballonnement partiel en général. Les jours suivants, trois évolutions possibles : 1° Résolution rapide, retour très prompt à l'état normal ; 2° Développement progressif d'un phlegmon iliaque ou d'une péritonite partielle, douleur persistante au point primitivement pris, douleur revenant souvent sous forme d'accès, fièvre, vomissements, constipation, dysurie, empâtement dans la région iliaque, et puis résolution lente et difficile, ou formation d'un abcès qui s'ouvre spontanément à l'extérieur ou dans un viscère, ou doit être incisé ; 3° Péritonite aiguë généralisée et septique avec tout son cortège : fièvre, vomissements porracés, hoquet, dyspnée, ballonnement excessif, pouls misérable, syncopes, refroidissement des extrémités, sueurs froides ; mort en pleine connaissance, très souvent au milieu d'un bien-être trompeur, causé par la morphine.

Les *recrudescences* sont fréquentes, au cours d'une appendicite en évolution, provoquées soit par des erreurs de traitement ou de régime, ou venant sans provocation extérieure. Les rechutes après une appendicite guérie ne le sont pas moins et donnent alors des indications spéciales. Dans bien des cas, la convalescence de la péritonite ou du phlegmon péri-appendiculaire est incomplète ; la lésion mal guérie tourmente le malade et est pour lui la source de misères presque ininterrompues.

Les *complications* sont fréquentes et variées : congestion hépatique, ictère, pleurésie droite, quelquefois à forme diaphragmatique, pneumonie, albuminurie par néphrite infectieuse, etc.

Prescriptions hygiéniques. — Ce n'est pas seulement le repos qu'il faut ordonner, c'est l'immobilité absolue, tout mouvement étant la cause prochaine d'un redoublement de douleurs et d'inflammation. Le passage du bassin sous le siège devra être fait avec les précautions les plus infinies, par des garde-malades suffisamment fortes et expérimentées pour éviter au malade tout effort. Cette immobilité, indispensable pour l'ensemble du corps, s'étend en particulier à l'appareil digestif plus directement intéressé : de là, la nécessité de la diète que certains médecins veulent absolue au moins les premiers jours, ou tout au moins d'une alimentation restreinte à quelques cuillerées de lait ou de bouillon glacé. De là, la prohibition de tout remède capable de provoquer des mouvements de l'intestin : donc pas de purgatifs, tant que le mal est à l'état aigu, pas même de lavements, hors le cas où le malade souffrirait de l'accumulation de matières dans l'ampoule rectale et où il ne pourrait s'en débarrasser spontanément.

Le poids des couvertures étant insupportable au malade, il sera bon de les relever sur un cerceau de bois ou de métal, et de recouvrir la poitrine, le ventre et les membres inférieurs de flanelle légère ou de larges plaques d'ouate.

Bouillotte aux pieds et même auprès des mains, en cas de refroidissement.

Prescriptions médicamenteuses :

1° Injection hypodermique d'un centigramme de chlorhydrate de morphine.

Cette injection sera renouvelée aussi souvent qu'il le faudra pour calmer les violentes crises de douleur de l'appendicite. A noter deux points importants : *a.* Le calme qu'elle provoque n'est pas une amélioration vraie et n'empêche l'évolution ni du phlegmon ni de la péritonite ; — *b.* En les prolongeant pendant un trop grand nombre de jours, on entretient la constipation qui peut devenir à son tour la cause de la persistance des accidents.

2° Dans les cas très légers et, peut-on dire, au début, dans tous les cas, application sur tout le ventre de larges *cataplasmes* de farine de lin, chauds et arrosés de *trente à quarante gouttes* de *laudanum de Sydenham* tiédi au bain-marie.

Ou application de serviettes sèches chaudes.

3° A ces topiques, bons au début, doit succéder dans les cas graves l'application de glace sur le ventre.

Un carré de flanelle, ou une pièce de toile pliée en double, sera appliqué sur la fosse iliaque, et par-dessus on placera une ou deux vessies de porc, ou de préférence une poche de caoutchouc à fermeture hermétique remplies de fragments de glace de la dimension du bout du doigt environ. Ces sacs seront suspendus si possible au cerceau qui soutient les couvertures, pour empêcher leur poids de fatiguer le malade. Une garde-malade attentive veillera au renouvellement de la glace ; à mesure qu'elle se fond, l'interruption de la réfrigération pouvant être fâcheuse.

Intervention chirurgicale. — La question de traiter opératoirement l'appendicite, si souvent débattue depuis quelques années, se pose actuellement ainsi. Pendant la phase aiguë, *à chaud*, n'intervenir que si on a la main forcée, c'est-à-dire si la maladie va en s'aggravant malgré le traitement médical, si la péritonite s'étend de la fosse iliaque à tout l'abdomen, s'il existe des signes graves tels que rapidité excessive du pouls et chute de la température, si l'on est en droit de soupçonner la perforation de l'appendice, etc. L'opération, faite alors, sera évidemment effectuée dans de déplorables conditions ; mais elle sera la ressource suprême des cas, heureusement moins fréquents qu'on ne le croit, qui auront résisté au traitement médical.

Complications. — Elles seront traitées pour elles-mêmes, sans que l'appendicite, qui les a provoquées, ajoute d'indications spéciales.

Convalescence. — Le malade est revenu à la santé ; il a repris peu à peu un régime alimentaire ordinaire, se lève, circule, ses fonctions digestives sont régulières. On prescrit alors :

1° Un choix d'aliments d'où sont exclues les substances dures : peau des fruits, écailles de poissons. peau de poulet, légumes secs en grains, etc.

2° Une mastication parfaite. Surveillance des dents. Prothèse dentaire au besoin.

3° L'interdiction de tout exercice violent (sport, équitation, escrime, travail pénible, etc.), après les repas et tant que la digestion stomacale n'est pas terminée.

4° La régularité des évacuations intestinales, qu'on peut alors favoriser par de légers laxatifs (magnésie calcinée, rhubarbe, petites doses d'huile de ricin, sans en abuser).

5° Mais la question capitale qui se pose alors est celle de l'intervention *à froid*. Il est peut-être trop absolu de dire que toute appendicite guérie exige une opération, mais il est certain que l'on devra intervenir plus souvent que s'abstenir. Les raisons qui militeront en faveur de l'opération à froid seront les suivantes :

a) L'appendicite a déjà rechuté une fois ;

b) Il n'y a eu qu'une seule atteinte, mais elle a été très grave ;

c) La convalescence est imparfaite ; il reste des douleurs et de l'empâtement dans la fosse iliaque ; les fonctions digestives sont paresseuses et ont besoin d'être sollicitées par des médicaments.

ARTÉRIO-SCLÉROSE

Tableau clinique. — Inflammation chronique, sinon généralisée, au moins disséminée du système artériel. Perte d'élasticité des parois vasculaires. Les symptômes varient avec les localisations diverses de l'artério-sclérose et avec les scléroses viscérales qui en sont les conséquences : sclérose cérébrale, cerveau lacunaire, donnant d'abord les phénomènes de la neurasthénie, puis ceux du ramollissement ; sclérose pulmonaire avec emphysème et dyspnée permanente et paroxystique; cirrhose hépatique, et le plus fréquemment néphrite interstitielle avec son cortège de symptômes prémonitoires (cryesthésie, céphalée, hypertension artérielle, palpitations, etc.) et confirmés (polyurie, hypertrophie du cœur, congestions pulmonaires rapides, etc.). Les symptômes qui appartiennent plus spécialement en propre à l'artério-sclérose elle-même sont l'hypertension artérielle, l'hypertrophie du cœur, plus tard la dilatation et la sclérose du cœur (myocardite chronique).

Prescriptions hygiéniques. — Manifestation d'une vieillesse anticipée, l'artério-sclérose résulte le plus souvent de fautes répétées contre l'hygiène alimentaire et de l'usage habituel d'une nourriture trop riche, trop azotée, trop toxique. De là la nécessité des règles suivantes, dès le début du mal : régime lacto-végétarien, ou tout au moins privation de viande au repas du soir ; éviter les aliments salés, épicés, fumés ou conservés ; se nourrir de substances végétales ou animales fraîches et de bonne qualité ; pas d'alcool ; pas de vin pur ; régler la quantité de vin à prendre chaque jour d'après les effets ressentis par le malade ou observés chez lui ; grande modération dans l'usage du thé et du café.

La sévérité du régime sera graduée sur l'intensité du mal, sur son évolution rapide, ou au contraire sur son état stationnaire.

Exercice régulier au grand air, chaque jour. Vie régulière, sans excès de travail ni de plaisir. Pas de tabac.

Prescriptions médicamenteuses :

1° Dans les cas de troubles de nutrition avec urines rares et foncées :

Une cure chaque année à Contrexéville, Évian, Vittel, etc., ou tout au moins usage à domicile de ces eaux de la façon suivante :

Un verre ou deux verres à une heure d'intervalle, le matin à jeun. Pas de premier déjeuner, ou une simple tasse de lait ou une infusion légère une heure après le second verre. Pendant trois semaines.

Faire une cure semblable trois ou quatre fois par an.

2° Dans les cas de forte tension artérielle :

a. *Solution avec :*

℞   Eau distillée. . . . . 300 grammes.
    Iodure de sodium 10   —

Une grande cuillerée avant les deux principaux repas dans un peu de lait ou d'eau alcaline.

A continuer de quinze à vingt-cinq jours par mois pendant plusieurs mois, sauf intolérance.

On peut aussi prescrire avec avantage une préparation organique d'iode ou une huile iodée.

b) Injections hypodermiques de sérums hypotenseurs ; soit le sérum de Trunecek (de deux à dix centicubes) par séries de dix à quinze injections ; soit le lacto-sérum de Blondel.

3° Dans les cas de troubles neurasthéniques :

Solution avec :

℞   Eau distillée. . . . . 300 grammes.
    Iodure de sodium 10   —
    Glycéro-phosphate de soude 5   —

Aux mêmes doses et dans les mêmes conditions que la solution précédente.

Complications. — Les néphrites, cirrhoses, myocardites, cérébro-scléroses, etc., qui finissent si souvent par compliquer l'artério-sclérose. doivent être traitées par les médications qui leur sont propres.

ASPHYXIE

Tableau clinique. — Qu'il s'agisse de submersion, de strangulation ou d'asphyxie par des gaz irrespirables, le tableau est

toujours à peu près le même : perte de connaissance complète,
ou incomplète, lipothymie ou syncope, cyanose, ralentissement
ou absence de mouvements respiratoires, tendance au refroidissement.

La mort survient si le traitement intervient trop tard.

Prescriptions hygiéniques et mécaniques. — Le malade
est couché à plat si la syncope s'ajoute à l'asphyxie ; on le
redresse un peu si le cœur bat normalement et s'il manifeste en
revenant à lui de l'angoisse respiratoire.

Le col et la ceinture seront rapidement desserrés. Frictions
énergiques des membres et de la poitrine, avec la main nue,
avec un gant de crin ou une flanelle. Flagellation de la face et
de la poitrine avec un linge imbibé d'eau fraîche ou application du marteau de Mayor. Réchauffer les membres refroidis
(bouillottes, linges chauds).

Respiration artificielle. Tractions rythmées de la langue.

Insufflation d'air de bouche à bouche, ou mieux encore à
l'aide d'un tube pharyngien, surtout s'il s'agit d'un enfant.

Prescriptions médicamenteuses :

1° Inhalations d'oxygène, en combinant l'introduction de
l'air dans les fosses nasales ou la bouche avec les mouvements
d'inspiration artificielle.

2° Injections sous-cutanées d'éther sulfurique pur (un centicube) ou de caféine (0,20). A renouveler, s'il y a lieu, au bout
de deux heures.

3° S'il s'agit d'un enfant, bain chaud à 38° ou 39°, additionné
d'une poignée de farine de moutarde.

4° Dans les cas très graves, saignée.

Convalescence. — Quand on aura réussi à ramener la régularité des mouvements respiratoires et l'entrée de l'air dans

l'appareil pulmonaire, on traitera le malade différemment suivant les causes de l'asphyxie.

AXPHYXIE LOCALE DES EXTRÉMITÉS (*Maladie de Raynaud*).

Tableau clinique. — Troubles circulatoires des mains et des
pieds, caractérisés par des phases successives de pâleur des doigts
et des orteils (syncope locale), de cyanose (état asphyxique) et
de rougeur vive (congestion) des mêmes organes. Des douleurs
violentes et insupportables, des différences de température de 10°
entre le commencement et la fin de la crise, accompagnent ces
désordres circulatoires qui se manifestent surtout le matin et à
l'occasion du plus léger refroidissement.

Les choses peuvent se prolonger ainsi indéfiniment ; elles peuvent se compliquer de pertes de substance, de petites ulcérations au niveau des phalanges ; elles peuvent aboutir à de véritables gangrènes, avec chute des phalanges, avec tous les accidents
septiques qu'entraîne la gangrène.

Survenant comme syndrome associé à des névroses, à de la
sclérodermie, à des artérites disséminées dans les vaisseaux des
extrémités, à des intoxications d'ordres divers (diabète, ergo-
tisme, etc.), l'asphyxie locale n'a ni marche ni traitement qui
lui soient absolument propres. Elle suit la fortune des lésions ou
des diathèses dont elle est la conséquence.

Prescriptions hygiéniques. — Le régime alimentaire sera
approprié à l'état général du malade (diabète, névroses, etc.) ; il
sera tonique ou sédatif, suivant cet état. Mais en toute circonstance on évitera les aliments, considérés aujourd'hui, à juste
titre, comme des poisons artériels : salaisons, conserves, poissons fumés, coquillages, gibier, alcool, vins purs, liqueurs, etc.

Le malade se préservera du froid : gants fourrés, lavages à l'eau chaude, chaussures épaisses et bien doublées, etc.

Tant que la chose sera possible, exercice modéré, sans fatigue ; quand elle sera devenue impossible, massage quotidien, mouvements artificiels, pour favoriser la circulation du sang et prévenir les ankyloses.

Prescriptions médicamenteuses. — En dehors de celles qui conviennent aux lésions provocatrices de l'asphyxie symétrique, on ordonnera :

1° Une des préparations iodées suivantes :

a. Solution avec :

℞   Eau distillée. . . . . 300 grammes.
      Iodure de sodium ou de potassium. 10   —
Deux grandes cuillerées par jour avant les repas.

b) ℞ Sirop iodotannique. . . . . 500 grammes.
Deux grandes cuillerées par jour.

c) Une des préparations d'iode organique ou d'huile iodée si nombreuses aujourd'hui en pharmacie et spécialisées.

2° S'il n'y a pas encore d'ulcération, les topiques suivants :

a) Pommade avec :

℞   Vaseline . . . . 30 grammes.
      Iodure de potassium 3   —
Une application matin et soir.

b) Iodosol ou huile iodée.
Une application chaque soir.

3° Si les ulcérations sont imminentes ou réalisées :
a) Enveloppement humide avec de l'ouate hydrophile imbibée du mélange suivant :

℞   Eau bouillie chaude. . . . . 150 grammes.
      Eau oxygénée neutralisée à 12 vol. 15   —
Et recouverte de gutta-percha.

b) Bain local d'oxygène, facile à réaliser en entourant le membre d'un manchon large de caoutchouc, un peu serré autour du poignet ou au-dessus des malléoles et mis en communication par son extrémité opposée avec un ballon ordinaire d'oxygène.

Ce bain gazeux pourra être prolongé deux ou trois heures et être renouvelé matin et soir.

4° Si les douleurs sont très vives, on incorpore aux topiques appliqués des substances calmantes : chlorhydrate de cocaïne, antipyrine, chlorhydrate de morphine, dans les proportions habituelles.

ASTHME

Tableau clinique. — Réveil brusque au milieu de la nuit, avec anxiété excessive, sentiment de suffocation, besoin d'air et impossibilité de respirer. Le malade ouvre la fenêtre, se sent impuissant à vaincre le spasme qui l'oppresse, se cyanose légèrement, pendant que sa face se couvre de sueurs. La crise dure de quelques minutes à quelques heures et se termine par une petite toux quinteuse et le rejet de mucosités cohérentes.

Les accès se renouvellent plus ou moins fréquemment. Dans leur intervalle, le malade, qui dans le début était bien portant, devient emphysémateux ou bronchitique, ou même quelquefois tuberculeux. Il est d'ailleurs en général artério-scléreux.

Il est important pour le pronostic et le traitement de ne pas confondre l'asthme vrai avec les dyspnées paroxystiques qui peuvent le simuler (dyspnée cardiaque, dyspnée urémique, etc).

Traitement de l'accès :

Prescriptions hygiéniques. — Le malade est assis, dans un air pur et bien renouvelé, mais sans courant d'air, à l'abri du froid, des poussières et des odeurs fatigantes. Le col et la ceinture bien détachés.

Prescriptions médicamenteuses :

1° Dans les cas très graves, injection d'un centigramme de chlorhydrate de morphine.

2° Dans les cas moyens :

Potion avec :

℞   Infusion de tilleul. . . . .   120 grammes.
     Sirop de fleurs d'oranger.   30   —
     Chlorhydrate de morphine. . . . .   0^{gr},05
     ou chlorhydrate d'héroïne . . . . .   0^{gr},03

Une grande cuillerée toutes les heures.

3° Fumer quelques bouffées d'une cigarette anti-asthmatique ou respirer la vapeur d'une pincée de poudre anti-asthmatique, ou d'un carré de papier nitré que l'on fait brûler sur une soucoupe.

4° Respirer quelques gouttes de pyridine ou d'iodure d'éthyle versées sur un mouchoir. A renouveler deux ou trois fois, s'il le faut, à une heure d'intervalle (ou bien laisser dans la chambre une soucoupe contenant 5 à 6 grammes de pyridine).

5° Ventouses sèches ou sinapismes en arrière de la poitrine.

A) **Traitement de la maladie.**

Prescriptions hygiéniques. — Régime habituel de l'artériosclérose ou des dyspepsies, suivant les cas (voyez ces mots). Éviter les excès de table et de plaisirs ; éviter les réunions dans les salles surchauffées ; éviter la poussière et les parfums ou les odeurs provocatrices de crises. Éviter le séjour dans les localités où l'expérience personnelle a appris à chaque malade que les accès viennent avec une facilité inexpliquée.

Prescriptions médicamenteuses :

1° *Solution avec :*

   ℞ Eau distillée . . . . 300 grammes.
      Iodure de potassium . . : 10   —
Deux grandes cuillerées par jour.

2° ℞ Liqueur de Fowler . . . . 5 grammes.
Trois à six gouttes à chaque repas.

Ces deux prescriptions seront alternées, en laissant de l'une à l'autre cinq à dix jours d'intervalle, et poursuivies ainsi pendant plusieurs mois, si, bien entendu, le malade les tolère.

3° Recommander au malade de ne pas user préventivement, ni sans motif sérieux, des cigarettes et des poudres anti-asthmatiques, ces préparations contenant, outre le datura, la belladone et la jusquiame, une proportion variable d'opium et beaucoup d'asthmatiques devenant ainsi quelque peu fumeurs d'opium sans le savoir.

4° Une cure au Mont-Dore, ou, si la chose est impossible, une cure à domicile ainsi formulée.

a) Eau du Mont-Dore, deux demi-verres par jour tiédis au bain-marie ou mêlés de lait chaud.

b) Deux inhalations par jour de cinq à quinze minutes, à l'aide d'un pulvérisateur à vapeur.

A poursuivre pendant trois semaines.

Complications. — Traiter l'*emphysème*, les *bronchites aiguës* ou *chroniques*, suivant les moyens appropriés (voy. ces mots).

ASTHME DES FOINS *(Rhinobronchite spasmodique.)*

Tableau clinique. — C'est encore de l'asthme, mais avec quelques modifications. Les accès sont plutôt diurnes et commencent au cours d'un coryza, après une série de bruyants éternuements. Il y a dès le début complication de laryngite, de bronchite et de conjonctivite. Les accès guettent le malade au printemps, au moment des foins et de la dissémination du pollen des fleurs, et le laissent en paix le reste de l'année.

Chez quelques malades, l'affection s'atténue avec le temps. Chez d'autres, au contraire, chaque année amène une extension du mal qui est plus tenace et plus profond que l'année précédente. Dans ce cas, le sujet devient peu à peu emphysémateux ou présente de la bronchite chronique, sans parler des multiples manifestations de l'arthritisme auxquelles il est exposé.

Prescriptions hygiéniques. — Éviter le séjour de la campagne au printemps, et se conformer par ailleurs au traitement hygiénique de l'asthme vrai. Éviter aussi la grande lumière, porter des verres teintés.

Prescriptions médicamenteuses. — Chercher soigneusement s'il n'existe pas une lésion nasale (ulcérations, végétations polypeuses, etc.), et si on la découvre, la traiter directement.

A défaut de cette constatation, on prescrira, sans grande chance de succès :

Pommade avec :

℞   Vaseline. . . . . 20 grammes.
      Chlorhydrate de cocaïne . . . . . . $0^{gr},20$

Pour introduire matin et soir dans chaque narine à l'aide d'un petit tampon d'ouate.

ou :

℞   Huile mentholée à 1/10° ou à 1/5°. . . 10 grammes.
      Instiller quelques gouttes matin et soir dans chaque narine.

ou enfin toucher la muqueuse des cornets avec un tampon d'ouate imbibé d'une solution d'adrénaline à 1/10000.

Les prescriptions médicamenteuses propres à l'asthme vrai sont d'ailleurs applicables à l'asthme des foins.

ASYSTOLIE

Tableau clinique. — L'asystolie, l'insuffisance de la contraction musculaire du cœur, constitue le dernier stade de la plupart des cardiopathies, soit qu'elles résultent d'une lésion valvulaire, soit de l'artério-sclérose, soit de la dilatation du cœur droit consécutive elle-même à l'emphysème ou à la sclérose pulmonaires. La note caractéristique de ce syndrome est donnée par l'abaissement de la tension artérielle et l'élévation de la tension veineuse. Les signes fonctionnels comprennent : la dyspnée continue avec paroxysmes et l'orthopnée, sans lésion pulmonaire avec les râles fins et l'atélectasie des bases ; la diminution de la sécrétion urinaire qui devient albumineuse ; la cyanose des lèvres, de la face et des doigts ; l'insomnie la nuit, la somnolence le jour, avec les réveils en sursaut ; le subictère, avec gros foie, l'œdème des jambes et souvent des hydropisies plus étendues (œdème des bourses, ascite, hydrothorax, hydropéricarde). Le pouls est petit, fréquent, irrégulier ; l'examen stéthoscopique fait constater que le cœur est gros, que ses cavités droites sont dilatées ; les signes physiques de la lésion valvulaire protopathique ont parfois disparu, mais il existe souvent un souffle tricuspidien, et dans ce cas la veine jugulaire dilatée présente un pouls systolique vrai.

Cette situation pleine d'angoisse offre des variétés : chez l'un on verra prédominer les troubles hépatiques, chez d'autres les désordres cérébraux ; chez un troisième, les symptômes pulmonaires ou rénaux. Mais, quelles que soient ces différences, elle ne peut se prolonger ; si elle ne s'améliore pas rapidement, elle aboutit à l'asphyxie progressive, au coma ou à la mort subite ;

si elle s'améliore, le sujet se retrouve après quelques jours de lutte, avec sa cardiopathie primitive ou son emphysème pulmonaire ; il est sauvé provisoirement mais il n'est pas guéri.

Prescriptions hygiéniques. — Le malade est dans l'impossibilité de rester étendu ; dès qu'il tente de se mettre au lit, il suffoque, s'il reste assis, il tombe épuisé de fatigue. L'entourage se dépense à lui chercher une position où il puisse respirer convenablement. Le mieux est de le caler dans un bon fauteuil en plaçant devant lui une table et des coussins sur lesquels il s'appuie. Il existe des fauteuils spéciaux pour ces malheureux.

Les soins de propreté sont difficiles à donner en raison de la peine qu'éprouve l'asystolique à se déplacer, et en raison aussi du gonflement des régions ano-génitales ; mais ils sont indispensables et se résument ainsi : laver les régions souillées, bien les sécher en les épongeant avec de l'ouate et sans frotter, saupoudrer de talc de Venise, interposer au fond des plis des lambeaux de gaze stérilisée ou de minces lames de coton.

Le lait est le régime de choix pour les asystoliques, mais sous une double réserve : 1° qu'il soit bien digéré ; 2° que la quantité d'urine émise égale à peu près celle du lait ingéré. Sinon il n'est bon qu'à augmenter les œdèmes. Dans ce cas, on essaiera pendant quelques jours de la diète hydrique ou du régime sec ; ou tout au moins on n'exigera pas les trois litres de lait traditionnels. Dans tous les cas, la privation de sel est nécessaire.

Prescriptions médicamenteuses :

1° Pour renforcer directement la systole.

Elles seront les mêmes que dans l'hyposystolie, mais on ne comptera guère sur elles, puisque l'asystolie survient après leur échec et par le fait même de leur échec.

Le digitale pourra cependant être prescrite, comme dans l'hyposystolie (voy. Endocardites chroniques), mais après une saignée de 200 à 300 grammes ou un purgatif drastique suivant le conseil de Huchard.

2° Pour diminuer directement la tension veineuse.

a) Une saignée générale de 200 à 300 grammes dans les cas de cyanose et d'asphyxie imminente, surtout si les phénomènes se sont développés rapidement et avec un certain degré d'acuité.

b) Dans les cas de congestion pulmonaire intense, 15 à 20 ventouses sèches à la base de la poitrine; et s'il existe un point de côté très douloureux ou des crachats hémoptoïques scarifier 3 ou 4 de ces ventouses.

c) Dans les cas où le foie est très gros et où il existe de l'ictère ou du subictère, 10 à 12 sangsues à l'anus.

Ces émissions sanguines ne sont pas renouvelées sans inconvénients.

3° Pour diminuer la tension veineuse, en soustrayant à l'organisme de fortes quantités de liquides et diminuer ainsi le travail du cœur.

a) Des purgatifs tels que :

 ♃ Eau-de-vie allemande . . . . } àà 10 à 12 grammes.
   Sirop de nerprun . . . . . }

A prendre le matin à jeun, dans une tasse de thé: ne pas renouveler trop souvent, à cause de l'entérite consécutive.

ou bien :

 ♃ Soufre porphyrisé . . . . } àà 10 grammes.
   Magnésie calcinée . . . . }

Une cuillerée à café le matin à jeun dans un verre d'eau.

Ce laxatif peut être renouvelé souvent sans inconvénient.

b) Des diurétiques tels que :

 ♃ Théobromine . . . . 0^{gr},50

En un cachet ; quatre cachets par jour.

ou bien :

 ♃ Poudre de scille. . . . . 0^{gr},05

En une pilule ; 4 à 6 pilules par jour.

ou :

> ℞ Vin de Trousseau. . . . . 200 grammes.
> Deux à quatre cuillerées à soupe par jour.

ou :

> ℞ Vin diurétique amer de la Charité . 200 grammes.
> Deux cuillerées à soupe par jour.

Tous ces médicaments peuvent être associés entre eux suivant les indications spéciales à chaque malade : la plus commune de ces associations est réalisée par la formule suivante (pilules de BOUCHARDAT).

> ℞ Poudre de scammonée. . . . .)
>   Poudre de scille. . . . . } àà 0^{gr},03
>   Poudre de digitale. . . . .)

En une pilule n° 20 ; 3 à 6 pilules chaque jour.

4° Pour combattre la tendance à la syncope et les hydropisies (voir ces mots).

ATAXIE LOCOMOTRICE PROGRESSIVE — (voir

Tabes.)

ATHREPSIE

Tableau clinique. — « C'est une forme spéciale de la cachexie consécutive à la gastro-entérite chronique vulgaire des nourrissons, forme propre aux enfants qui n'ont pas dépassé trois mois » (MARFAN). La première période, période pré-athrepsique, est constituée simplement par la gastro-entérite ; la seconde période,

période hématique de PARROT, comprend la gastro-entérite qui présente les troubles urinaires (urines foncées et chargées d'urates) les érythèmes ano-génitaux, les oscillations thermiques avec tendance au refroidissement, l'amaigrissement progressif. A la troisième période, l'enfant n'a plus la force de téter, il urine de moins en moins, respire difficilement, présente du muguet, de la cyanose des extrémités, a l'aspect ratatiné d'un vieillard, il meurt en convulsions, tout doucement, sans phénomènes agoniques.

Prescriptions hygiéniques. — La prophylaxie de l'athrepsie n'est autre que le traitement de la gastro-entérite infantile, c'est-à-dire qu'il faut donner à l'enfant une nourrice ou un biberon aseptiquement préparé, ou quelquefois du lait de chèvre ou d'ânesse. — Dans les cas déjà un peu avancés, il sera sage, avant de changer de nourrice, avant de prendre une alimentation normale, de laisser l'enfant quelques heures, toute une nuit, à la diète hydrique, pour donner aux voies digestives le temps de se débarrasser des substances fermentées ou putrides qui l'encombrent. (Voir *Gastro-entérite infantile* p. 216.)

Renouveler fréquemment l'air de la chambre, mais sans refroidir l'enfant, qui sera enveloppé d'ouate et maintenu à une température constante de 18° à 20°. En été, séjour à la campagne.

Soins de propreté minutieuse. Bien sécher les parties lavées. Lavage de la bouche avec de l'eau de Vals ou de Vichy pour éviter le muguet.

Prescriptions médicamenteuses. — En outre des médicaments appropriés au traitement de la gastro-entérite, on prescrira :

    1° ℞ Eau sucrée . . . . 200 grammes.
        Rhum ou cognac 10   —
Une cuillerée à café de quatre à six fois par jour.

    2° Sérum chirurgical.
Une injection intra-musculaire de 10 grammes chaque jour ou à jour passé.

3° Saupoudrer les parties érythémateuses bien séchées de poudre de lycopode ou de talc de Venise.

Complications. — Muguet, convulsions (voir ces mots).

ATROPHIES MUSCULAIRES

Tableau clinique. — Les atrophies musculaires se développent et se distribuent suivant des types très nombreux.

a. *Atrophie musculaire par lésion primitive des muscles (maladie de Friedreich)*. — La maladie, d'origine héréditaire, marche suivant une loi fatale, sans céder à aucune influence thérapeutique.

b. *Atrophie musculaire progressive (type Aran-Duchesne)*. — En relation avec une atrophie primitive des grandes cellules motrices de la substance grise spinale. Les muscles des espaces interosseux des mains s'atrophient les premiers ; et peu à peu tous les muscles de l'économie sont envahis. Le malade infirme, impotent, squelettique, succombe après un long martyre, à quelque affection intercurrente ou à l'insuffisance fonctionnelle des muscles respiratoires (diaphragme, intercostaux, etc.). La *paralysie labio-glosso-laryngée* de TROUSSEAU est une forme particulière de cette atrophie, caractérisée par l'atrophie précoce des cellules motrices des noyaux bulbaires.

c. *Athrophie musculaire par myélite ou par polynévrite*. — L'atrophie musculaire survient comme conséquence d'une lésion inflammatoire des centres gris de la moelle ou des racines ou des nerfs périphériques, et elle suit la fortune de ces lésions. Curable, si ces lésions sont curables, comme dans la paralysie infantile, la paralysie diphtérique, etc. ; incurable, si elles le sont elles-mêmes ou si elles ont attaqué des parties du système nerveux dont le fonctionnement soit indispensable à la vie (noyaux bulbaires, pneumogastriques, etc.).

d. *Atrophie musculaire d'origine réflexe*. — Les muscles s'atrophient toujours autour d'une jointure malade (tumeurs blanches, hydarthroses, rhumatisme, luxations, etc.), sans qu'on puisse saisir le mécanisme qui préside en pareil cas à leur dénutrition.

Leurs lésions aggravent alors l'état du malade, en augmentant dans une forte proportion l'impotence fonctionnelle résultant des lésions articulaires.

Le vrai traitement, c'est de guérir la jointure malade : mais il peut arriver que, celle-ci étant guérie, l'atrophie musculaire persiste indéfiniment si on ne la traite pas ; et d'autre part, la jointure restant malade, on peut dans une certaine mesure combattre l'atrophie musculaire par des traitements appropriés.

Prescriptions hygiéniques. — S'il s'agit d'états aigus (rhumatismes, traumatisme articulaire, myélites infectieuses), elles varient avec les différents états.

Dans les phases chroniques ou torpides, il sera nécessaire de soumettre les muscles malades à une gymnastique rationnelle, graduée d'après la force qui leur reste encore, de manière à éviter de les fatiguer et de les laisser à un repos absolu, double excès capable d'aggraver le mal. Les mouvements seront proscrits ou permis en tenant compte à la fois des sensations accusées par le malade et des résultats observés par le médecin. Les mensurations régulières, l'usage du dynamomètre guideront méthodiquement le praticien.

Le régime alimentaire sera nourrissant et varié ; il sera suffisamment azoté ; sans être taxé de faire de l'opothérapie musculaire, il est bien permis de penser que la viande est utile pour refaire les muscles.

Gymnastique suédoise, massage, électrothérapie : ce sont là les véritables traitements des atrophies musculaires, bien infidèles il est vrai pour les atrophies A et B, mais bien utiles dans les cas C, et indispensables et très efficaces dans les cas D.

Le cadre de cet ouvrage ne permet pas de donner les formules détaillées de ces traitements physiques et mécaniques, dont l'application exige d'ailleurs des connaissances très précises. On devra, pour en faire une application opportune, consulter les ouvrages spéciaux,

BLENNORRHAGIE DE L'HOMME

Tableau clinique. — Quelques heures, parfois quelques jours après un coït suspect, l'homme éprouve en urinant un peu de chaleur cuisante au niveau du méat. Très rapidement, la douleur augmente au moment de la miction ; quelques gouttes de liquide séreux louche suintent par le méat ; puis c'est bientôt un écoulement continu franchement purulent ; la chaudepisse est alors constituée.

Les choses restent ainsi en l'état pendant une quinzaine de jours ; puis les douleurs s'apaisent, l'écoulement continue longtemps encore, diminue d'abondance, redevient plus clair, plus rare, puis disparaît peu à peu sans qu'on puisse dire quel jour il cesse réellement ; on hésite même longtemps à prononcer le mot guérison. En six semaines, dans les cas les plus heureux, la blennorrhagie disparaît.

Complications. — Tel est le tableau sommaire d'un cas bénin. Mais les complications et les suites fâcheuses sont innombrables : il suffit de les énumérer.

Ces complications peuvent résulter de la propagation de l'inflammation le long des muqueuses urinaires ou génitales, propagation qui est due souvent à la diffusion du virus le long de ces voies par des injections prématurées : elles résultent aussi de l'intoxication générale produite par l'infection locale, ou enfin de diverses autres circonstances.

a) Complications par propagation : balanite, balano-posthite et phimosis inflammatoire ;

Inflammation des glandes de Cowper ;

Funiculite et orchi-épididymite ;

Cystite du col. Cystite totale. Prostatite ;

Néphrite ascendante.

b) Complications par toxi-infection :

Rhumatisme articulaire ;

Endopéricardite ;

Péritonite — pouvant aussi résulter de la propagation dans les cas de persistance du canal vagino-péritonéal ;

Méningite cérébro-spinale.

c) Complications par inoculation : conjonctivite purulente.

Rechutes. passage à l'état chronique. — En dehors du phimosis, de l'orchite, de la cystite et du rhumatisme blennorrhagique, toutes ces complications sont assez rares. Ce qui l'est beaucoup moins ce sont les rechutes qui remettent tout au point de départ, alors que le malade croyait déjà tenir sa guérison ; puis, de rechute en rechute, c'est le passage à l'état chronique. Il n'y a plus ni douleur en urinant, ni érections douloureuses, mais une sensation agaçante d'humidité dans le canal, une goutte qui coule de temps à autre, quelquefois le matin seulement (*blennorrhée, goutte militaire*). Souvent dans ce cas-là, le malade désespérant de sa guérison devient neurasthénique et s'acharne à poursuivre la disparition des filaments qui flottent dans son urine, derniers vestiges d'une blennorrhagie qui ne veut pas guérir.

Conséquences éloignées. — *Rétrécissement de l'urèthre.*

Prophylaxie. — Lavages complets des organes génitaux après le coït. On a également conseillé l'instillation à l'entrée de l'urèthre, à l'aide d'un compte-gouttes, d'une petite quantité d'une solution de protargol à 1/50° ou à 1 100°.

Traitement abortif. — Il ne doit être tenté que dans les quinze à vingt premières heures de l'apparition de l'écoulement, quand le suintement est encore séreux.

Injecter dans l'urèthre antérieur 10 centimètres cubes d'une solution de nitrate d'argent à $0^{gr},75$ ou 1 gramme p. 100. Garder le liquide cinq minutes, en maintenant le méat fermé ; n'uriner qu'au bout d'un quart d'heure (Diday).

Si le traitement réussit, le malade en est quitte pour un écoulement simple qui guérit spontanément en quelques jours. S'il échoue, la blennorrhagie se développe sans être le moins du monde atténuée, peut-être même au contraire.

Prescriptions hygiéniques. — Elles sont de la plus haute importance. En premier lieu, la continence est absolument nécessaire, tout autant pour éviter les recrudescences du mal que pour en prévenir la propagation. En second lieu, sans exiger le repos, on empêchera le malade de se livrer à des exercices violents (travaux, équitation, sports, etc.), tout à fait capables d'aggraver l'inflammation génito-urinaire, d'en favoriser l'extension, de faire naître des complications (orchite, ovarite, etc.). Un suspensoir est souvent nécessaire.

En hiver, on évitera les refroidissements, cause indiscutable de l'éclosion du rhumatisme blennorrhagique.

Enfin le régime sera l'objet de prescriptions très spéciales : l'alcool, le vin pur et surtout la bière, seront absolument proscrits ; on se rappellera qu'un bock pris avant la fin d'une chaudepisse peut absolument la faire recommencer. Les asperges, les mets excitants, les crustacés, les truffes, le champagne, seront écartés de la table du malade.

Prescriptions médicamenteuses :

A. Pendant la période douloureuse

Tisanes rafraîchissantes (chiendent et graine de lin), un demi-litre ou un litre par jour, associées ou non à du lait.

S'il y a des érections douloureuses et fréquentes, prendre

deux ou trois fois par jour une cuillerée de la solution suivante (le matin, au repas du soir, en se couchant).

℞	Eau distillée	150 grammes.
	Bromure de potassium.	5 à 10 —

Enfin prendre deux grands bains tièdes par semaine.

Localement, lavage du méat ou de la vulve, après chaque miction, et application d'une mince lame de coton hydrophile qui sera fréquemment renouvelée.

B. Quand les douleurs ont cessé et que l'écoulement est abondant :

Continuer les lavages et le régime.

Cesser les tisanes.

Prendre le copahu, le santal ou le cubèbe, suivant les formules ci-dessous :

a) Capsules de copahu (à 0^{gr},30) : 8 à 12 par jour, prises deux par deux en 4 à 6 fois.

b) Capsules de santal (à 0^{gr},25). Même nombre.

c) *Opiat avec :*

℞	Baume de copahu.	100 grammes.
	Poudre de cubèbe.	150 —
	Poudre de cachou.	50 —
	Essence de menthe	Q. S.

Prendre de cette masse molle, deux à quatre fois par jour, au moment des repas et en se couchant, une portion grosse comme une noisette, que l'on enveloppera de pain azyme.

Quand l'écoulement est tari, diminuer de deux en deux jours le nombre des capsules ou le volume des bols d'opiat et arriver ainsi très lentement à la suppression complète des remèdes.

Si l'écoulement se prolonge, user alternativement des remèdes précédents par période de quinze jours environ.

Bien des blennorrhagies, non compliquées, non maltraitées dès le début, peuvent guérir par ce simple traitement en six à huit semaines. Si la guérison complète se fait trop longtemps attendre, faire des lavages comme dans la forme chronique, vers laquelle d'ailleurs le malade arrive alors peu à peu.

C. Dans la blennorrhagie chronique :

Lavages de l'urèthre avec une solution de permanganate de potasse de 0gr,25 à 1 gramme p. 1000, deux à quatre fois par jour.

Puis après une quinzaine de jours, remplacer les lavages par des injections de protargol (solution à 1/100°),

Surveiller le rétrécissement uréthral qui peut commencer, et dans ce cas recourir à la dilatation progressive.

Ce traitement suffit rarement ; il faut alors y joindre les instillations suivant le procédé de Guyon.

Le canal étant préalablement anesthésié à l'aide d'un lavage avec une solution tiède de cocaïne ou d'antipyrine, on instillera au niveau du col trois à cinq gouttes d'une solution de nitrate d'argent à 1/10° ou dix à vingt gouttes d'une solution à 1/30° ou à 1/40°.

Faire une série de 8 à 10 instillations, à raison d'une chaque jour ou à jour passé :

D. Prostatite aiguë :

Grands bains tièdes. Cataplasmes chauds au périnée, ou compresses chaudes. Lavements chauds. 15 à 30 sangsues au périnée. Suppositoires calmants. Lavements au chloral, à l'antipyrine.

S'il se forme un abcès, l'ouvrir de préférence, (si c'est possible), par la voie périnéale.

Traitement des complications :

a) *Balanite et phimosis.* — Lavages tièdes sous-préputiaux à l'eau boriquée tiède. Éviter de décalotter.

b) *Inflammation des glandes de Cowper.* — Repos au lit. Cataplasmes sur le périnée.

c) *Orchi-épididymite.* — Repos au lit. Faire reposer les testicules sur une planchette ou un carton échancrés. Cataplasmes chauds. Prendre quatre fois par jour une grande cuillerée de la potion suivante :

℞ . Potion gommeuse. . . . . 120 grammes.
Teinture d'anémone pulsatile . . . XV gouttes.

Dans les douleurs très aiguës, applications locales de glace sur le testicule ou le cordon.

d) *Cystite du col.* — Cataplasmes chauds à l'hypogastre et au périnée. Suppositoires calmants. Régime lacté. Bains tièdes.

e) *Néphrite aiguë.* — Régime lacté. Bains tièdes. En cas de douleurs très aiguës au début, sangsues ou ventouses scarifiées à la région lombaire.

f) *Rhumatisme, endopéricardite, péritonite, méningite,* etc. (voir ces différents mots).

g) *Conjonctivite purulente.* — Au début, si l'inflammation est très aiguë, glace, sangsues à l'angle externe de l'œil, et même quelquefois débridement de cet angle.

Au second stade, quand le gonflement de la conjonctive est moins dur et que la suppuration commence, cautérisation des culs-de-sac conjonctivaux étalés au grand jour avec un crayon de nitrate d'agent mitigé (1 partie de nitrate d'argent et 2 parties de nitrate de potasse).

Éviter de toucher la cornée. Aussitôt après cette cautérisation, verser sur les parties touchées de l'eau salée, éponger doucement avec de l'ouate hydrophile.

Recommencer à cautériser quand la sécrétion purulente recommence elle-même.

Enfin toutes les deux heures pendant le jour et plusieurs fois pendant la nuit, grands lavages de la conjonctive avec de l'eau boriquée tiède, à l'aide du laveur oculaire de LAGRANGE[1], instru-

---

[1] Voir, si l'on désire des détails plus complets, toute la technique de ce traitement dans le *Précis d'ophtalmologie* de LAGRANGE (collection TESTUT).

ment ingénieux qui sert à la fois à ouvrir l'œil et à l'irriguer.

Asepsie parfaite des mains, des instruments et des solutions.

BLENNORRHAGIE CHEZ LA FEMME

Tableau clinique. — Chez la femme, la blennorrhagie a un tout autre aspect clinique et des conséquences différentes. Au début, il y a souvent de l'uréthrite avec mictions fréquentes et douloureuses, et écoulement de pus par le méat, écoulement que l'on rend plus apparent en pressant d'arrière en avant le canal à l'aide du doigt introduit dans le vagin. Mais, sauf exception, les phénomènes urinaires ne tardent pas à s'apaiser et il reste une vaginite avec leucorrhée gonococcique. C'est là la source de complications graves et interminables : métrites, salpingites, ovarites, qui empoisonnent pour de longues années, sinon pour toujours, la vie des malheureuses victimes : douleurs fréquentes, impossibilité de travailler, opérations graves, quelquefois péritonites mortelles. Dans bien des cas, lés septicémies postpuerpérales chez la mère, l'ophtalmie purulente chez le nouveau-né se rattachent directement à une vaginite blennorrhagique. Il est bien entendu d'ailleurs que celle-ci guérit souvent d'une façon complète, très simplement et sans ce cortège de redoutables complications.

Traitement. — Si l'infection atteint l'uréthre et la vessie, le traitement sera le même que dans le cas de blennorrhagie masculine.

Si elle affecte le vagin, ce qui est la forme la plus vulgaire, il faudra :

1° Lavages biquotidiens, ou même plus fréquents, de la vulve avec de l'eau bouillie refroidie à 38° à l'aide de tampons d'ouate hydrophile ou de linges fins (jamais d'éponges).

2° Injections vaginales biquotidiennes avec de l'eau semblablement préparée ou avec une solution à 0,50 p. 1000 de permanganate de potasse.

L'injection sera faite sous faible pression (60 à 70 centimètres de hauteur) et en ayant soin de promener lentement la canule dans tous les recoins de la cavité vaginale. Sinon le lavage est absolument illusoire. A la fin de l'injection, si elle est prise dans le décubitus dorsal, déprimer fortement la commissure vaginale pour faire écouler les dernières portions du liquide. L'injection sera d'un litre et demi à deux litres.

Le traitement sera continué longtemps, même après la guérison apparente, pour éviter la permanence dans le vagin de germes dangereux au point de vue de la contagion.

3° Dans les cas d'extension de l'inflammation à la vulve, enduire toute la région de glycérolé d'amidon ou de pommade à l'oxyde de zinc à 1 p. 100.

4° En cas de métrite ou de salpingite, le traitement variera suivant l'intensité et la gravité du processus.

a) Dans la forme aiguë, repos au lit, glace sur le ventre, injections vaginales chaudes ; au besoin sangsues au niveau des régions ovariennes.

b) Dans les formes chroniques, injections vaginales, pansements ou ovules à l'ichthyol ou au thigénol ; introduction dans la cavité cervicale d'un mince écouvillon imbibé du mélange suivant :

$$\text{2\textphi} \quad \begin{matrix} \text{Glycérine} \dots\dots\dots\dots\dots \\ \text{Créosote} \dots\dots\dots\dots\dots \end{matrix} \Big\} \text{ à à 10 grammes.}$$

c) La colomnisation sera utile lorsque le col utérin est gros, tuméfié et qu'il y a un commencement de périmétrite, sans inflammation aiguë. Elle consiste à entourer le col de quatre ou cinq tampons d'ouate imbibés de glycérine et qu'on laisse en place douze ou vingt-quatre heures. Ce pansement amène un écoulement vaginal très abondant, mais temporaire.

5° Si l'inflammation ne cède pas à ces médications simples, le traitement ressort alors de la spécialité gynécologique ou de la chirurgie.

BRONCHITES AIGUES

Tableau clinique. — Rien de plus variable que le tableau clinique d'une bronchite ; tantôt le malade tousse un peu et l'auscultation révèle çà et là quelques râles sibilants et ronflants, c'est le rhume vulgaire ; tantôt il a de la fièvre, de la dyspnée, des douleurs déchirantes dans la poitrine quand il tousse ; et l'on entend des râles sibilants et ronflants très abondants mélangés de quelques râles humides. Malgré cette diversité des symptômes qui tient aux variétés d'étendue et de localisation de l'inflammation dans l'arbre bronchique, la maladie suit assez généralement la même évolution : au début, toux sèche assez pénible, quelque peu quinteuse, suivie difficilement de l'expectoration de mucosités blanches, écumeuses, aérées (*période de crudité*) ; à la fin, après une durée de quinze à vingt jours, la toux devient plus grasse, plus facile, moins éclatante et amène sans effort le rejet de gros crachats muco-purulents (*période de coction*).

Si la bronchite est simple, elle arrive alors peu à peu à la guérison. Si elle est symptomatique d'une infection générale (*grippe, fièvre typhoïde, coqueluche, rougeole*, etc.) elle suit l'évolution de cette infection même et aboutit souvent à la *broncho-pneumonie*. Si elle est associée à un début de tuberculose, on voit la toux, la petite toux sèche persister indéfiniment, en même temps que les signes physiques se localisent à un sommet et que le sujet maigrit, perd l'appétit et a de fréquents accès de fièvre (début de la *tuberculose* par le *rhume négligé*).

En dehors de toute infection concomitante, un sujet atteint de bronchite, peut, s'il se refroidit au cours de sa maladie, prendre une *broncho-pneumonie*, ou encore, dans des conditions mal déterminées une bronchite capillaire. Celle-ci lorsqu'elle est généralisée, entraîne une véritable asphyxie, par suite du gonflement de la muqueuse des petites bronches qui obstrue ces canalicules et empêche l'air d'arriver aux alvéoles ; nombreux râles fins, *catarrhe suffocant*. La guérison est possible, mais à la condition d'obtenir un commencement d'amélioration en quelques heures.

Enfin les bronchites aiguës peuvent passer à l'état chronique.

Prescriptions hygiéniques. — Les mesures à indiquer varieront suivant l'intensité du mal, la saison, la susceptibilité du sujet ; mais elles partiront toutes du même principe : éviter les refroidissements. Cela ne veut pas dire qu'il faille couvrir le malade avec exagération et le claustrer dans des appartements surchauffés : avoir très chaud et ne pas avoir froid étant deux choses bien distinctes. En conséquence, pour un simple rhume, on n'empêchera pas le malade de sortir pourvu qu'il ne fasse pas un froid violent, qu'il puisse marcher vite, développer ainsi de la chaleur, et qu'il ne s'arrête pas immobile dans un courant d'air. Une bronchite plus forte exigera le séjour à la chambre ; une bronchite généralisée avec fièvre exigera le lit, qui est de tous les remèdes le meilleur en pareil cas. Le malade sera couvert de manière à ressentir une douce chaleur ; il aura une bouillotte aux pieds, s'ils ont tendance à se refroidir.

Les rideaux, utiles dans les immenses chambres des vieilles maisons, sont de trop dans nos petites chambres modernes. En hiver, les fenêtres seront closes sauf le temps nécessaire pour renouveler l'air, elles seront ouvertes si le temps est chaud. La cure d'air avec les fenêtres ouvertes presque constamment, sera appliquée aux bronchites suspectes de manifester un commencement de tuberculose. Il faudra dans ce cas s'assurer que les voies nasales sont libres et suffisent à la respiration, la pénétration de l'air froid par la bouche n'étant pas sans danger.

Malgré la bronchite, le malade devra se livrer aux soins réguliers de la toilette, rapidement, et en évitant de se refroidir.

Le régime alimentaire sera établi d'après la fièvre et d'après l'aspect de l'urine : si celle-ci est claire et s'il y a apyrexie, la nourriture pourra être abondante et variée ; s'il y a de la fièvre et si l'urine est rare et foncée, on se bornera au régime suivant : bouillon, potage et lait. D'ailleurs la nature de l'infection, dans le cas de bronchite secondaire ou symptomatique, commandera la prescription alimentaire. Les boissons seront en général tièdes ou chaudes.

Enfin les fatigues vocales : chant, lecture à haute voix, conversations prolongées, seront sévèrement interdites.

Prescriptions médicamenteuses :

1° Dans les bronchites très légères (rhumes vulgaires) :

a) ♃ Sirop pectoral du Codex. . . . . . . 200 grammes.

Deux ou trois grandes cuillerées par jour dans une tasse d'infusion chaude de fleurs pectorales.

b) Ou chez les enfants :

♃   Looch blanc pectoral. . . . . 60 grammes.
Une cuillerée à café toutes les deux heures.

2° Dans les bronchites généralisées :

a) Au début :

Potion avec :

♃   Infusion de tilleul. . . . . 120 grammes.
     Sirop de laitue (enfants). . . . . . . } 30   —
     Ou sirop diacode (adultes). . . . . . } 30   —
     Oxyde blanc d'antimoine   1   —
Une grande cuillerée toutes les deux heures.

b) Si la fièvre est vive :

♃   Sulfate de quinine. . . . . 0^{gr},25
En un cachet. Un à trois cachets par jour suivant le degré de la fièvre.

c) Si l'expectoration est difficile :

Potion avec :

℞   Infusion de polygala . . . .   120 grammes.
        Sirop de Desessartz   30   —
        Kermès minéral. . . . .   0^{gr},10 à 0^{gr},20

Une grande cuillerée toutes les deux heures.

d) Quand l'expectoration est bien établie (période de maturité) :

Potion avec :

℞   Infusion de tilleul. . . . .   120 grammes.
        Sirop de tolu   30   —
        Benzoate de soude.   2   —

Une grande cuillerée toutes les deux heures.

e) Si la période de maturité se prolonge et si le malade expulse longtemps des crachats muco-purulents, prescrire les balsamiques, les térébenthines et les sulfureux, comme dans la bronchite chronique (voy. ce mot).

3° Dans les bronchites spécifiques ou symptomatiques, le traitement de la bronchite sera combiné avec celui de la maladie même : grippe, rougeole, coqueluche, etc. (voy. ces différents mots).

S'il s'agit de bronchite diphtérique, faire une ou deux injections de sérum antidiphtérique [1] et prescrire en outre :

℞ *a*) Potion gommeuse. . . . .   120 grammes.
        Acétate de potasse   1   —

Une grande cuillerée toutes les heures.

b) Inhalations de vapeurs phéniquées (faire évaporer 200 grammes de solution phéniquée à 25 p. 1000 dans un poêlon placé sur une lampe à alcool), ou de vapeurs térébenthinées (faire

---

[1] Les injections de sérum antitoxique ne m'ont pas paru aussi efficaces dans la bronchite que dans les autres localisations de la diphtérie.

brûler dans un vase de fer placé lui-même dans une bassine pleine d'eau un mélange de 20 parties de goudron et de 80 d'essence de térébenthine).

Ces inhalations pourront être répétées deux ou trois fois par jour dans une chambre à part où le malade ne séjournera pas le reste du temps.

4° Dans la bronchite capillaire généralisée (catarrhe suffocant).

a) Cataplasmes sinapisés en arrière ou en avant de la poitrine matin et soir.

b) Si la dyspnée est très forte, douze ventouses sèches sur les côtés de la poitrine — dans les cas graves, en scarifier trois ou quatre. — Dans les cas très graves, une saignée.

c) Chez les enfants, enveloppement des membres inférieurs (bottes d'ouate).

Les jambes sont entourées d'ouate depuis et y compris le pied jusqu'au-dessous des genoux, et enveloppées ensuite dans une feuille de gutta-percha ou de taffetas gommé faisant une occlusion complète, à renouveler deux ou trois fois par jour.

d) Chez les enfants, si la dyspnée est forte et la fièvre vive, deux à quatre bains chauds par jour, à 38°, comme dans la broncho-pneumonie (voyez ce mot).

e) Chez les enfants, provoquer l'expectoration par un léger vomitif :

℞   Sirop d'ipéca. . . . .   30 grammes.
    Poudre d'ipéca, autant de fois 0ᵍʳ.10 que l'enfant a d'années : une cuillerée à café de cinq en cinq minutes, jusqu'à vomissements.

Chez les adultes, donner franchement un vomitif :

℞   Poudre d'ipéca. 1ᵍʳ.50
    Tartre stibié. 0ᵍʳ,05
Divisez en trois paquets à prendre de dix en dix minutes dans un demi-verre d'eau chaude.

S'arrêter dès que l'effet suffisant est produit, serait-ce après le premier paquet ; mais donner un demi-verre d'eau chaude après chaque vomissement.

Si le sujet paraît trop faible pour supporter un vomitif, prescrire :

Sirop de Desessartz . . . . 100 grammes.
Une cuillerée à café toutes les heures jusqu'à expectoration.

f) Inhalation d'oxygène : 15 litres toutes les deux heures et même plus souvent, si l'asphyxie paraît menaçante et si le sujet semble en être soulagé.

Remplir d'eau chaude la carafe où l'oxygène barbote en sortant du ballon de caoutchouc — ou faire l'inhalation à l'aide d'un long tuyau de caoutchouc plongé dans une cuvette d'eau chaude. Veiller d'une façon quelconque à ce que l'oxygène n'arrive pas froid dans les voies respiratoires.

Complications. — Broncho-pneumonie (voy. ce mot).

Convalescence. — Faciliter les évacuations intestinales par des purgatifs légers (manne en larmes, de 15 à 60 grammes, huile de ricin, de 10 à 25 grammes). Refaire les forces du malade à l'aide de médicaments toniques (arsenic, quinquina, phosphate de chaux). Changement d'air.

BRONCHITES CHRONIQUES

Tableau clinique. — Les bronchites chroniques (en laissant de côté les bronchites tuberculeuses) mériteraient plutôt le nom de bronchites à répétition. Les malades qui en sont atteints semblent en effet guéris de temps à autre, mais finissent par rechuter suivant une évolution presque fatale. Au début, tout se passe comme dans une bronchite aiguë, qui éclate en général à l'entrée de l'hiver et qui n'a rien de particulier si ce

n'est son intensité et l'affaiblissement rapide du sujet ; cette
poussée aiguë dure longtemps, elle finit par aboutir lentement
à une phase catarrhale avec grosse expectoration muco-purulente, qui se prolonge à son tour indéfiniment, épuisant le
malade. C'est presque le tableau de la tuberculose pulmonaire,
n'était que la fièvre est à ce moment-là moins vive, et que les
crachats ne contiennent pas de bacilles. Dans quelques cas d'ailleurs, les signes physiques prêtent à confusion, surtout s'il existe
quelque dilatation bronchique pouvant simuler une caverne ;
vers le printemps, au commencement de l'été, les choses s'ar-
rangent, l'expectoration diminue ou disparaît, la toux cesse ;
c'est la guérison ; mais le malade reste frêle, frileux, exposé pour le
moindre coup de froid à une rechute de bronchite aiguë, même
en pleine saison chaude. Les premières années, les guérisons
estivales sont longues et franches, les rechutes hivernales sont
peu intenses. A mesure que les années se succèdent les choses
vont en s'aggravant, à moins qu'un traitement efficace ne soit
intervenu, et la mort survient par cachexie, par bronchite capillaire ou broncho-pneumonie, ou par dilatation du cœur. Un
emphysème plus ou moins étendu aggrave souvent les troubles
respiratoires ; la tuberculose se greffe souvent aussi sur ces
bronches ravagées. La dilatation des bronches est aussi une
complication fréquente, elle ne se traite guère autrement que
la bronchite chronique elle-même.

Il n'est pas rare que la bronchite chronique soit en rapport
avec une obstruction chronique des fosses nasales (polypes, végétations, sinusites, etc.). On fera bien d'explorer ces cavités, et de
faire, s'il y a lieu, le traitement des lésions nasales, dont le succès
aura les plus heureux effets sur les lésions bronchiques.

Prescriptions hygiéniques. — Elles varient naturellement
suivant les phases de la maladie.

a) Pendant les poussées aiguës, elles seront les mêmes que dans
les bronchites aiguës (voy. p. 69).

b) Pendant la période de maturité, qui constitue à proprement
parler la période catarrhale, c'est-à-dire pendant que le malade,

dont la fièvre est tombée, continue à tousser et à cracher, il devra éviter le froid, continuer à garder la chambre par les temps froids, remonter ses forces à l'aide d'une alimentation tonique et réparatrice.

c) **Enfin,** dans les périodes de guérison, le malade pourra reprendre à peu près la vie commune, mais en se souvenant que, arthritique par tempérament et par hérédité, il doit éviter les refroidissements, les écarts de régime et les fatigues. Si les circonstances de saison et de fortune le permettent, un changement d'air sera utile. La chambre du malade sera soigneusement aérée et désinfectée après chaque rechute.

Prescriptions médicamenteuses :

A. Pendant les phases aiguës

Comme dans les bronchites aiguës (voy. p. 70).

B. Pendant les phases catarrhales

a). Au début, pour remonter les forces du malade :

℞   Sirop de tolu . . . . 300 grammes.
        Phosphate de chaux gélatineux . .   3   —

ou

℞   Sirop pectoral. . . . . 300 grammes.
        Lacto-phosphate de chaux.   4   —

Deux ou trois cuillerées à dessert chaque jour, aux repas.

b) **Plus tard,** quand la fièvre est tombée depuis une quinzaine de jours, et que l'expectoration muco-purulente est facile et abondante :

℞   Capsules d'essence de térébenthine . .   4 par jour.
ou
        Pilules de goudron. . . . . 6 par jour.
ou
        Pilules de créosote à 2 centigrammes.   4 par jour.
ou
        Pilules de Morton . . . . 2 par jour.
Pendant vingt jours.

Au lieu de médicaments sous forme pilulaire, on peut aussi prescrire dans les mêmes circonstances :

Vin de quinquina créosoté. . . . .   500 grammes.
Un verre à liqueur après les repas.

ou :

Sirop de monosulfure de sodium. .   300 grammes.
2 cuillerées par jour.

ou :

Eau de Labassère ou Eaux-Bonnes, 2 à 4 cuillerées, mêlées d'une égale quantité de lait chaud, deux fois par jour.

C. PENDANT LES CONVALESCENCES

a) En hiver, ou au commencement du printemps.

℞   Huile de foie de morue . . . . . .   500 grammes.
Une grande cuillerée avant les principaux repas.

b) En été, une saison aux Eaux-Bonnes, à Cauterets, Aix, Luchon, Allevard, etc.
Ou, s'il y a des lésions de la muqueuse nasale, une saison au Mont-Dore
c) En tout temps, médicaments toniques, phosphate, arsenic, iode, quinquina, suivant les aptitudes du malade et suivant les effets obtenus.

BRONCHO-PNEUMONIES

Tableau clinique. — La broncho-pneumonie est presque toujours une affection secondaire, une manifestation locale d'une infection générale (coqueluche, rougeole, fièvre typhoïde, etc.); elle est souvent aussi le terme de l'extension progressive d'une bronchite aiguë. Elle se caractérise par une fièvre parfois très intense, sans évolution cyclique régulière, par de la dyspnée, de la toux, une expectoration visqueuse, mais rarement sanguinolente. Au point de vue stéthoscopique, elle s'accompagne de matité, de râles sous-crépitants, de souffle tubaire ; ces signes occupent dans le poumon un ou plusieurs foyers entre lesquels on entend des râles sibilants et ronflants ; au cours de la maladie, ils peuvent paraître, disparaître et revenir plusieurs fois dans les mêmes points.

La durée de la maladie est indéterminée ; elle peut être de quelques jours ; et si l'affection prend le type de la spléno-pneumonie, si difficile à différencier de la pleurésie, elle peut être de plusieurs mois. C'est une affection grave chez le vieillard, et aussi chez l'enfant où la dyspnée quelquefois arrive à l'asphyxie, et où le rythme respiratoire est profondément troublé.

Les complications des broncho-pneumonies sont plutôt celles des infections qui leur ont donné naissance (rougeole, grippe, etc.). Mais la myocardite aiguë avec la tachycardie, un pouls filant, la disparition du premier bruit, leur appartient ; « le mal est aux poumons, mais le danger est au cœur » (HUCHARD). L'albuminurie est fréquente et doit être régulièrement recherchée.

Les convalescences sont longues ; la porte est ouverte à l'ensemencement tuberculeux.

Prescriptions hygiéniques. — Le froid, cause occasionnelle de la plupart des broncho-pneumonies, sera évité au cours de la maladie. Le sujet sera maintenu au lit et à la chambre, dont il faudra assurer l'aération le plus complètement possible. On évitera de le surchauffer en accumulant sur lui des couvertures. Il prendra des boissons fraîches ou tièdes ; pas de boissons glacées, sauf complications.

L'alimentation sera réduite aux bouillons, aux potages et au lait, tant que la fièvre sera vive et que l'urine restera trouble et foncée. Cependant, si la maladie se prolonge, il faudra de toute nécessité revenir à un régime un peu plus substantiel malgré la persistance de la fièvre. Les soins de toilette seront pris régulièrement pour éviter les complications possibles : carie dentaire, muguet, érythème des régions ano-génitales, etc.

Prescriptions médicamenteuses. — Elles seront différentes chez l'enfant, l'adulte et le vieillard.

A. CHEZ L'ENFANT

a) ℞ Looch blanc du Codex . . . . 60 grammes.
Une cuillerée à café toutes les heures.

b) Enveloppement des pieds et des jambes avec de l'ouate et de la gutta-percha. A renouveler matin et soir. On peut, à chaque pansement, appliquer à la plante des pieds la pommade suivante :

℞   Vaseline . . . . 20 grammes.
    Sulfate de quinine 1   —

c) Cataplasmes sinapisés.
A appliquer matin et soir au niveau du foyer broncho-pneumonique. S'en abstenir chez les tout petits enfants. Jamais de sinapismes en feuilles chez les enfants de moins de quatre ans.

d) En cas de dyspnée menaçante, de fièvre très vive, donner deux ou quatre fois par jour un bain chaud à 38° de quatre à six ou huit minutes.

Chez les enfants un peu âgés, et en cas de somnolence avec tendance au coma, on pourra délayer dans le bain une poignée de farine de moutarde.

B. CHEZ L'ADULTE

a)   Sulfate ou chlorhydrate de quinine . . . . . $0^{gr},25$
En un cachet. Deux à quatre cachets par jour, suivant que la fièvre varie de 38° à 40°.

Ne pas prolonger plus de quatre ou cinq jours :

b) Potion avec :

℞   Infusion de tilleul . . . . 120 grammes.
    Sirop diacode 30   —
    Oxyde blanc d'antimoine 1   —
Par cuillerées à soupe toutes les heures.

c) Si l'expectoration est difficile, on prescrira une des deux potions suivantes :

℞   Infusion de polygala. . . . . 120 grammes.
       Sirop de Desessartz 30   —

ou :

℞   Infusion de polygala. . . . . 120 grammes.
       Sirop diacode 30   —
       Kermès minéral 0gr,20

Par grandes cuillerées toutes les heures.

d) Si le foyer est étendu, les râles abondants, et le pouls faible sans être trop rapide :

Potion avec :

℞ .   Infusion de tilleul. . . . . 120 grammes.
       Sirop diacode. 30   —
       Benzoate de soude. 2   —
       Acétate d'ammoniaque 4   —

Par grandes cuillerées toutes les heures.

e) Si le cœur fléchit, si le pouls devient rapide, se méfier de l'acétate d'ammoniaque et prescrire :

Potion avec :

℞   Infusion de tilleul. . . . . 120 grammes.
       Sirop de punch 30   —
       Extrait mou de quinquina. 4   —
       Teinture de digitale. . . . . XXX gouttes.

Par grandes cuillerées toutes les heures.

f) Si le malade délire et a l'habitude des boissons alcooliques.

Potion avec :

℞   Eau . . . . 90 grammes.
       Sirop thébaïque 30   —
       Cognac . . . . 20 à 40   —

Par grandes cuillerées toutes les heures.

g) Cataplasmes sinapisés matin et soir au niveau du foyer broncho-pneumonique.

Si la douleur de côté est vive, la dyspnée intense, ou si, plus tard, la résolution est lente à se faire après la chute de la fièvre et à la *condition expresse qu'il n'y ait aucune trace d'albumine,* on peut appliquer une mouche de Milan ou un petit vésicatoire grand comme 5 francs au niveau du point malade.

C. Chez le vieillard

a) *Potion avec :*

℞   Infusion de polygala. . . . . 120 grammes.
     Sirop de Desessartz   40   —

b) En cas d'adynamie.

Potion avec :

℞   Eau . . . . 90 grammes.
     Sirop de punch 30   —
     Acétate d'ammoniaque   4   —
     Extrait mou de quinquina.   4   —

Par grandes cuillerées toutes les heures.

c) Pas de révulsion par les vésicatoires ni même par les sinapismes. Tout au plus quelques cataplasmes légèrement sinapisés, de préférence 8 à 10 ventouses sèches à la base de la poitrine.

Convalescence. — Elle est le plus souvent longue et difficile. On soumettra le sujet, quand la fièvre aura disparu depuis une huitaine de jours, à l'usage des toniques (arsenic, phosphates, préparations iodo-tanniques, etc.).

Si la maladie se termine par d'interminables expectorations muco-purulentes, prescrire le goudron, la térébenthine, les balsamiques, comme dans la phase de maturité des bronchites (voir p. 71), et plus tard une saison thermale (Eaux-Bonnes, Cauterets, etc.), à la condition que les crachats ne contiennent pas de bacilles.

Toutes ces médications, excellentes quand les affections thoraciques ont largement dépassé leur période aiguë, sont dangereuses si on en fait un usage prématuré.

BRONZÉE (MALADIE) — (Voy. *Maladie d'Addison*).

CHAMPIGNONS — (Voy. *Empoisonnement par les*).

CHLOROSE

Tableau clinique. — Jeune fille au moment de la puberté. Teint pâle, couleur jaune verdâtre, muqueuses décolorées. A l'examen du sang, hématies moins nombreuses qu'à l'état normal, déformées et inégales. Faiblesse, dyspnée, essoufflement, inappétence, gastralgie, constipation, dysménorrhée ou aménorrhée. Souffles vasculaires au niveau du cou. Bruit de diable. Palpitations. Circulation périphérique défectueuse. Froid aux pieds.

Complications ou coïncidences les plus fréquentes : chlorobrightisme, chloro-hystérie, chloro-tuberculose, maladie de Reichmann.

Prescriptions hygiéniques. — Aération parfaite. Séjour à la campagne. Éviter la fatigue, modérer les exercices physiques qui, chez ces malades, augmentent les troubles et les symptômes plutôt que l'appétit.

Régime alimentaire comprenant des mets de digestion facile et variés ; éviter la nourriture trop exclusivement carnée, qui favorise la constipation. Miel, pruneaux, fruits cuits, légumes frais. Eaux minérales ferrugineuses (Bussang, Orezza, Forges, etc.).

5.

Prescriptions médicamenteuses :

1° ℞ Protoxalate de fer 0ᵍʳ,10

En une pilule ou un cachet nᵒ 20 ; une pilule ou un cachet matin et soir.

2° Après avoir terminé ce remède, prendre pendant les dix jours suivants dix gouttes à chaque repas de la solution ci-dessous :

℞ Eau distillée . . . . 10 grammes.
Arrhénal. 0ᵍʳ,20

3° Laisser à la jeune malade quelques jours de repos thérapeutique que l'on fera coïncider, si possible, avec le moment des règles et recommencer la même série.

4° Chaque matin, lotions froides des pieds et des jambes suivies d'une friction sèche et d'une promenade.

Complications. — Voir albuminurie, hystérie, etc. La coïncidence de la tuberculose commande la suppression du fer. La coïncidence des symptômes de scrofule demande la prescription d'iodure de fer préférablement aux autres préparations ferrugineuses et des phosphates.

CHOLÉRA

Tableau clinique. — Début à marche progressive (diarrhée prémonitoire), ou quelquefois début brusque par des vomissements et de la diarrhée, qui, après le rejet des matières normalement contenues dans le tube digestif, deviennent franchement riziformes. Flux d'une abondance excessive. Amaigrissement rapide, adynamie, anurie, crampes très douloureuses. Si le mal continue à progresser, on arrive à l'algidité : refroidissement des extrémités, remontant peu à peu jusqu'au tronc qui reste chaud, pouls filiforme, cyanose, asphyxie, collapsus cardiaque, mort en pleine connaissance. Si la guérison doit survenir, les symptômes précédents ne se produisent pas ou rétrocèdent après une courte apparition. Les vomissements et la diarrhée diminuent, puis s'arrêtent; une fièvre plus ou moins vive apparait alors, avec des allures typhiques, puis disparait au bout de quelques jours. Quelquefois cependant, dans cette période de réaction fébrile, le malade peut être emporté par la violence des symptômes ou par des complications. Les rechutes sont faciles et dangereuses. Albuminurie consécutive plus ou moins longue.

Prescriptions hygiéniques. — Elles doivent être absolument sévères, même pour les cas isolés de choléra sporadique, mais surtout en temps d'épidémie. Dès l'apparition de la diarrhée prémonitoire, la diète sera absolue au point de vue des aliments solides; on proscrira complètement le lait, on permettra un peu de bouillon de veau et de volaille; dans les cas graves, on ne fera avaler au malade que des infusions chaudes de thé ou de menthe, bien sucrées et additionnées de rhum. On pourra donner aussi de la limonade sulfurique.

Si la maladie se confirme, les vomissements obligent à restreindre la quantité des boissons, et à les donner par petites quantités, frappées ou accompagnées de petits fragments de glace, mais elles auront la même composition. Si elle guérit, revenir très prudemment à un régime alimentaire substantiel : d'abord tisane de céréales, puis bouillon de légumes, bouillon de volaille, tapioca, fécules à l'eau. N'arriver au lait et aux œufs que si les forces sont revenues ainsi que l'appétit et si l'urine est claire et abondante.

On veillera autant que possible à la propreté des vases et des linges constamment souillés par les déjections.

Le malade sera tenu chaudement, et dans les cas d'algidité, couvert de linges chauffés et entouré de bouillottes.

Des frictions énergiques avec de l'eau chaude alcoolisée ou avec des linges secs combattront les crampes et rétabliront la circulation dans les membres; de même les applications de sacs de sable chaud ou de briques chauffées.

Prescriptions médicamenteuses :

1° Contre la diarrhée prémonitoire:

a. *Potion avec :*

℞   Infusion de menthe . . . . 120 grammes.
      Sirop de punch 30   —
      Elixir parégorique.   5   —
Par grandes cuillerées toutes les heures.

b. *Potion avec :*

℞   Infusion de menthe . . . . 100 grammes.
      Sirop de punch 20   —
      Acide lactique.   2   —
Une grande cuillerée toutes les deux heures.

c) Dans l'intervalle des cuillerées de potion, le malade pourra prendre quatre fois par jour un des cachets suivants :

℞   Charbon végétal. . . . .)
      Naphtol β . . . . } àà 0^{gr},15
      Salicylate de bismuth . . . .)
En un cachet n° 20.

2° Dans les cas de choléra confirmé :
Limonade lactique avec :

℞   Eau stérilisée. . . . .   1 litre.
      Sirop de sucre . . . . 90 grammes.
      Alcoolat d'orange ou de citron . . .   2   —
      Acide lactique . . . . 10 à 15   —
      Elixir parégorique 10   —

Prendre une cuillerée à soupe tous les quarts d'heure ou un demi-verre toutes les heures et demie. La limonade sera prise pure ou étendue d'eau stérilisée.

3° Si les vomissements deviennent incoercibles et amènent le rejet incessant des remèdes ingérés :

a) Faire le lavage de l'estomac avec une infusion de thé additionné de quelques gouttes d'alcool de mélisse.

b) Puis donner ensuite par cuillères à café de quart d'heure en quart d'heure le mélange suivant :

℞   Eau distillée . . . . }
     Eau chloroformée . . . . } àà 60 grammes.

c) Application d'une poche de glace ou pulvérisation d'éther sur le creux de l'estomac.

d) Revenir à l'acide lactique dès que les vomissements s'apaisent.

4° Si la diarrhée devient incessante et profuse, en outre des remèdes déjà indiqués, on essaiera un grand lavage intestinal avec la solution de CANTANI :

℞   Eau bouillie ramenée à 38° . . . . . .   2 litres.
     Gomme arabique. . . . .   50 grammes.
     Acide tannique.   10   —
     Laudanum de Sydenham. . . . . . .   XX à L gouttes.

5° Au début de la période algide :
Potion avec :

℞   Infusion de thé . . . .   120 grammes.
     Sirop de menthe.   30   —
     Acétate d'ammoniaque   4   —
     Liqueur d'Hoffmann.   2   —
     Teinture de cannelle.   1   —
     Élixir parégorique.   5   —
Une grande cuillerée toutes les heures.

6° Dans la période algide confirmée :
Injections intra-veineuses de 200 à 500 grammes de la solution de Hayem :

℞   Eau distillée stérilisée . . . .   1 litre.
     Sulfate de soude . . . .   10 grammes.
     Chlorure de sodium   5   —

Ces injections pourront être recommencées le lendemain, ou à la rigueur le même jour si l'algidité reparaît.

7° Dans la période de réaction fébrile :

Tisanes sucrées.

Soins aseptiques de la peau et des muqueuses.

Traitement des phénomènes congestifs céphaliques, thoraciques ou rénaux suivant les moyens appropriés.

CHOLÉRA INFANTILE

Tableau clinique. — Le plus souvent la maladie survient comme complication et comme terminaison d'une gastro-entérite plus ou moins ancienne ; quelquefois aussi elle éclate presque soudainement et en quelques heures peut enlever les tout petits enfants. Ceux-ci vomissent le lait mal coagulé, sous forme d'un petit lait aigre où nagent des grumeaux de fromage fétide, puis vomissent des mucosités. Diarrhée abondante, séreuse. Ballonnement du ventre. Pouls petit, filiforme. Si le mal s'aggrave, muguet, prostration excessive, tendance au coma, convulsions, amaigrissement extraordinairement rapide, diminution de la sécrétion urinaire.

Si la guérison a lieu, retour progressif, mais quelquefois assez lent des forces. Réaction fébrile plus ou moins marquée. Convalescence entrecoupée de complications, congestions pulmonaires en particulier. Récidives faciles.

Prescriptions hygiéniques. — La diète complète et surtout la suppression absolue du lait s'imposent dès le début. Toute ingestion de lait dans un estomac contenant des germes pathologiques de fermentation est suivie rapidement de la décomposition de cet aliment, d'où redoublement des vomissements, de la diarrhée, et des phénomènes d'intoxication. Pour apaiser la soif de l'enfant, quelques cuillerées d'eau de Vichy ou de Vals ou d'infusion légère de thé.

A mesure que la maladie s'améliore, retour à une alimentation normale par gradations successives : tisane de céréales, bouillon de légumes, bouillon de volaille, enfin reprise du lait très écrémé, coupé d'eau alcaline et par très petites quantités. Si les premières doses d'abord espacées passent bien, on les augmente et on les rapproche peu à peu. Dans les cas d'intensité moyenne, il est bon d'attendre douze heures entre le dernier vomissement et le premier bouillon de légumes ou de volaille ; il faut même étendre ce délai dans les cas graves, et cependant se méfier de l'inanition. Naturellement asepsie irréprochable de tous les ustensiles qui servent à l'enfant, du biberon en particulier.

Éviter le froid, très dangereux chez ces petits malades.

Prescriptions médicamenteuses :

1° Pour faciliter la digestion du lait, quand on reprend l'alimentation :

a) Eau de Vals (Saint-Jean, Favorite, etc.), ou de Vichy (Célestins, Hauterive, Saint-Yorre, etc.), à mélanger au lait écrémé d'abord par parties égales, puis par quart.

Ou

b) ℞ Eau de chaux médicinale. . . . . . 200 grammes.
A mélanger au lait écrémé par quart.

c. Solution avec :

℞   Eau distillée. . . . . 300 grammes.
       Citrate de soude. 5   —

Une cuillerée à dessert trois fois par jour une demi-heure avant les repas.

d) Si l'enfant est nourri au sein, le mélange direct des eaux alcalines avec le lait n'étant pas possible, on lui fera prendre ces liquides avant ou après la tétée ; ou encore la mère les fera doucement couler sur le sein, à l'aide d'une cuillère à bec ou d'un compte-gouttes, de manière à ce qu'ils descendent jusqu'au mamelon et soient avalés par le nourrisson en même temps que le lait.

Ou

e) Une cuillerée à café de dyspeptine à chaque tétée.

f) Cataplasmes chauds sur le ventre.

2° En cas de coma ou de convulsions :

a) Bains chauds de trois à cinq minutes à 38° de deux à quatre fois par jour.

Les bains seront simples en cas de convulsions, additionnés de 2 à 3 cuillerées de moutarde en cas de coma.

b. *Potion avec :*

$\mathreca$

℞ Infusion de thé . . , ...	120	grammes.
Sirop de punch	30	—
Acétate d'ammoniaque.	2	—

Une grande cuillerée toutes les heures ou toutes les deux heures.

3° En cas d'inanition et de refroidissement :

a) Injection hypodermique de sérum artificiel, matin et soir, 50 centimètres cubes chez les enfants de moins de six mois ; 100 centimètres cubes chez les enfants plus âgés.

On pourra utiliser soit le sérum chirurgical ordinaire (solution salée physiologique), soit le sérum de Hayem (voy. la formule p. 85).

b) Enveloppement de toute la partie inférieure du corps avec de l'ouate.

4° En cas d'anurie ou de diminution notable de la sécrétion urinaire :

Bains chauds.

Cataplasmes chauds sur la région lombaire.

Enveloppement des jambes avec ouate et gutta-percha ou taffetas gommé.

Tisanes sucrées avec la lactose.

Convalescence. — Surveiller l'enfant attentivement et, au moindre signe de rechute, revenir aux sévères prescriptions alimentaires du début.

CHORÉE DE SYDENHAM

Tableau clinique. — Pendant la convalescence d'une maladie infectieuse, après une attaque de rhumatisme articulaire, ou quelquefois en pleine santé, un enfant commence à devenir maladroit et grimacier. Peu à peu ces mouvements mal dirigés, qui ont pu au début lui attirer quelques corrections, se répètent, se développent et prennent le caractère d'actes absolument involontaires. Alors l'enfant gesticule à tort et à travers, ne peut plus écrire, ne peut rester en place, trébuche quand il marche, casse ce qu'il touche, etc. Dans les cas graves, le sommeil est impossible. Au bout de deux ou trois mois, les phénomènes s'apaisent peu à peu, mais quelquefois la maladie se prolonge indéfiniment et peut présenter des complications variées, soit du côté du système nerveux, soit du côté du cœur et de la motilité générale [1].

Prescriptions hygiéniques. — Pour peu que la chorée ait une certaine intensité, le malade sera mis au repos complet. Le séjour au lit sera imposé et produira les meilleurs effets. Dans les cas les plus bénins, il faudra au moins le repos à la maison. Dans les cas graves, le lit sera protégé de façon à éviter des chutes toujours possibles grâce aux mouvements désordonnés et involontaires.

[1] Il ne s'agit ici que de la chorée de Sydenham : l'hémichorée, les tics, la chorée électrique sont en rapport avec des troubles divers du système nerveux central et ne sont pas à leur place ici. Le traitement que nous indiquons est celui qui convient aux enfants de huit à dix ans.

Sans être mis à la diète, le malade devra être nourri légèrement, nourri surtout d'aliments liquides ou à consistance de crème, pour éviter les accidents dus à la chute de substances solides dans les voies aériennes. On interdira au malade l'usage des verres, qu'il pourrait briser entre ses dents et des couteaux avec lesquels il pourrait se blesser.

Un changement d'air est quelquefois utile.

Quand la période aiguë est passée, on aura recours à de légers massages, à la gymnastique suédoise, aux mouvements rythmés, à la rééducation des mouvements.

Prescriptions médicamenteuses :

1° Pour agir directement sur la chorée :
a) Au début :

℞   Antipyrine. 0gr,50

En un cachet n° 30 ; trois cachets par jour aux repas : les jours suivants, augmenter le nombre des cachets de manière à faire prendre au malade de 2 à 3 grammes par jour.

b) Quand la période aiguë est passée et que le mal commence à décliner.

℞   Liqueur de Fowler . . . . 5 grammes.
Trois gouttes deux fois par jour aux repas.

Augmenter d'une goutte par repas, chaque jour jusqu'à X ou XII gouttes deux fois par jour, ou plutôt jusqu'à l'apparition des premiers phénomènes de saturation arsenicale (picotements aux paupières, diarrhée, etc.); suivre alors une progression descendante ou supprimer.

On peut aussi prescrire :

Solution avec :

℞   Eau distillée . . . . 1 centicube.
       Cacodylate de soude . . . . 0,03 à 0.05 cent.
En une ampoule stérilisée n° 10.

Faire une injection hypodermique chaque jour, arrêter la médication après une série de dix piqûres, reprendre une nouvelle série après dix ou douze jours d'intervalle.

2° Si la chorée s'accompagne d'une violente excitation nerveuse, d'insomnie, d'agitation incessante, on prescrira :

a) ℞ Sirop d'écorces d'oranges amères. .   200 grammes.
       Bromure de potassium.   10   —

Deux grandes cuillerées par jour aux repas.

b) Ou même :

℞   Potion gommeuse. . . . .   120 grammes.
     Hydrate de chloral   2   —

Une grande cuillerée toutes les heures à partir de 7 heures du soir jusqu'à production du sommeil.

c) Ou encore : lotions fraîches sur tout le corps trois ou quatre fois par jour.

Convalescence. — Régime tonique. Exercice modéré avec entraînement progressif ; massage ; hydrothérapie.

CIRRHOSES

Tableau clinique. — Formes multiples de l'inflammation interstitielle du foie, les cirrhoses succèdent le plus souvent à des congestions répétées de cet organe, sous l'influence des écarts de régime, des dyspepsies, des intoxications gastro-intestinales, de l'alcoolisme, du paludisme ; elles dépendent quelquefois aussi de l'artério-sclérose, de la syphilis, etc.

a. *Cirrhose atrophique.* — Dyspepsie, légère douleur du foie, qui s'atrophie peu à peu, stase ou pleurésie sèche à la base droite, grosse rate, développement du réseau veineux tégumentaire de l'abdomen, hémorrhoïdes, quelquefois épistaxis et hématémèse, teinte subictérique des conjonctives, urine rare, foncée en couleur, riche en urobiline, pauvre en urée ; dans les périodes avancées, ascite ; plus tard, œdème des membres inférieurs, amaigrissement excessif, cachexie.

b. *Cirrhose hypertrophique avec ictère chronique.* — Ictère permanent, mais d'intensité variable. A chaque recrudescence, accès de fièvre, douleur hépatique, gonflement du foie et de la rate ; dans l'intervalle des poussées, les symptômes s'atténuent sans disparaître. Selles souvent bilieuses. non décolorées, urines riches en pigments biliaires. Foie très gros, rate très grosse, hémorragies.

c. *Cirrhoses mixtes.* — Hypertrophie du foie et de la rate ; coïncidence de l'ictère et de l'ascite ; urines bilieuses, hémorragies, hydropisies.

d. *Autres variétés de cirrhoses.* — Maladie de Banti, dans laquelle l'hypertrophie de la rate précède de longtemps les lésions et les symptômes hépatiques ; cirrhose paludéenne, avec coïncidence des phénomènes subaigus ou chroniques de l'infection palustre ; cirrhose hypertrophique graisseuse, fréquente chez les tuberculeux, plus fréquente peut-être chez les tuberculeux suralimentés ; cirrhose syphilitique, survenant dans les périodes avancées de l'infection, se présentant avec les symptômes vulgaires de la cirrhose mixte, et ne laissant soupçonner sa nature que par les commémoratifs.

Prescriptions hygiéniques. — La suppression de toute boisson alcoolique, même du vin, est le premier point et le plus indispensable. En second lieu, si le mal est peu accentué, pour ainsi dire douteux, le régime sera lacto-végétarien. Si la cirrhose est confirmée sous une quelconque de ses formes, il faudra prescrire le régime lacté absolu. Le lait sera écrémé, soit par le simple repos, soit par le tamisage sur une mousseline épaisse, soit par les procédés mécaniques d'écrémeuse. Le lait écrémé donne quelquefois des succès là où le lait pur a échoué.

Prescriptions médicamenteuses :

1° Pour combattre la cause de la cirrhose :
Formuler suivant les cas un traitement contre l'infection palustre, contre la syphilis, etc. (voy. ces mots).

2° Pour régulariser les fonctions du foie :
a) Eau de Vichy (Célestins), un verre deux fois par jour en dehors de toute alimentation — pendant trois semaines — ou une saison à Vichy.

Ou

b) ♃ Suc hépatique glycériné . . . . . . 10 centicubes.

n° 10. Faire prendre une dose dans un verre d'eau chaque matin à jeun pendant 10 jours.

3° Pour aseptiser le foie et les voies biliaires, dans les cas où la fièvre démontre un certain degré d'infection :

a) ♃ Calomel. . . . . $0^{gr},01$ à $0^{gr},02$
       Lactose. . . . . $0^{gr},40$

En un cachet n° 6 ; un cachet le matin à jeun. Ne déjeuner qu'une heure après avec du lait ou une infusion sucrée sans pain ni biscuits,

Ou

b) ♃ Salophène . . . . $0^{gr},40$
En un cachet n° 30 ; deux par jour, aux repas.

Ou

c) ♃ Salol . . . . $0^{gr},50$
En un cachet n° 20, deux par jour, aux repas.

4° Pour aseptiser l'intestin :

♃   Naphtol β . . . . ⎫
       Charbon végétal. . . . . ⎬ ââ $0^{gr},15$
       Salicylate de bismuth . . . . ⎭

En un cachet n° 40 ; 3 par jour, aux repas.

5° Pour combattre l'ascite :

a) ♃ Suc hépatique glycériné. . . . . 10 centicubes.
Le matin à jeun dans un verre d'eau.

b) ♃ Boissons et médicaments diurétiques.

c) Ponctions évacuatrices, dès que le volume du ventre devient
gênant et que les fonctions des organes abdominaux sont compromises par la compression.

6° Si la rate est très hypertrophiée, surtout dans la maladie
de Banti, poser la question de la splénectomie.

COLIQUE HÉPATIQUE — (Voy. *Lithiase biliaire.*)

COLIQUE NÉPHRÉTIQUE — (Voy. *Lithiase rénale.*)

COLIQUES DE PLOMB

Tableau clinique. — C'est l'accident initial habituel de
l'intoxication saturnine chronique, mais il peut se reproduire
ultérieurement dans les phases plus avancées de l'empoisonnement. Le plus souvent il survient à la suite d'un écart de régime ;
le malade souffre de douleurs atroces dans le ventre, qui est
fortement rétracté. État nauséeux, et quelquefois vomissements. Constipation opiniâtre au point de faire penser à l'occlusion intestinale. Foie petit. Douleurs soulagées par la pression
qu'exerce la main à plat. Pâleur très grande et même teint

subictérique. Liséré gingival. Pouls petit et rapide. Apyrexie. Urines rares.

Après deux à quatre jours de cet état pénible, soit spontanément, soit par le fait du traitement, la constipation est vaincue et les douleurs s'apaisent peu à peu ; mais le sujet reste affaibli, misérable, sujet à d'autres accidents saturnins, en particulier à la paralysie.

Prescriptions hygiéniques. — Diète absolue, sauf quelques gorgées de boissons tièdes ou fraîches. Quand le malade entrera en convalescence, régime lacté ou lacto-végétarien pendant plusieurs jours.

Prescriptions médicamenteuses :

1° Pour calmer la douleur, prescrire suivant son intensité :

a) ♃ Extrait de belladone . . . . 0^{gr},02

En une pilule n° 20, 4 à 6 par jour, prises une à une à intervalles à peu près égaux.

b) Ou bien une injection hypodermique d'un centigramme de chlorhydrate de morphine.

c) Et, dans tous les cas, cataplasmes laudanisés sur le ventre.

2° Pour vaincre la constipation.

Ne pas se hâter ; car en général rien ne presse. On prescrira une cuillerée à café d'huile de ricin, prise le matin. Ou encore :

♃ Magnésie calcinée . . . . } àâ 5 grammes.
Soufre porphyrisé . . . . }

Une cuillerée à café dans un demi-verre d'eau le matin au réveil.

Convalescence. — Quand la période aiguë sera passée, il

faudra tonifier le malade et faire le traitement de l'intoxication
saturnine.

CONGESTION CÉRÉBRALE

Tableau clinique. — Le mot de congestion, qu'il s'agisse
du cerveau ou de tout autre organe, s'applique à une série d'états
très variables dans lesquels l'afflux du sang vers le point considéré tient sans aucun doute une large place, mais où l'infection, l'intoxication et les troubles fonctionnels des éléments
nobles de l'organe ont aussi une grande part.

Complication fréquente d'un grand nombre de pyrexies
(grippe, fièvre typhoïde, fièvres éruptives, etc.), ou même
d'affections chroniques (goutte, diabète, néphrite, etc.), la congestion cérébrale, dont il est question ici, est celle qui se présente en dehors de toute maladie constituée, et sous l'influence
d'une cause accidentelle : coup de chaleur, insolation, excès de
table, etc.

Le malade, après ou sans période d'excitation, tombe dans
une lourde somnolence, même dans le coma. S'il sort de sa
torpeur, c'est pour se plaindre d'une céphalée violente ou gra-
vative. Quelquefois subdélire ou convulsions. Face rouge et
vultueuse, yeux injectés. Pouls plein, vibrant, rapide. Quelquefois vomissements. Constipation. Complication possible de congestion pulmonaire avec phénomènes asphyxiques.

Souvent ces troubles alarmants se dissipent rapidement.
D'autres fois, ils laissent après eux des symptômes fâcheux
d'insuffisance cérébrale. Plus souvent aussi, ils se répètent avec
une persistance désolante et aboutissent peu à peu à l'évolution
d'une grave maladie cérébrale, paralysie générale, ramollissement, etc. Tout dépend de la nature, de la persistance ou de
la suppression des causes.

Prescriptions hygiéniques. — Étendre le malade dans un endroit frais, le haut du corps relevé sur des oreillers. Détacher le col, la ceinture et en général tous les liens qui serrent le tronc ou les membres.

Diète absolue les premiers jours. Plus tard régime très léger, en rapport avec l'état des voies digestives et des fonctions urinaires. La sobriété sera désormais la règle de l'homme qui a été atteint d'une congestion cérébrale.

Dans la convalescence, le travail manuel et surtout le travail intellectuel ne seront permis que très graduellement. Si les causes qui ont amené la congestion cérébrale persistent, le convalescent devra restreindre ses affaires, éviter les motifs de préoccupation et d'ennuis, vivre de précautions aussi bien au point de vue intellectuel qu'au point de vue alimentaire.

Prescriptions médicamenteuses :

1° Modérer directement l'afflux du sang vers la tête, par les procédés suivants :

Compresses froides (eau pure, eau coupée d'eau sédative ou d'eau de Cologne) sur le front. Lotions froides à la nuque et sur le front. Glace sur la tête et à la nuque ; 6 à 8 sangsues aux apophyses mastoïdes. Dans les cas très graves, une saignée générale.

En même temps, prescrire la potion suivante par grandes cuillerées toutes les heures :

Potion avec :

℞ Infusion de tilleul.	120 grammes.
Sirop de fleurs d'oranger	30	—
Bromure de potassium.	3	—

2° Détourner le sang vers la partie inférieure du corps.

a) Sinapismes, linges chauds ou bouillottes aux membres inférieurs.

Se rappeler que le malade peut être anesthésique ou inconscient et surveiller ces applications dont il ne demande pas la suppression et qui peuvent en se prolongeant déterminer des érythèmes ou des escarres.

· *b*) Au lieu de les appliquer aux mastoïdes, mettre huit à dix sangsues aux malléoles ou à l'anus.

c) Lavement purgatif du Codex.

3° Dans les cas où le pouls est défaillant, au lieu de bromure, prescrire :

Potion avec :

> ℞ Infusion de thé . . . . 120 grammes.
>   Sirop de punch. 30   —
>   Acétate d'ammoniaque. 4   —

Par cuillerées toutes les heures.

et en même temps soutenir le cœur à l'aide d'injections hypodermiques de caféine, de spartéine ou d'huile camphrée.

4° Après ce traitement qui convient aux premiers jours, à mesure que le malade reprend son état normal, on supprime peu à peu les agents modificateurs de la circulation sanguine, sauf le bromure qui doit être longtemps continué, et on veille à la régularité des évacuations intestinales à l'aide de légers purgatifs salins ou de poudres laxatives du genre de celle-ci :

> ℞ Soufre porphyrisé . . . . } ââ 10 grammes. ·
>   Magnésie calcinée . . . .)

Une cuillerée à café dans un verre d'eau, le matin à jeun, en cas de constipation, déjeuner une heure après.

5° Enfin au moment de la convalescence, on refera les forces du malade à l'aide des prescriptions suivantes, qu'il conviendra d'alterner :

> *a*) ℞ Sirop de quinquina . . . . 300 grammes.
>   Glycéro-phosphate de chaux. . . . 4   —

Une grande cuillerée aux deux principaux repas.

> *b*) ℞ Eau distillée . . . . 10 grammes.
>   Arrhénal. 0gr,20

X gouttes à chaque repas.

6° Veiller tout le temps à l'intégrité des fonctions digestives, cardiaques, hépatiques, et s'il y a lieu faire un traitement approprié.

CONGESTION HÉPATIQUE

Tableau clinique. — Ce nom s'applique à une foule d'états, différant entre eux par la pathogénie, la marche et les symptômes ; le plus souvent la congestion hépatique est un épisode des maladies infectieuses, dont elle suit la fortune : paludisme, entérite, etc., ou de lésions chroniques : affections cardiaques, goutte, diabète, etc. Parfois aussi elle se présente isolément, soit sans cause déterminable, soit comme conséquence d'erreur de régime : suralimentation, en particulier, et à ce titre on doit s'en méfier chez les tuberculeux soumis aveuglément à ce régime. Les principaux symptômes sont alors : dans les cas très aigus, une forte douleur à l'hypochondre droit avec irradiation à l'épaule du même côté (point de côté hépatique) ; dans les cas subaigus, une simple pesanteur dans la même région ; dans tous les cas, il y a anorexie, langue saburrale, bouche pâteuse et amère, nausées et quelquefois vomissements. La diarrhée est fréquente avec selles fétides et bilieuses. Le foie est gros et douloureux à la pression ; la teinte est subictérique ; l'urine est rare et foncée.

La congestion hépatique a une marche variable ; elle peut se dissiper en quelques jours, elle peut récidiver, elle peut être le point de départ d'un ictère chronique ou d'une cirrhose.

Prescriptions hygiéniques. — En dehors du repos et des conditions générales d'aération et de température, le point capital en pareille matière, c'est le régime. Dans les cas très aigus, la diète absolue est nécessaire pendant deux ou trois jours. Passé ce délai, ou dès le début dans les cas légers, on peut alimenter le malade, mais avec prudence. Le régime lacté est recommandé ; il est bon, en effet, mais il ne faudrait pas en faire un dogme intangible. Inutile d'exiger trois ou quatre litres de lait ; deux et même moins peuvent très bien suffire pendant quelques jours. Il faudra d'ailleurs tenir grand compte de la manière dont le malade digère. Le lait écrémé, le beurre, le lait caillé, sont souvent mieux acceptés que le lait pur ; le lait cru, mieux que le lait cuit. Si la digestion du lait est mauvaise, il est préférable de renoncer à ce régime et de prescrire des farines alimentaires préparées à l'eau sucrée, des potages maigres et des purées, des légumes verts.

A mesure que la congestion disparaît, on reviendra à une nourriture plus substantielle : jaunes d'œufs très frais en petite quantité, crèmes, riz au lait, viandes blanches, biscuits, confitures. L'étude des fonctions du foie par l'examen répété de l'urine servira de guide.

Prescriptions médicamenteuses :

1° Dans les cas de point hépatique très douloureux, quatre sangsues ou deux ventouses scarifiées au niveau de ce point. Plus tard, cataplasmes chauds.

2° S'il y a constipation, donner un purgatif salin (limonade Rogé ou eau minérale naturelle, etc.).

Les jours suivants, si la constipation persiste, donner chaque matin une dose modérée de sulfate de soude (7 à 10 grammes), avec un verre d'eau ou une tasse d'infusion.

Ou, s'il y a quelques selles fétides, donner pendant une semaine matin et soir un des cachets suivants :

℞ Charbon végétal ou lactose . . . . 0^{gr},40
   Calomel. . . . . 0^{gr},01

En un cachet n° 10.

3° Plus tard, faire l'antisepsie intestinale, avec les formules ordinaires :

℞ Naphtol β . . . . ᵠ
   Charbon végétal. . . . . ⟩ àà 0ᵍʳ,15
   Salicylate de bismuth . . . . ᵩ

En un cachet, 4 par jour.

ou mieux encore :

℞ Salol ou salophène. . . . . . 0ᵍʳ,40 en un cachet.
Deux ou trois par jour.

4° Dès le début, les alcalins sont utiles, soit sous forme d'eau de Vals ou de Vichy, deux verres ou deux demi-verres par jour en dehors des repas, soit sous forme pharmaceutique.

℞ Bicarbonate de soude. . 1 gramme en un paquet.
Deux paquets par jour, dans un verre d'eau, en dehors des repas.

CONGESTION PULMONAIRE

Tableau clinique. — La congestion pulmonaire complique souvent les maladies les plus diverses : rougeole, coqueluche, anémie, etc. Elle peut aussi survenir isolément, sous l'influence d'un refroidissement. C'est surtout celle-ci dont il est question dans ce paragraphe.

Début brusque, parfois analogue à celui d'une pneumonie, souvent aussi moins dramatique : fièvre, frissons, point de côté, dyspnée, toux, crachats filants, quelquefois sanguinolents, céphalée, embarras gastrique, urines rares ; à l'examen stéthoscopique, matité ou submatité, obscurité du murmure vésiculaire ou silence ou souffle tubaire, égophonie, absence des vibrations

6.

vocales. La dyspnée et le silence sont quelquefois les seuls signes physiques.

L'affection peut se terminer en quelques jours par résolution, avec toux grasse et expectoration catarrhale, ou aboutir soit à une broncho-pneumonie, soit à une spléno-pneumonie, soit à une pleurésie.

Prescriptions hygiéniques. — Repos au lit, chaleur modérée. Boissons tièdes. Diète ou tout au moins alimentation extrêmement restreinte.

Prescriptions médicamenteuses :
Elles comprendront d'abord les médications opposées aux maladies protopathiques, s'il y en a, et varieront ensuite suivant l'âge du sujet et la gravité des cas.

1° Chez l'enfant, dans les cas légers :

a) ♃ Looch blanc pectoral. . . . . 60 grammes.
Oxyde blanc d'antimoine . . . . . . ·0ᵍʳ,50
A prendre par cuillerée à dessert toutes les deux heures.

b) Cataplasmes sinapisés, ou même simples, matin et soirs pendant cinq à dix minutes.

2° Chez l'enfant, dans les cas graves :

a) ♃ Sirop d'ipéca. . . . . 30 grammes.
Poudre d'ipéca . . . . 0ᵍʳ,10 par année.
A prendre par cuillerée à café de cinq en cinq minutes jusqu'à vomissements. Ne pas renouveler, sauf urgence.

b) Bain chaud à 38°, simple ou additionné d'une poignée de farine de moutarde, de 3 à 4 fois par jour.
c) Dans l'intervalle, boîtes d'ouate entourées de gutta-percha.
d) Après avoir appliqué ce traitement au moment des accidents aigus, reprendre, quand l'amélioration survient, la médication des cas légers.

3° Chez l'adulte dans les cas légers :

a. *Potion avec :*

> ℞ Infusion de polygala . . . . 120 grammes.
> Sirop de Desessartz. . . . . 40 —

Une grande cuillerée toutes les heures ou toutes les deux heures.

b) Cataplasmes sinapisés devant ou derrière la poitrine, matin et soir.

c) S'il existe un point de côté très douloureux, une mouche de Milan ou une injection d'un centigramme de chlorhydrate de morphine, ou deux ventouses scarifiées.

4° Dans les cas graves :

a) Si le cœur fléchit, ajouter aux potions précédentes pour vingt-quatre heures.

> ℞ Teinture de digitale . . . . . XX à XXX gouttes.

Ne pas continuer sauf indications spéciales, plus de trois ou quatre jours.

b) Si la dyspnée est excessive, ventouses sèches au nombre de 15 à 20 à la base de la poitrine, ou 10 sangsues à ce niveau, ou une saignée générale de 200 à 300 grammes.

c) Inhalations d'oxygène.

d) Si l'expectoration est difficile, prescrire la potion suivante, à prendre d'heure en heure :

> ℞ Infusion de polygala. . . . . 120 grammes.
> Sirop de Desessartz . . . . 40 —
> Chlorhydrate d'ammoniaque. . . . 0ᵍʳ,50

ou

> Acétate d'ammoniaque . . . . . . 4 grammes.

Éviter ce dernier remède si le pouls dépasse 110.

e) Le danger une fois passé, reprendre le traitement des cas légers.

Convalescence. — Elle doit être très surveillée ; on ne reprendra un peu l'alimentation que lorsque l'appétit sera réveillé, la fièvre tombée au-dessous de 37° et l'urine éclaircie. Une alimentation prématurée peut amener une rechute.

Quand la convalescence est bien établie, toniques, phosphates, arsenic, quinquina.

Si l'on redoute la tuberculose, faire le traitement de la tuberculose au premier degré.

CONSTIPATION HABITUELLE

Tableau clinique. — Défaut de régularité dans l'évacuation du contenu de l'intestin. Matières fécales généralement dures. La constipation est fréquente chez les femmes, surtout chez celles qui sont atteintes de lésions utéro-ovariennes, chez les hommes à profession sédentaire, chez les vieillards, chez les dyspeptiques. Elle est plus ou moins opiniâtre, cédant facilement chez l'un au plus léger laxatif, se montrant chez l'autre rebelle au point de ne permettre qu'une selle tous les huit ou dix jours. Elle peut s'associer à l'entérite muco-membraneuse, mais aussi en être indépendante. Elle s'accompagne quelquefois de troubles généraux variés, céphalée, inappétence, langueur d'estomac, flatulences ; plus rarement elle ne gêne en rien le malade.

Prescriptions hygiéniques :

1° Chaque jour, à la même heure, se présenter à la garde-robe, et faire des tentatives consciencieuses, mais non violentes, de défécation pendant huit à dix minutes. L'intestin bien discipliné finit par prendre l'habitude du fonctionnement périodique.

2° Au point de vue du régime alimentaire, bien mâcher, manger très lentement ; à ce sujet, le malade devra veiller à ses dents, qui seront toujours en état de bien mastiquer ou seront remplacées.

Écarter de l'alimentation les corps durs et indigestes ; éviter d'avaler les peaux de fruits ou de poulets, les écailles de poissons, les légumes secs en grains, les parties fibreuses des viandes. Se nourrir surtout d'aliments mous ou très tendres. Prendre fréquemment des potages maigres, des purées, des légumes frais hachés et bien cuits, des plats préparés à l'huile, des fruits cuits ou des fruits frais.

S'abstenir de pain frais. Prendre du pain complet ou du pain de son (3/4 de farine et 1/4 de son).

3° Éviter les courses fatigantes et les exercices violents après les repas. Pas d'équitation ni d'escrime, ni de gymnastique en sortant de table. Ces exercices seront au contraire très bons soit à jeun, soit après le travail digestif. Après le repas, il conviendra de faire une promenade à petits pas, ou même, dans les cas de dyspepsie très prononcée, de s'étendre pendant une demi-heure, mais à la condition expresse de défaire ses vêtements, sa ceinture ou son corset.

L'usage régulier du tabac à fumer est loin d'être défavorable.

Prescriptions médicamenteuses :

1° Prendre à chaque repas un médicament qui favorise la progression des aliments à travers le tractus intestinal, sans être réellement un purgatif, par exemple :

℞   Du miel,
    Une cuillerée de graines de lin,
    Une cuillerée de graines de psyllium plantago,
    Une cuillerée de grains de moutarde blanche.

Ou bien prendre le matin à jeun une grande cuillerée d'huile d'olive pure avant le premier déjeuner. A chaque repas une dose de rhubarbe de $0^{gr},30$ à $0^{gr},40$ en un cachet.

2° Si les évacuations intestinales ne se font pas, on se décidera à permettre ou à prescrire des laxatifs ou des purgatifs, en se

souvenant que ces remèdes peuvent bien vider l'intestin, mais
ne combattent nullement la tendance qu'il a à ne pas se vider,
qu'ils l'aggravent au contraire. On n'en donnera donc qu'autant
que la stase des matières fatigue le malade, et qu'après deux
jours passés sans garde-robe. Le choix du remède à employer
est commandé par les considérations suivantes :

a) Si le sujet est hémorrhoïdaire :

℞   Soufre porphyrisé . . . .}
      Magnésie calcinée. . . . .} ää 10 grammes.

Prendre une cuillerée à café de ce mélange le matin à jeun dans
un verre d'eau.

b) Si le malade n'a pas d'hémorrhoïdes, s'il est sujet aux congestions et s'il est désirable pour lui d'avoir des hémorrhoïdes :

℞   Aloès . . . . $0^{gr},20$
En une pilule ; une à deux pilules avant le repas du soir.

c) Si c'est un dyspeptique, avec gonflement habituel du foie :

℞   Sulfate de soude . . . .   7 à 10 grammes.
Le matin, entre 2 et 4 heures, dans un verre d'eau.

d) S'il s'agit d'un paraplégique à intestins demi-paralysés ou
d'un sujet présentant des dermatoses chroniques :

℞   Infusion de 8 grammes de séné dans un litre d'eau bouillante. Prendre un grand verre le matin à jeun.

Ou faire bouillir 2 à 4 grammes de séné avec des pruneaux et
prendre aux repas.

Pour éviter les coliques quelquefois si douloureuses après
l'usage du séné, n'utiliser les follicules qu'après macération
dans l'alcool.

e) S'il s'agit d'une constipation simple, sans complication ou liée à une vieille lésion utéro-ovarienne, on pourra prescrire :

α) ℞ Cascara sagrada. 0gr,50

En cachets ou pilules, le soir, ou extrait fluide de cascara sagrada, XXX à XL gouttes par jour en trois fois.

β) ℞ Podophyllin . . . . 0gr,01 à 0gr,03

En une pilule. le soir.

γ) ℞ Évonymine. 0gr,05

En une pilule : une à trois pilules, le soir.

δ) ℞ Extrait hydroalcoolique de cuscute . . . 0gr,15

En une pilule. le soir.

ε) ℞ Huile de ricin, une cuillerée à café ou une capsule de 6 grammes le matin au moment du premier déjeuner.

Il est entendu que, le malade s'accoutumant avec une facilité déplorable à tous ces remèdes, il faut fréquemment les changer, revenir après un certain temps à ceux qu'on a abandonnés, les associer entre eux ; une des formules les plus usitées est la suivante :

℞	Poudre de follicules de séné (lavés à l'alcool)	āā 6 grammes.
—	de soufre sublimé	
—	de fenouil	āā 3 —
—	d'anis étoilé	
—	de crème de tartre.	2 —
—	de réglisse.	8 —
—	de sucre.	25 —

2 à 3 cuillerées à café dans de l'eau ou du tilleul avant de se coucher.

3° Si l'on est amené à recourir à des moyens artificiels, pour provoquer des selles, il est de la plus haute importance de varier ces moyens. Parmi ceux-ci, il faut savoir user à propos des suppositoires et des lavements.

a) Suppositoire au beurre de cacao avec cavité centrale pleine de glycérine.

Un suppositoire tous les deux jours à la même heure.

Ou suppositoire à la glycérine solidifiée par la gélatine ; à appliquer dans les mêmes conditions.

Ces topiques provoquent très rapidement des contractions du rectum et amènent une bonne selle ; mais ils rendent l'intestin paresseux, au point que cet organe finit par ne plus savoir se contracter sans cette sollicitation mécanique. Il faut noter à ce sujet l'abus que font les nourrices sèches et les mères de famille de l'introduction dans le rectum des enfants de tiges de mauve, pratique qui donne rapidement une selle, mais donne à ces jeunes sujets une constipation prématurée. L'usage trop fréquent du thermomètre rectal a les mêmes inconvénients.

Il est donc important de ne pas prolonger indéfiniment la prescription des suppositoires.

b) Les lavements évacuateurs doivent être formulés de la façon la plus simple :

♃	α) Eau bouillie et refroidie.	500 grammes.
ou	β) Infusion de camomille.	500 —
ou	γ) Décoction de graines de lin . . .	500 —

c) Dans les cas un peu plus rebelles, on prescrira :

♃	Décoction de racines de guimauve.	500 grammes.
	Jaune d'œuf.	n° 1
	Huile d'olive	4 cuillerées.

Battre vivement ce mélange avant de l'introduire dans le rectum.

On peut aussi donner des lavements de glycérine pure (5 à 10 gr.), ou d'huile pure (30 à 50 gr.), avec la seringue de Condamin ou tel autre petit appareil.

Les grands lavements huileux sont prescrits dans des conditions spéciales (voy. plus bas). Il en est de même des grands lavages intestinaux. Ce moyen peut être merveilleux pour désobstruer un intestin encombré de scybales ; véritable douche ascendante, il consiste à faire pénétrer dans le rectum à l'aide d'une sonde profondément introduite (20 à 30 cm.), un à deux litres d'eau tiède stérilisée. Cette injection se fait sous une pression modérée (de 50 à 60 centimètres de hauteur), jusqu'à refus de l'intestin. On laisse alors le malade rejeter ce qu'il a reçu dans le rectum, et on recommence ; et on vide ainsi des intestins véritablement obstrués et qu'aucun autre moyen n'eut dégagés. Mais c'est un procédé d'exception. En faire au contraire, une pratique quotidienne, c'est inutile, car des moyens plus simples suffiraient ; et c'est dangereux, car c'est exposer le malade à des coliques et à de l'entérite muco-membraneuse persistante. On a peur de dilater l'estomac en faisant prendre aux malades trois litres de lait par doses bien espacées. Comment ne pas redouter de dilater l'intestin en lui faisant accepter de force et d'emblée deux litres de liquide. De même que pour les suppositoires, il sera bon de ne pas vouer les malades au lavement à perpétuité, et de laisser reposer de temps en temps l'instrument de Molière pour utiliser d'autres procédés.

4° Les médications précédentes n'interrompent pas la vie du malade qui peut se livrer à ses occupations habituelles. Si la constipation reste rebelle, si l'on constate que malgré le traitement, il existe une rétention incomplète des matières (phénomène plus fréquent peut-être et moins bien connu que la rétention incomplète d'urine), il faudra de temps en temps prescrire une vraie purgation :

Soit :

℞   Huile de ricin. . . . . 30 grammes.
Le matin à jeun.

Soit :

℞   Sulfate de magnésie . . . . 45 grammes.
En deux paquets à prendre le matin à jeun dans une infusion chaude.

Soit une dose convenable d'eau minérale purgative.
Mais ces jours-là le malade restera chez lui, aura soin de

boire au cours des effets purgatifs quelques tasses de bouillon d'herbes ou de thé léger, de rester à la diète toute la matinée, de faire à midi un repas extrêmement léger, de manger le soir avec modération, de ne pas s'exposer au froid. L'entérite provoquée par une purgation doit être traitée avec les mêmes ménagements qu'une entérite véritablement pathologique.

Au lieu de purgation, on pourra prescrire soit le lavement purgatif du Codex, soit un lavement laxatif avec :

$\not\!\!\!2$ Eau. . . . . 400 grammes.
     Sulfate de soude 15   —
     Miel de mercuriale. 60   —

Soit un lavement d'huile de 400 grammes. Le malade le prendra le soir en se mettant au lit, lentement avec une longue canule, d'abord couché sur le côté gauche, puis sur le côté droit, de manière à faire pénétrer le liquide jusqu'au cæcum. Le lendemain matin, il aura une selle abondante, mais il aura peut-être eu aussi le désagrément de rendre involontairement pendant la nuit de petites quantités d'huile et de matières, qui auront fusé à travers son sphincter anal trop bien lubrifié. Purgations, lavements purgatifs, grands lavements huileux sont des médications d'exception.

5° *Agents physiques et mécaniques.* — La constipation est le résultat, non seulement d'un trouble fonctionnel des organes digestifs, mais aussi de troubles fonctionnels ou de lésions des parois musculaires de l'intestin. Le médecin devra donc rechercher simultanément les désordres de ces deux catégories d'organes et pourra les combattre par une série de moyens mécaniques ou physiques.

a) En cas de ptoses des différents organes de l'abdomen, application de la sangle de Glénard.

b) En cas de déchirure du périnée, réfection chirurgicale de ce plancher, qui sert de point d'appui à tous les organes contenus dans le ventre.

c) En cas de paresse des tuniques musculaires du gros intestin ou des muscles pariétaux de l'abdomen :

α) *Massage du ventre :* ce massage se pratique dans la direction même du gros intestin, c'est-à-dire en partant de la fosse iliaque droite, en remontant vers l'angle droit du côlon, suivant ensuite le côlon transverse, redescendant le long de l'S iliaque ; puis les mains de la masseuse passant légèrement sur l'hypogastre repassent par leur point de départ et refont le même trajet. Ces mains qui se meuvent ainsi dans le même sens que les aiguilles d'une montre, doivent être légèrement enduites d'huile ou de vaseline, et cheminer selon la direction indiquée en pesant assez fortement sur le ventre et en exécutant avec les quatre derniers doigts réunis des mouvements de reptation ou de feston, et non suivant une ligne uniforme. Les séances de massage dureront dix minutes ; elles auront lieu tous les jours ou tous les deux jours ; il est essentiel que le malade soit à jeun.

Au lieu du massage manuel, on peut promener sur le ventre le long du même trajet et en exerçant une certaine pression une boule de bois ou de métal revêtue d'une épaisse flanelle.

Le malade essaiera d'aller à la selle immédiatement après le massage et sera souvent surpris de réussir.

β) *Gymnastique spéciale :* tous les mouvements qui font méthodiquement et rhythmiquement contracter les muscles abdominaux sont bons contre la constipation : marche, course, tennis, foot-ball, gymnastique aux appareils, etc. Mais il est bon que tous ces exercices, surtout s'ils exigent des efforts répétés et prolongés, soient faits le matin à jeun ou après la fin de la digestion stomacale. En outre, dans les instituts de gymnastique orthopédique, on trouve des tabourets sur lesquels le malade une fois assis est soumis à une série de mouvements ondulatoires qui forcent les parois du ventre à se contracter et agissent quelquefois très vite contre la constipation.

γ) *Application de courants galvaniques sur la paroi abdominale :* Larges électrodes ; pôle positif au niveau de la fosse iliaque droite ; pôle négatif au niveau de la fosse iliaque gauche ;

intensité de 10 à 12 milliampères ; séances quotidiennes de
10 minutes.

CONVULSIONS (ÉCLAMPSIE)

Tableau clinique. — Presque toujours, sinon toujours, l'attaque convulsive est précédée de prodromes soit assez prolongés,
soit très courts : céphalée, malaises, somnolence, troubles gastriques, fièvre, etc., puis elle éclate brusquement : perte de
connaissance sans cri, pâleur livide, raideur des membres,
puis grimacement et contorsions du visage et des yeux, secousses
cloniques et irrégulières des membres, parfois cyanose de la
face avec phénomènes d'asphyxie, parfois aussi émission involontaire d'urine ou de matières. L'attaque est courte : elle se
termine par le retour de la régularité dans les mouvements
respiratoires, par l'arrêt des secousses, parfois par une phase
de coma avec ou sans stertor.

Mais les attaques peuvent être subintrantes, se succéder en
grand nombre, et avec rapidité. C'est alors l'état de mal, au
cours duquel le malade peut succomber.

L'attaque une fois passée, le malade présente des états différents
en rapport avec l'affection qui a déterminé l'éclampsie, celle-ci
étant symptomatique d'une lésion cérébrale ou d'une intoxication générale. Le traitement variera évidemment suivant les
circonstances pathogéniques ; quelquefois il échouera ; souvent
il sera efficace, à la condition de s'appuyer sur un diagnostic
précis et juste.

Les principales causes des convulsions, celles avec lesquelles
le praticien aura le plus souvent à compter, sont : les fièvres
éruptives, les infections graves, les méningites et le rhumatisme
cérébral, les troubles gastriques aigus (indigestion, vers intestinaux), l'urémie, l'anurie scarlatineuse, la puerpéralité.

Prescriptions hygiéniques. — Desserrer rapidement le col, la ceinture, le corset, laisser ainsi toute liberté aux mouvements respiratoires ; étendre le malade sur un matelas, et veiller à ce que, dans ses mouvements désordonnés, il ne puisse ni tomber ni se blesser, mais éviter toute contention violente, qui aurait sans doute une influence réflexe fâcheuse. Éviter de faire boire quoi que ce soit au malade pendant l'attaque ; enlever, si possible, les dents artificielles. Placer un tampon de linge entre les dents pour éviter les morsures de la langue. Après l'attaque, rafraichir le visage, réparer le désordre des vêtements, maintenir le malade au lit ; diète.

Prescriptions médicamenteuses.

A) Pendant l'attaque :

1° Applications fraîches sur le front, sous forme de compresses imbibées d'eau froide fréquemment renouvelées ou de lotions fraîches avec un mélange à parties égales d'eau sédative et d'eau, ou de poches de glace.

2° Application de linges trempés dans l'eau chaude sur les jambes et les cuisses ; (éviter que l'eau ne soit véritablement brûlante, les malades privés de connaissance subissent quelquefois ainsi, sans le savoir, des brûlures graves, dont la guérison est singulièrement longue et difficile à obtenir [1]).

3° Si les attaques se prolongent ou se répètent, appliquer des sangsues aux apophyses mastoïdes au nombre d'une chez les petits enfants, de cinq à six chez les adultes. On les mettra toutes ensemble, ou une par une, si l'on désire obtenir un écoulement de sang prolongé.

4° Si le sujet est urémique, une saignée du bras de 250 à 500 grammes.

[1] Je me méfie de la révulsion par la moutarde dont l'action irritante me semble capable plutôt d'exciter le système nerveux que de le calmer. L'application d'un sinapisme chez un tout petit enfant peut d'ailleurs par elle-même provoquer des convulsions.

5° Dans les cas d'état de mal, inhalations d'éther ou de chloroforme, jusqu'à cessation des mouvements convulsifs, sinon jusqu'à anesthésie. Les reprendre, si les convulsions recommencent. Ne pas les prolonger plus de deux heures et demie ou trois heures.

6° Lavement purgatif du Codex (pour les adultes).

B) APRÈS L'ATTAQUE :

Potion avec :

℞	Infusion de tilleul.	120	grammes.
	Sirop de fleurs d'oranger	30	—
	Bromure de potassium.	2 à 4	—
	Hydrate de chloral	1 à 3	—

Par grandes cuillerées toutes les heures.

C) DANS L'INTERVALLE DES ATTAQUES : le traitement variera suivant les conditions pathogéniques :

a) Fièvres éruptives : voy. rougeole, scarlatine, variole.

b) Indigestion : Diète, purgation légère.

c) Vers intestinaux : voy. ce mot.

d) Urémie, anurie scarlatineuse. Régime lacté, lavements purgatifs, ventouses sèches ou sangsues à la région lombaire.

e) Méningite, rhumatisme cérébral (voy. ces mots).

f) Éclampsie puerpérale : régime lacté, lavements purgatifs, potion au bromure et au chloral.

En certains cas, la question se pose de provoquer artificiellement l'accouchement prématuré.

COQUELUCHE

Tableau clinique. — Début comme une bronchite vulgaire, mais avec une toux particulièrement tenace et quinteuse, puis la quinte coquelucheuse vraie se constitue avec sa toux expiratoire subintrante, entrecoupée par le sifflement inspiratoire caractéristique. Quintes variables de nombre (de 5 ou 6 à 40 et davantage) et d'intensité (quelquefois cyanose et syncope). Puis peu à peu les quintes se font moins fréquentes, sans cesser d'abord d'être violentes ; puis leur force diminue, et en six à huit semaines, la guérison survient. Longtemps après quand le jeune sujet s'enrhume, sa toux présente encore le caractère coqueluchoïde.

Les complications sont très nombreuses : épistaxis, hernies, emphysème, etc. ; mais les plus importantes, celles qui sont pour ainsi dire propres à la coqueluche sont au nombre de trois : 1° Les vomissements après les quintes, ce qui, lorsque ces dernières sont très nombreuses, entraîne l'inanition et la mort. 2° La broncho-pneumonie, toujours grave et quelquefois mortelle. 3° Les convulsions dont le danger est immédiat.

La convalescence est longue ; le sujet très amaigri, très anémié ne reprend son équilibre de nutrition qu'après plusieurs semaines ; à la coqueluche succèdent parfois l'adénopathie trachéo-bronchique et la tuberculose pulmonaire.

Prescriptions hygiéniques. — La question de l'air pur domine tout le traitement. En été, l'enfant pourra rester dehors une partie de la journée ; en hiver, les sorties seront difficiles. Car le froid est pour le coquelucheux un danger de premier ordre. Dans tous les cas la chambre devra être soigneusement aérée ; le lit sans rideaux ne devra pas être confiné dans un coin obscur. Si l'on peut donner au malade deux chambres, une pour le jour, une pour la nuit, et largement aérer celle qu'il vient de quitter, ce sera une excellente mesure.

Quand la coqueluche se prolonge quand il survient des complications, le changement d'air s'impose. Des enfants portés de la ville à la campagne, en pleine broncho-pneumonie, au moment même où cette complication semblait menacer de les emporter, ont guéri pour avoir été ainsi soustraits au milieu qu'ils avaient contaminé de leurs toxines respiratoires. L'alimentation doit être saine, de digestion facile et assez abondante. Si les

vomissements suivent les quintes, il faut avoir constamment
sous la main des aliments légers, que l'on donne à l'enfant dès
qu'il est un peu reposé après avoir vomi, dans l'espoir qu'il
pourra en digérer et en absorber une partie avant la quinte suivante. Si l'inanition semble menaçante, recourir aux lavements
alimentaires (voy. la formule à l'article : *Dilatation de l'estomac*).

Quant aux mouvements et à l'exercice, les malades sont eux-
mêmes les meilleurs juges de ce qu'ils ont à faire. Quelques
enfants ont des quintes si légères qu'ils n'interrompent même
pas leurs jeux ; d'autres en sont tellements ébranlés, qu'ils évitent
de courir, de remuer, même de parler, sachant que tout mouvement est une cause occasionnelle de quinte.

Prescriptions médicamenteuses. — La plupart des antispasmodiques ont été employés avec de très médiocres succès. Les
moins inefficaces sont les suivants :

℞   1° Teinture de drosera. . . . .   10 grammes.

Donner jusqu'à un an, autant de gouttes que l'enfant compte
de mois. Trois fois par jour.

Si l'enfant est plus âgé, augmenter, mais ne pas dépasser la
dose de XX gouttes.

℞   2° Poudre et extrait de belladone . . . .   àà 0^{gr},01

Pour une pilule ; donner d'abord une pilule chaque jour, puis augmenter jusqu'à trois et même quatre, si l'enfant tolère le remède.
Cette prescription est bonne surtout quand il y a prédominance de
phénomènes nerveux.

3° Huile goménolée à 1/5, en ampoules stérilisées pour injections hypodermiques dans la fesse.

℞   Enfants de 1 à 2 ans, injecter . . .   3 à   5 centicubes.
            2 à 3   —   —   . . .   7 à   8   —
            3 à 8   —   —   . . . 10 à 15   —

Les injections sont quotidiennes. Elles peuvent être remplacées par des lavements de la même substance aux mêmes doses.

4° Infusion ou macération de café vert.

Complications :

A. QUINTES TROP FRÉQUENTES ET VOMISSEMENTS.

1° Pulvérisation d'une solution phéniquée à 25 p. 1000 dans une chambre où l'enfant est apporté une demi-heure à deux ou trois reprises chaque jour.

Les quintes diminuent sûrement, mais l'action toxique du phénol est à redouter. Sous aucun prétexte, ces inhalations ne doivent être faites dans la chambre où le malade séjourne. A éviter chez les très petits enfants.

```
℞ 2° Potion gommeuse. . . . . . . . . .   120 grammes.
      Antipyrine . . . . . . . . . . . .   1 à 3   —   (suiv. l'âge)
      Bromure de potassium . . . . . .     2       —
      Eau de laurier-cerise . . . . . . .  10      —
```

A prendre par grandes cuillerées toutes les deux heures.

ou

```
℞    Potion gommeuse. . . . . . . . .   120 grammes.
      Rhum. . . . . . . . . . . . . . .   15        —
      Chloroforme. . . . . . . . . . .    X gouttes.
      Bromoforme. . . . . . . . . . .     IV à XX gouttes (jus-
qu'à 5 ans).
```

A prendre par grandes cuillerées toutes les deux heures. (Agiter le flacon avant de s'en servir).

3° Plus sûrement et plus simplement, prescrire :

```
℞    Sirop d'ipéca. . . . . . . . . . .   30 grammes.
      Poudre d'ipéca. . . . . . . . . .    Autant de fois 10 cen-
tigrammes que l'enfant a d'années (jusqu'à 10 ans).
```

Par cuillerées à café de cinq en cinq minutes jusqu'à vomissement ; à répéter deux fois par semaine (J. SIMON). Ce vomissement provoqué est suivi d'une période de calme relatif pendant laquelle l'enfant peut être nourri.

B. BRONCHITE CAPILLAIRE ET BRONCHO-PNEUMONIE.

Même traitement que pour la broncho-pneumonie (voy. ce

mot) ; mais en plus si la situation s'aggrave, changement d'air avec toutes les précautions nécessaires contre le froid.

C. CONVULSIONS.

Même traitement que dans les convulsions éclamptiques ou méningitiques (voy. ces mots). Pronostic à peu près fatal.

Convalescence. — Cure d'air. Séjour à la campagne, dans les forêts de pins, alimentation tonique. Éviter le voisinage des poitrinaires, le convalescent de coqueluche étant un véritable prédisposé à la tuberculose.

CROUP

Tableau clinique. — Au cours d'une angine diphtérique ou quelquefois d'emblée, un enfant présente rapidement des symptômes alarmants : respiration gênée, inspiration sifflante, expiration relativement facile. Accès de suffocation avec cyanose, tirage sus-sternal et épigastrique, toux rauque et étouffée, voix éteinte, aphonie. — Adénopathie sous-maxillaire. Pâleur de la face et des muqueuses. Pouls petit, fièvre vive, anorexie, adynamie. Souvent myocardite et albuminurie.

Les accès vont se rapprochant et s'aggravant, l'enfant peut mourir en suffoquant, ou par les progrès de l'intoxication, et en particulier par la myocardite. La guérison spontanée est possible, mais rare ; il ne faut pas compter sur elle.

Prescriptions hygiéniques. — Les mêmes que dans l'angine diphtérique (voy. ce mot). En outre il sera bon de maintenir autour de l'enfant une atmosphère humide en faisant évaporer sur une lampe à alcool soit de l'eau pure, soit de l'eau très légèrement phéniquée (à 1/1000ᵉ). (Se méfier de la mélanurie et des autres phénomènes d'intoxication.)

Prescriptions médicamenteuses. — Faite au cours de l'angine, l'injection de sérum antidiphtérique empêche habituellement le développement du croup. Faite au début du croup d'emblée, elle prévient le développement des accès de suffocation et de l'asphyxie. — Injecter avec la technique indiquée (voy. angine diphtérique) 10 ou 20 centimètres cubes.

Intervention chirurgicale. — Si on redoute l'asphyxie en attendant que le sérum ait eu le temps d'agir, il faut sans hésiter pratiquer la trachéotomie ou le tubage du larynx.

Les injections de 2 ou 3 milligrammes de chlorhydrate de morphine récemment proposées pour calmer le spasme glottique en attendant l'action du sérum ont des effets trop infidèles pour qu'on puisse compter sur elles.

Complications. — Voy. : néphrite, broncho-pneumonie, myocardite, etc.

CRÈMES. — (Voy. *Empoisonnement par les*)

DIABÈTE SUCRÉ

Tableau clinique. — Formes variées, dont les principales sont les suivantes :

a. *Diabète arthritique (gras).* — Bon appétit, digestion peu troublée, soif vive, polyurie, glycosurie, faiblesse génitale, tendance à la neurasthénie, fatigue physique et morale. Au bout de plusieurs années, dyspepsie, gros foie, essoufflement, albuminurie s'associant à la glycosurie et augmentant à mesure que celle-ci diminue, mort par cachexie, tuberculose rapide, coma-

diabétique ou plus souvent encore par une des nombreuses complications du diabète ou une maladie intercurrente.

b. *Diabète pancréatique (maigre)*. — Soif ardente d'emblée et amaigrissement précoce. Polyurie et glycosurie excessives. Dyspepsie des corps gras. Effondrement rapide du malade allant sans rémission jusqu'à la mort.

Prescriptions hygiéniques. — Les idées médicales se sont récemment modifiées à cet égard. Il y a quelques années les régimes de BOUCHARDAT (viandes, œufs, poissons, légumes frais, vin et cognac) et de CANTANI (alimentation exclusivement carnée) étaient en faveur auprès des médecins, sinon auprès des malades qui savaient bien se soustraire à ce que ces prescriptions avaient d'exclusif et de tyrannique. Aujourd'hui les expériences de DASTRE, les observations cliniques, le bon sens de la plupart des praticiens ont montré que le régime alimentaire devait être réglé d'après les principes suivants, et en considérant le diabète comme une affection hépato-pancréatique plutôt qu'en s'appuyant sur des théories de chimie pure.

1° Éviter les excès de viande qui ajoutent l'intoxication azotée à la glycémie.

2° Constater à l'aide d'observations répétées chez chaque malade que l'addition de quelques féculents à l'alimentation carnée non seulement n'augmente pas la glycosurie, mais même la diminue.

3° Ne pas satisfaire à outrance l'appétit excessif du diabétique, qui a pour la nourriture et les boissons une passion aussi maladive que celle du morphinomane pour la morphine, et s'intoxique un peu comme lui, avec des poisons différents.

4° Comparer l'urine du matin (urine du jeûne) à celle de l'après-midi (urine de la digestion) et d'après cette comparaison établir si le malade fabrique du sucre plutôt aux dépens de sa propre substance qu'avec ses aliments (LINOSSIER).

5° Tenir compte des autres éléments de l'urine (azote, chlorures, phosphates, etc.) et voir quelles sont les pertes organiques et minérales qu'il importe de réparer.

6° Enfin tenir compte de la valeur des fonctions digestives du sujet et de son aptitude à bien digérer certains aliments plutôt que d'autres.

Appuyé sur ces considérations et ces constatations, le médecin établira le régime des diabétiques de la façon suivante : Sans souffrir de la faim et de la soif, le malade sera invité à ne jamais satisfaire entièrement ses appétits; il fera ses repas à des heures régulières, mangera lentement, mastiquera avec soin et ne prendra que des aliments sains, frais et non fermentés : les salaisons, les crustacés, les poissons fumés, le gibier faisandé, tous les mets riches en toxines et en ptomaïnes seront sévèrement proscrits; il s'abstiendra également des crudités.

Il prendra des viandes fraîches de toute espèce, rôties, grillées ou braisées, sans préparations compliquées, sans sauces épicées; il y ajoutera quelques farineux (légumes secs en purée, pommes de terre, pâtes alimentaires, etc.). Il prendra des œufs et des poissons frais (s'il a la chance d'en trouver encore !).

Il se privera de sucre de canne et de betteraves et par conséquent des gâteaux et des confitures ; mais il lui sera loisible de prendre quelques fruits (oranges, prunes, pêches et même raisins) si utiles pour combattre la constipation à laquelle il est toujours exposé, et dans ce but il prendra fréquemment aussi des potages maigres et des légumes frais bien cuits. Si l'abstinence de sucre en nature lui est très pénible, il fera usage, mais avec une grande discrétion des pseudo-sucres (dulcine, saccharine) ou de la glycérine; et si son dessert lui paraît insuffisant il aura la faculté d'y ajouter du fromage, des noisettes, des noix et des amandes.

Le pain, dont les diabétiques sont si portés à faire abus, sera utilisé de la façon suivante : pas de pain frais, pas de mie de pain, mais seulement des biscottes, des longuets, de la croûte de pain et du pain grillé et toujours en quantité modérée. Dans les cas de glycosurie intense et progressive, on aura recours au pain de gluten, au pain de Soya ou au pain d'amandes.

Le lait pur semble peu favorable ; mais le lait écrémé, le babeurre auraient peut-être au contraire une influence favorable, qui mérite d'être étudiée ; on peut en dire autant du képhir et du lait bulgare. Le beurre cru est permis ; la cuisine au beurre cuit est plutôt fâcheuse.

Quant aux autres boissons, non seulement les liqueurs sont exclues, comme le demandait déjà BOUCHARDAT ; mais encore le cognac qu'il recommandait l'est presque ; le vin ne doit être pris que très étendu d'eau et avec modération. Faire de temps à autre une cure d'eau pure à ses repas, pendant une période de quinze à vingt jours, est pour le diabétique une pratique excellente. Le café, le thé, le cacao sont permis.

Des analyses fréquentes guideront le praticien pour établir ses prescriptions, analyses mises en comparaison avec les résultats de l'examen clinique du malade. Celui-ci maigrit-il, rend-il beaucoup de sucre, est-il en même temps polyurique, on insistera sur la viande et on restreindra les féculents. Est-il plutôt glycosurique le matin que le soir, on sera moins sévère, et on lui demandera de s'alimenter un peu suivant ses goûts, puisque le sucre vient de lui, et non de sa nourriture. Constate-t-on qu'il digère spécialement mal certains aliments, on l'en privera, alors même qu'il les aimerait et que les théories cliniques ou physiologiques amèneraient à les recommander. Enfin on sera sévère, quand la maladie marchera mal, ou se compliquera, ou que le malade devra subir une opération chirurgicale ; on fermera quelque peu les yeux dans les périodes de calme.

Le jour où l'albumine apparaît dans l'urine du diabétique, le problème devient singulièrement plus compliqué. Une néphrite aiguë peut remplacer et quelquefois hélas ! terminer le diabète ; le régime est alors celui qui sera indiqué plus loin pour cette affection, mais une telle succession est rare ; il ne s'agit en général que de petites albuminuries variant de quelques centigrammes à un gramme et que l'on doit traiter au point de vue du régime alimentaire, comme les albuminuries d'origine intestinale (voy. néphrites).

Ce serait une erreur de croire que le régime comprend toute l'hygiène du diabétique. Nombreux sont encore les points à déterminer par le médecin. En premier lieu, les soins de la bouche. Les dents du diabétique sont toujours menacées : ses gencives sont sujettes à des suppurations et à des inflammations qui gênent la mastication et aggravent certainement l'état général. Donc il faudra, après chaque repas, bien nettoyer les interstices dentaires (soie floche cirée ou cure-dents) et laver soigneusement la bouche. En outre, faire usage d'une pâte dentifrice antiseptique alcaline.

Ou même, quoiqu'il s'agisse d'un acide et que les acides soient en général mauvais pour les diabétiques, ajouter à l'eau chaude pour laver la bouche, quelques gouttes du vinaigre suivant :

℞	Eau de Cologne pour frictions	100 grammes.
	Acide acétique	1 —
	Acide salicylique	2 —
	Teinture d'eucalyptus	4 —

de manière à ressentir une saveur, non pas brûlante ni caustique, mais simplement âpre et styptique.

Soins de propreté cutanée tout à fait réguliers. Éviter les érosions de la peau aux doigts et surtout aux orteils, surtout autour des ongles où elles peuvent devenir le point de départ d'inflammations gangréneuses.

Exercice régulier, quotidien, modéré, sans surmenage ni fatigue. Éviter les températures extrêmes. Éviter les sommeils au coin du feu après les repas, ce qui amène l'hypertrophie graisseuse du foie.

Éviter les fatigues vénériennes, les tracas d'affaires, les émotions vives dans la mesure où la chose est possible ; et s'il le faut renoncer à sa profession ou à ses ambitions.

Prescriptions médicamenteuses. — Avant de les énumérer, rappelons que le diabète, dont la pathogénie est encore mal connuc, se lie à une série de troubles et de lésions intestinales, hépatiques, pancréatiques, peut-être même rénales et nerveuses et qu'il faut traiter les moindres altérations des organes intéressés, si l'on veut arriver à un résultat utile. Quant au diabète même, on le combattra plus ou moins directement, en répondant aux indications suivantes :

1° Hyperacidité ou hypo-acidité de l'organisme.

Faire évaluer soigneusement par un chimiste compétent la réaction de l'urine.

a) En cas d'hyperacidité :

℞   Bicarbonate de soude . . . .   2 grammes.

En un paquet n° 60 ; prendre 3 paquets par jour, dans un verre d'eau, en dehors des repas. Recommencer une semblable série 3 ou 4 fois par an.

ou

℞   Eau de Vichy (Célestins ou Hauterive) : un verre une heure avant les deux principaux repas, pendant trois semaines.

Recommencer trois ou quatre fois par an ou enfin une saison chaque année à Vichy, Vals ou Carlsbad.

b) En cas d'hypo-acidité.

℞   Acide phosphorique officinal . . . .   20 grammes.

Prendre V gouttes six fois par jour dans un demi-verre d'eau ; on peut augmenter les doses jusqu'à X et XV gouttes chaque fois.

Continuer pendant vingt jours ; recommencer deux ou trois fois par an. Surveiller l'urine ; cesser en cas d'albuminurie.

2° Pour faire diminuer directement le sucre.

a) Si les analyses comparées montrent que la glycosurie est d'origine alimentaire :

℞   Levure de bière fraîche, 3 cuillerées à café par jour dans de l'eau avant les repas.

Pendant trois semaines. Recommencer après un assez long intervalle.

ou

℞   Jambul 0ᵍʳ,50

En un cachet n° 40, 4 par jour, aux repas.

b) Si le diabète est d'origine nerveuse ou en rapport avec des troubles nerveux :

℞   Eau distillée. . . . .   300 grammes.
       Bromure de potassium.   20   —

Deux à quatre cuillerées par jour, aux repas ; renouveler et continuer pendant plusieurs semaines avec quelques intervalles de repos thérapeutique.

ou

℞   Antipyrine. 0ᵍʳ,50

En un cachet n° 12 ; trois cachets par jour aux repas.

Le sucre urinaire diminue rapidement, mais il reparaît quand on cesse le remède ; et souvent l'albuminurie apparaît. A prescrire d'une façon générale dans les cas de glycosurie excessive.
ou enfin :

℞   Extrait de valériane. 0ᵍʳ,05
       Extrait d'opium. . . . . ⎰
       Extrait de belladone. . . . . ⎱ āā 0ᵍʳ,01

En une pilule n° 20. — Une à trois pilules par jour.

Action très passagère sur la polyurie plus encore que sur la glycosurie. Continuation du remède d'ailleurs impossible pendant longtemps en raison de l'inappétence et des troubles digestifs.

3° Hyperhépatie ou hypohépatie[1] :

---

[1] Le diagnostic de diabète hyper ou anhépatique est des plus délicats ; il ne se fait que par l'influence thérapeutique des remèdes administrés, dont l'effet sert de critérium. On procédera donc par tâtonnements prudents, prêt à abandonner le remède prescrit s'il ne donne pas les résultats espérés.

a) Dans les cas d'hyperhépatie :

℞   Liqueur de Fowler . . . . 10 grammes.

Commencer par III gouttes à chaque repas ; augmenter d'une goutte tous les trois jours ; arriver à **X** gouttes matin et soir, et redescendre par une regression semblable ; à renouveler deux ou trois fois par an, si le malade le supporte. D'autres préparations d'arsenic peuvent être prescrites (solution d'arrhénal, injections de cacodylate, etc.).

ou

℞   Eau de la Bourboule.

Un demi-verre à chaque repas pendant trois semaines ; à renouveler deux ou trois fois par an.

ou

Une saison à La Bourboule.

b) Dans les cas d'hypohépatie ou d'anhépatie.

℞   Suc hépatique glycériné à 1/10ᵉ . . 10 centicubes.
Dans un verre d'eau, le matin à jeun, pendant quinze jours.

ou

℞   Glycogène. . . . . 0^{gr},20
En une capsule de gluten : trois capsules par jour pendant dix jours.

4° Pour combattre l'asthénie et la dénutrition du diabétique, prescrire successivement suivant les circonstances.

℞ *a*) Glycérophosphate de chaux . . . . 0^{gr},15
        Poudre de quinquina jaune. . . . . 0^{gr},35
En un cachet n° 40 ; deux cachets par jour aux repas.

℞ *b*) Phytine . . . . 0^{gr},50
En un cachet n° 40 ; deux cachets par jour aux repas.

ou *mélange avec* :

℞ *c*) Eau. . . . . 300 grammes.
        Phosphate de chaux gélatineux . . 4   —
Deux à quatre grandes cuillerées par jour aux repas.

℞ *d*) Hémoglobine . . . . 0^{gr},50
En un cachet n° 40 ; deux cachets par jour aux repas.

ou telle autre préparation ferrugineuse comme dans la chlorose
ou l'anémie (voy. ces mots).

℞ *e*) Teinture de noix vomique. . . . . . 5 grammes.
III à V gouttes à chaque repas.

ou

℞   Gouttes amères de Baumé, III gouttes à chaque repas.

Complications. — Les complications du diabète sont des
plus nombreuses ; mais elles constituent pour la plupart des
affections individualisées dont le traitement d'ordre chirurgical
sort du cadre de cet ouvrage (cataracte, gangrène des extrémités) ou a été exposé dans d'autres parties de ce volume (gangrène pulmonaire, albuminurie, etc.). Nous ne retiendrons ici
que les suivantes :

a. *Furoncles* et *anthrax*.

Dès le début, les toucher *très légèrement* matin et soir avec un
stylet enveloppé d'ouate hydrophile et trempé dans une solution caustique ainsi formulée :

℞   Alcool . . . . 2 grammes.
    Acide phénique pur. 8   —

Ne pas arracher la croûte qui se forme. Le furoncle avorte
souvent ; s'il continue à évoluer, pansements humides, vaporisations phéniquées et intervention chirurgicale au besoin.

b. *Phimosis diabétique*.

Retirer le prépuce le plus possible en arrière à chaque miction,
essuyer soigneusement pour éviter que quelques gouttes d'urine
ne séjournent dans les replis génitaux, et dès qu'on aura fini
d'uriner, laver le prépuce avec une solution de bicarbonate de
soude à 5 p. 1000 et injecter quelques petites seringues de la
même solution entre le gland et le prépuce.

Bien essuyer la région et poudrer au talc de Venise. Retarder autant que possible l'intervention chirurgicale, la guérison étant possible par le traitement médical.

c. *Prurit* et *érythème vulvaire*.

Comme pour le phimosis, lavage après chaque miction avec la même solution. Bien essuyer. Enduire ensuite les replis génitaux de l'un des topiques suivants :

℞ α) Miel rosat . . . . 20 grammes.
      Borax 8   —

℞ β) Pommade avec vaseline 20   —
      Magnésie calcinée 4   —

d. *Coma diabétique* et *acétonémie*.

Il semble que le régime carné exclusif ou excessif prédispose à ces accidents. Donc, surveiller fréquemment l'urine du malade pour y déceler les premières traces d'acétone, épier l'odeur caractéristique de l'haleine, et dès le moindre indice, supprimer absolument la viande et les aliments azotés (œufs, poissons) et prescrire le régime lacto-farineux, et les eaux alcalines.

Si le coma survient, diète pendant quelques jours, boissons alcalines abondantes (eau de Vichy ou de Vals) ; deux ou trois lavements par jour avec :

℞ Eau bouillie refroidie . . . . 500 grammes.
  Bicarbonate de soude 5   —

enfin injection intra-veineuse de 250 à 300 grammes de la solution suivante :

℞ Eau distillée stérilisée . . . . . . 1000 grammes.
  Chlorure de sodium . . . . 7^{gr},30
  Bicarbonate de soude . . . . . . 30 à 40 grammes.

Ces injections peuvent être renouvelées chaque jour. Mais si elles ont obtenu quelques rémissions, elles n'ont pas donné de succès.

Faire en outre la médication symptomatique, en cas de col-

lapsus cardiaque (acétate d'ammoniaque, opium, etc.) (voy. syn·
cope).

DILATATION DES BRONCHES. — (Voy. *Bronchite*

chronique.)

DILATATION DE L'ESTOMAC. — (Voy. *Estomac.*)

DIPHTÉRIE. — (Voy. *Angine diphtérique, bronchites aiguës,*

croup, paralysie diphtérique.)

DOTHIÉNENTÉRIE. — (Voy. *Fièvre typhoïde.*)

DYSENTERIE

Tableau clinique. — Début assez brusque, selles abondantes
d'abord naturelles, puis bientôt sanguinolentes, glaireuses, contenant des débris d'aspect graisseux, des desquamations épithé-
liales, des lambeaux de muqueuse. Coliques précédant les selles,
ténesme, épreintes, affaiblissement considérable, prostration,
collapsus.

La dysenterie est une entéro-colite spécifique due soit à une
amibe, soit au bacille de Chiga. Peut-être trouve-t-on quelques
différences cliniques suivant qu'elle est causée par l'un ou par

l'autre, mais jusqu'à présent cela n'entraîne pas de différence dans le traitement.

La forme chronique succède souvent à la forme aiguë et se manifeste alors soit par une durée indéfinie des symptômes, soit par d'incessantes rechutes que séparent des intervalles de fausses guérisons.

Complications : rhumatisme articulaire, abcès du foie.

Prescriptions hygiéniques. — Pendant la période la plus aiguë, soumettre le malade à une diète complète, et si le mal se prolonge, régime lacté, ou en cas d'intolérance, bouillon de poulet ; comme boisson, tiède ou chaude, eau de riz ou thé léger ; eau albumineuse froide, bouillon de légumes.

La reprise de l'alimentation régulière au moment de la convalescence doit être très progressive et très prudente à cause de la facilité des rechutes.

Les mêmes conseils s'appliquent aux retours aigus dans la forme chronique ou à rechûtes de la dysenterie. Dans quelques cas rebelles essayer la viande crue. Dans les périodes calmes le régime devra être d'ailleurs très sévère.

Prescriptions médicamenteuses :

A. Dans la forme aigue :

a) Médication spécifique par le sérum antitoxique.

Sérum antitoxique de Vaillard et Dopter, de Coyne et Auché.

Injecter 20 à 50 centicubes sous la peau avec les précautions aseptiques habituelles. Recommencer le lendemain dans les cas graves.

b) Ipéca à la brésilienne.

Décoction par courte ébullition et infusion consécutive pendant douze heures de 2 à 6 grammes de poudre d'ipéca dans 300 grammes d'eau. Le même ipéca sert pendant trois jours, mais le second et le troisième, on peut y ajouter 2 grammes de poudre fraîche. Le liquide est pris en trois fois dans la journée.

c) Purgatifs salins.

Prendre le matin au réveil, pendant plusieurs jours consécutifs 10 à 15 grammes de sulfate de soude, avec une infusion légère de thé ou une tasse de bouillon d'herbes. Boire deux ou trois tasses du même liquide dans les trois heures qui suivent.

d) Calomel.

℞   Lactose ou charbon végétal. . . .   0gr,40
   Calomel . . . .   0gr,04 ou 0gr,02

En un cachet. n° 10. Prendre deux ou trois de ces cachets chaque jour à intervalles de quatre à cinq heures.

Ces médications ne sont pas théoriquement antagonistes l'une de l'autre. Il est bien évident que l'on ne peut cependant les employer simultanément. On fera bien de commencer par la sérothérapie qui suffit souvent à enrayer le mal ; si elle a échoué ou n'a provoqué qu'une amélioration insuffisante, on recourra à l'une des trois autres.

e) Pour calmer le ténesme on prescrira :

Lavement avec :

℞   Décoction de ratanhia. . . . .   150 grammes.

ou *Lavement avec :*

   Eau bouillie stérilisée . . . .   150 grammes
   Eau oxygénée neutralisée à 12 vol.   10   —

ou mieux encore *Lavement avec :*

℞   Eau bouillie stérilisée . . . .   150 grammes.
   Antipyrine.   1   —

Ces lavements, administrés tièdes, seront gardés par le malade le plus longtemps possible et renouvelés trois et quatre fois par jour.

B. DANS LA FORME CHRONIQUE :

a) Au début d'une rechûte, prescrire l'injection de sérum ou le calomel à doses fractionnées.

b) Au déclin de la rechûte, après trois ou quatre jours de régime lacté, prendre en trois fois dans une journée et en restant à jeun, une décoction de simarouba ainsi préparée :

℞   Vin blanc. . . . .   500 grammes.
     Écorce de simarouba . . . . .   6 à 12 grammes.
Faire réduire par ébullition lente à 300 grammes environ et filtrer.

c) Dans les cas rebelles prendre tous les deux jours un lavement de nitrate d'argent dans les conditions suivantes :

Le malade prend un lavement évacuateur à l'eau bouillie, et le rend, puis à l'aide d'une longue canule que l'on retire lentement à mesure que pénètre le second lavement il reçoit dans le rectum 500 grammes d'une solution à 1/1000ᵉ de nitrate d'argent tiédie au bain-marie.

Complications. — Rhumatisme articulaire (voyez ce mot) ; abcès du foie ; intervention chirurgicale.

DYSMÉNORRHÉE

Tableau clinique. — On comprend sous ce vocable tous les troubles qui accompagnent la fonction cataméniale : trop grande abondance du sang (ménorrhagies), insuffisance et retards allant jusqu'à l'aménorrhée, douleurs violentes tubaires ou utérines, expulsion de membranes (dysménorrhée membraneuse). Toutes les lésions utéro-ovariennes peuvent et doivent s'accompagner de dysménorrhée. On devrait donc, pour être complet, faire dans ce chapitre un traité entier de thérapeutique gynécologique. On conçoit que dans un simple Précis de consultations médicales pareille chose soit impossible.

En présence d'une dysménorrhée, le premier devoir du clinicien est de faire un bon diagnostic et de s'assurer que les troubles ne sont en rapport ni avec une lésion utéro-ovarienne ni avec un début de grossesse. Dans les cas où il en est ainsi, le traitement institué sera en rapport avec le diagnostic posé. Si aucune lésion n'est constatée, le traitement ne doit viser que les troubles fonctionnels observés ; il sera alors établi de la façon suivante.

Prescriptions hygiéniques. — L'hygiène morale sera très surveillée ; éviter les émotions, les angoisses, les déceptions, les préoccupations, les ambitions passionnantes ; éviter (?) les chagrins d'amour, les lectures excitantes, les fatigues mondaines ; que la vie soit simple, calme, exempte de désirs malsains et de désespérance. Au point de vue des fonctions sexuelles, s'il s'agit d'une femme mariée, conseiller la discrétion, sans l'abstention complète. Mille considérations morales d'ailleurs feront varier ici les conseils du médecin, qui tiendra compte aussi des douleurs si fréquentes en pareil cas au cours de l'acte conjugal et des effets secondaires sur la menstruation.

Le repos sera conseillé aux femmes qui perdent trop, l'exercice modéré à celles qui ne perdent pas assez, cela dans l'intervalle des époques. Mais au moment même de l'époque, les premières feront bien de garder le lit ; et les autres, sinon de rester au lit, au moins d'éviter la moindre fatigue.

Les vêtements seront l'objet d'une surveillance attentive : pas de lien constricteur autour de la taille, pas de corset trop serré, pas de jarretières qui gênent la circulation des membres inférieurs, pas de talons trop hauts.

Le régime alimentaire sera celui qui convient aux dyspepsies légères et à la constipation (voir Dyspepsie et constipation) ; car il n'est guère de femme dysménorrhéïque qui ne souffre de l'un ou l'autre de ces malaises, sinon des deux.

Enfin l'hygiène corporelle, la toilette intime seront minutieusement et aseptiquement réglées.

Prescriptions médicamenteuses :

1° Traiter les diathèses, maladies constitutionnelles, névroses dyspepsies, ptoses diverses dont la malade peut être atteinte et dont la dysménorrhée est une conséquence.

Combattre l'anémie par les traitements appropriés (voy. ce mot), en n'oubliant pas que le fer peut provoquer quelquefois des ménorrhagies.

2° Si les hémorragies cataméniales sont trop fortes.

a) Pendant leur intervalle prendre une ou deux fois par semaine, le matin à jeun, un bain de siège à 38° de cinq minutes suivi d'une heure de repos au lit, et faire de la gymnastique suédoise décongestionnante.

b) Pendant l'époque même, repos au lit, et à partir du troisième et du quatrième jour, eau de Léchelle deux à trois cuillerées par jour, ou :

Rp Potion gommeuse . . . . 120 grammes.
    Ergotine 2   —

Par grandes cuillerées toutes les heures.

ou :

Rp Extrait fluide d'hydrastis canadensis. 10 grammes.
    —   —   d'hamamelis virginica. 10   —

X à XX ou même XXX gouttes par jour, en deux ou trois fois.

3° Si les hémorragies sont insuffisantes, deux cas peuvent se présenter :

a) La malade est fortement anémiée : l'on doit alors traiter simplement cette anémie, sans faire de tentatives pour ramener directement une perte de sang qui affaiblirait davantage la malade. Le retour des fonctions menstruelles sera la conséquence de la guérison de l'anémie.

b) La malade est pléthorique, éprouve des bouffées de chaleur, de la congestion céphalique, de la plénitude thoracique, etc.

Alors dans l'intervalle des règles, on prescrira, en outre d'un régime très sobre, de la privation d'alcool et de mets excitants, quelques grands bains légèrement tièdes suivis d'une heure de repos au lit, des boissons diurétiques, l'usage fréquent de pilules purgatives à l'aloès ou au podophyllin (voy. Constipation.)

Au moment même de l'époque, on pourra, s'il y a des menaces graves de congestion, appliquer une ou deux sangsues sur le col ou plus simplement trois sangsues à la face interne de chaque cuisse, puis on prescrira soit des capsules d'apiol, soit X gouttes de teinture d'anémone matin et soir, soit des fumigations d'armoise, soit enfin la médication ovarienne sous la forme suivante :

℞ Suc ovarien glycériné à 1/10ᵉ . . . . 10 centicubes.
A prendre chaque matin, pendant cinq à dix jours.

Toutes les fois qu'il s'agit de ramener des règles absentes ou de renforcer des règles insuffisantes, se méfier de la possibilité d'une grossesse et ne prescrire les médicaments précédents que si l'on est certain de la vacuité de l'utérus.

4° Si les règles sont douloureuses, on prescrira d'abord les calmants vulgaires : lavements avec dix ou douze gouttes de laudanum ou avec un gramme d'antipyrine, potion avec hydrate de chloral (3 grammes) ou même injection hypodermique d'un centigramme de chlorhydrate de morphine, sans préjudice des applications calmantes : cataplasmes laudanisés, linges chauds, sacs de caoutchouc pleins d'eau chaude, etc.

Mais il vaut mieux essayer au préalable les remèdes à action élective sur l'appareil utéro-ovarien et dont l'effet sédatif, souvent infidèle, donne aussi parfois de réels succès. C'est ainsi qu'on prescrira :

a) ℞ Capsules d'apiol. 0ᵍʳ,25
Deux ou trois par jour.

b) ℞ Teinture d'anémone pulsatile . . . . 5 grammes.
X gouttes matin et soir.

℞ Teinture de viburnum prunifolium . 5 grammes.
V gouttes de trois à cinq fois par jour.

c) ℞ Extrait fluide de séneçon. . . . . . . XX gouttes, trois fois par jour.

Si dans l'intervalle des règles il existe des douleurs persistantes on peut user de sédatifs généraux, tels que le bromure de potassium, ou appliquer des mouches de Milan au niveau de la région ovarienne. Mais il existe alors presque toujours des lésions internes qui rentrent dans la catégorie des cas visés au début de ce paragraphe et dont il ne saurait être question ici.

DYSPEPSIES

Tableau clinique. — L'ensemble des troubles fonctionnels qui accompagnent l'insuffisance du travail de la digestion, de la digestion stomacale en particulier, constitue la dyspepsie. C'est un groupe pathologique encore un peu confus malgré les travaux si nombreux de ces dernières années et malgré les notions acquises sur le chimisme gastrique.

L'estomac peut manifester la difficulté qu'il éprouve à fonctionner par des douleurs, siégeant à l'épigastre, correspondant quelquefois à un point situé au bas de la colonne dorsale, ou prenant la forme de douleurs en ceintures : c'est la *gastralgie*. Ces douleurs surviennent tantôt tout de suite après les repas, tantôt longtemps après. Dans ce cas, elles vont en croissant, le malade éprouve un malaise progressif avec tension de l'épigastre, jusqu'au moment où le pylore s'ouvrant laisse passer le chyme dans le duodénum. Un soulagement très rapide a lieu, le *syndrome pylorique* a cessé.

Chez certains sujets, le trouble digestif se manifeste avec ou sans douleur gastralgique par la production abondante de gaz qui d'abord distendent l'estomac, déterminent le ballonnement, et s'échappent parfois bruyamment par l'œsophage et la bouche : ce sont les *flatulences*, si pénibles pour certains sujets, et qui se développent spécialement à la suite de quelques aliments, redoutés des malades.

A ces troubles initiaux de toute dyspepsie, se surajoutent bientôt d'autres phénomènes en rapport avec les modifications du chimisme stomacal. A l'hyperchlorhydrie correspondent un certain degré de conservation de l'appétit, des douleurs vives survenant trois ou quatre heures après le repas et calmées par l'ingestion de nouveaux aliments. Si cette hyperacidité du suc gastrique persiste, le malade peut même arriver à l'hypersécrétion permanente (gastrosuccorrhée) ou maladie de Reichmann, qui présente tous les symptômes de l'hyperchlorhydrie, mais exagérés, tenaces, avec crises de plus en plus rapprochées, même nocturnes, et avec vomissements. A l'hypochlorhydrie correspondent l'inappétence, la langueur de l'estomac, les flatulences nauséeuses, la flaccidité de la poche gastrique et son prolapsus, le clapotis stomacal prolongé longtemps après l'heure du repas. Certains malades semblent être et restent fidèles au type de dyspepsie qu'ils ont présenté à l'origine et restent des années durant les uns hyper, les autres hypochlorhydriques. C'est dans ce cas que les premiers sont exposés à l'ulcère et à toutes ses conséquences (voy. Ulcère de l'estomac).

Mais il en est beaucoup d'autres qui semblent capables d'un jour à l'autre de changer leur type de dyspepsie ; et de même que tel sujet qui est polyurique un jour devient oligurique le lendemain, de même on voit le même malade passer de l'hyper à l'hypochlorhydrie.

Qu'ils demeurent dans la même voie ou qu'ils en changent, les dyspeptiques, à moins de guérir (ce qui est possible) arrivent finalement au même but. Les vomissements, exceptionnels au début, deviennent plus fréquents et peu à peu la dilatation de l'estomac, par parésie des couches musculaires, se développe, constituant ainsi la phase terminale des dyspepsies, comme l'asystolie marque le terme des cardiopathies.

Des maladies intercurrentes peuvent d'ailleurs interrompre le cours de l'affection. Car le sujet amaigri et insuffisamment nourri est une proie facile pour toutes les infections.

La thérapeutique des dyspepsies, très complexe, comprend des points communs à tous les types et des points spéciaux à

8.

chaque variété. Nous allons exposer successivement les uns et les autres.

A) **Traitement de la gastralgie**.

Le véritable traitement est celui qui vise la dyspepsie même et l'amélioration des fonctions digestives, par le régime ou par les médicaments qui tendent à améliorer les sécrétions gastro-intestinales ; mais la douleur peut être en même temps combattue par une série de prescriptions qui visent à la calmer ou à la prévenir.

1° Pour calmer les douleurs gastralgiques, quand elles sont modérées.

a) ℞ Magnésie calcinée . . . .) àà 0^{gr},20
    Craie préparée . . . .)
    Poudre de belladone. . . . . 0^{gr},01 à 0^{gr},03

En un cachet, n° 30. Un cachet à la fin des repas.

b) ℞ Magnésie calcinée. . . . . 0^{gr},25
    Sous-nitrate de bismuth . . . . 0^{gr},05

En un cachet, n° 30. Un cachet à la fin des repas.

c) ℞ Bicarbonate de soude . . . . 0^{gr},50

En un, paquet ou un cachet, n° 20. Un cachet d'heure en heure pendant que dure la crise douloureuse. Cette prescription est surtout utile pour atténuer le syndrome pylorique.

2° Pour calmer les douleurs gastralgiques intenses.

a) ℞ Magnésie calcinée . . . .) àà 0^{gr},20
    Craie préparée. . . . .)
    Poudre d'opium brut. . . . . 0^{gr},02
ou :
    Chlorhydrate de morphine . . . . 0^{gr},01

En un cachet, n° 10. Un cachet dans un peu d'eau, au moment des crises douloureuses.

Éviter l'abus de ces préparations et de celles qui suivent en raison de l'obstacle qu'elles apportent aux sécrétions gastriques et intestinales et de la constipation qu'elles provoquent.

b) ♃ Laudanum de Sydenham . . . .   III à V gouttes.

ou :

      Gouttes noires anglaises.   V   —

ou :

      Solution de chlorhydrate de mor-
        phine à 1/50.   V   —

Verser la dose indiquée sur un morceau de sucre ou dans une cuillerée d'eau et avaler au moment des paroxysmes douloureux.

c) Une perle d'éther ou quelques gorgées d'eau additionnée d'une grande cuillerée de sirop d'éther.

d) Une cuillerée à café de demi-heure en demi-heure du mélange suivant jusqu'à cessation de la crise :

  ♃ Eau distillée . . . .   )
    Eau chloroformée. . . . .)   ââ 30 grammes.

e) Dans les cas de crises douloureuses violentes et subintrantes, rester au lit, et appliquer sur la région épigastrique, soit des cataplasmes chauds et arrosés de laudanum de Sydenham chauffé au bain-marie, soit des sacs de sable chaud, soit des sacs de caoutchouc pleins d'eau chaude, soit au contraire des poches de glace.

3° Quand les moyens locaux ne suffisent pas, calmer le malade, à titre de pis-aller, à l'aide de narcotiques généraux tels que :

  ♃ Potion gommeuse. . . . .   120 grammes.
    Antipyrine   3   —
    Hydrate de chloral   3   —

A prendre par grandes cuillerées toutes les heures ou même toutes les demi-heures jusqu'à apaisement, ou mieux encore injection hypodermique d'un centigramme de morphine.

4° Pour prévenir le retour des douleurs gastralgiques, on appliquera l'un des moyens suivants :

a) Pointes de feu au nombre de 20 à 40, très petites et très superficielles au creux épigastrique ou sur la région dorso-lombaire de part et d'autre de la ligne des apophyses épineuses, à renouveler chaque semaine.

b) Une série de petits vésicatoires volants grands comme 5 francs dans les mêmes régions, et renouvelés de semaine en semaine.

c) Dans les cas tout à fait rebelles et si le malade a eu préalablement une dermatose actuellement guérie, un vésicatoire permanent ou un petit cautère au creux épigastrique.

d) Plus simplement, et avec de nombreuses chances de succès, appliquer chaque soir sur la région épigastrique une serviette ou un grand mouchoir plié, imbibé d'eau froide et fortement exprimé. Recouvrir d'un linge sec, maintenir avec un bandage de corps. Quand la compresse froide s'est réchauffée, ce qui se fait assez vite, le malade peut l'enlever ou la garder à son gré.

5° Pour tonifier le système nerveux et remonter l'état général, arsenic, phosphates, glycéro-phosphates, si l'estomac supporte ces remèdes ; douches générales froides ou chaudes ; massage : gymnastique suédoise.

B) **Traitement des flatulences gastriques**.

Pour ce syndrome comme pour la douleur, la clef du traitement, c'est le régime alimentaire ; mais il y a quelques moyens directs de l'atténuer.

1° Pour absorber les gaz déjà formés :
a) Magnésie calcinée, une demi-cuillère à café.

b) ♃ Peroxyde de magnésium. . . . . $0^{gr},25$
En un cachet n° 20. Deux à quatre par jour.

c) ♃ Charbon végétal porphyrisé . . . . 100 grammes.
Une cuillerée à café délayée dans un peu d'eau au moment des crises de flatulence.

d) Liqueur ammoniacale anisée. . . . . . 5 grammes.
quatre à six gouttes dans une cuillerée d'eau.

c) Préparations de bismuth (voy. Gastralgie), p. 138.

2° Pour agir directement sur la muqueuse gastrique :

a) Tisanes aromatiques chaudes et en petite quantité : anis, badiane, angélique, camomille, thé, feuilles d'oranger, verveine, etc.

b) ♃ Poudre de noix vomique. . . . . . $0^{gr},01$ à $0^{gr},03$
Associée dans un cachet aux poudres ci-dessus indiquées.

♃ Teinture de noix vomique. . . . III à V gouttes.

ou :

♃ Gouttes amères de Baumé. . . . III gouttes.
A prendre avec un peu d'eau, à la fin des repas.

c) Veiller à ce que le malade ne fasse pas inconsciemment de l'aérophagie et le mettre en garde contre cette habitude.
d) Effluvation statique à l'épigastre.

C) **Traitement de l'hyperchlorhydrie.**

Prescriptions hygiéniques. — L'hyperchlorhydrique est en général ou un gros mangeur ou un individu qui mâche mal. Donc, en premier lieu, surveillance précise de la dentition et soins appropriés et conseils impérieux de bien mastiquer et de ne laisser descendre dans l'estomac que des aliments bien divisés, réduits à l'état de pâte ou de crème, pour que l'estomac n'ait pas à faire le travail de dissociation mécanique qui incombe aux dents. Si celles-ci ne peuvent être soignées ni remplacées, le malade sera astreint à ne prendre que des mets liquides, semi-liquides ou tout au moins très tendres.

La quantité des aliments sera modérée : il est pratiquement difficile de mesurer la ration d'entretien d'un malade, ce qui serait l'idéal. On lui recommandera tout au moins de ne jamais satisfaire complètement son appétit.

Après la question de division et d'abondance des aliments, vient celle du sel. Pour éviter l'excès d'HCl dans le suc gastrique, il est nécessaire de restreindre la quantité du sel alimentaire. Suivant les cas, cette indication sera remplie soit en recommandant au malade de ne pas ajouter de sel à ses plats, d'user d'une cuisine peu salée, soit quelquefois en allant jusqu'au régime déchloruré.

Enfin il faudra se priver d'épices, de condiments, de tous ces accessoires qui rendent les mets plus savoureux, mais qui, en excitant artificiellement la sécrétion gastrique, agissent dans le sens même de la maladie.

Ces simples précautions suffisent dans beaucoup de cas à amener une amélioration notable, une guérison même, si le mal est encore à ses débuts. Mais le plus souvent, malgré leur utilité elles sont insuffisantes : il faut alors choisir les aliments, instituer un régime.

Le malade s'abstiendra d'alcool, de vin pur, même de vin ; il boira de l'eau légèrement alcaline, un peu gazeuse (sauf le cas de flatulence), de l'eau pure, du lait, des infusions légères de thé ou de camomille. Il se privera de charcuterie, de conserves, de crustacés, de coquillages, de tous les mets dans la préparation desquels le sel entre en proportions notables ; il se privera de gibier ; il mangera peu de pain et jamais de pain frais, il se nourrira surtout de potages légers, de viandes rôties et grillées, de purées, de légumes frais bien cuits et hachés, de poissons frais bouillis, de fruits, biscuits, confitures ; fera usage de pain rassis ou de biscottes.

Ce régime convient aux cas de moyenne intensité ; mais dans les cas très graves ou très douloureux, il faudra recourir au régime lacto-végétarien ou même au régime lacté absolu, au moins temporairement.

Par contre, on rencontrera certains malades chez qui l'hypersécrétion continuant à se produire, il est nécessaire de continuer à donner de la viande, sous peine de laisser la muqueuse gastrique exposée à se faire digérer par le suc trop acide.

En outre l'hygiène générale de l'hyperchlorhydrique sera très surveillée : pas de trop longs sommeils, pas de séjours au lit le matin après le réveil, vie au grand air, exercices réguliers, proportionnés à la vigueur du sujet. Hydrothérapie.

Prescriptions médicamenteuses. — En outre des médicaments destinés à combattre la douleur et les flatulences, on prescrira :

℞ Bicarbonate de soude. . . . . 1 gramme.

En un paquet n° 30. Un paquet d'heure en heure, tant que durent les crises douloureuses.

Les alcalins à haute dose et donnés avec persévérance sont les meilleurs traitements à opposer à l'hyperchlorhydrie.

On peut aussi sucer entre les repas des pastilles de Vichy ou boire quelques gorgées d'eau de Vals ou de Vichy, ou prendre les paquets suivants (A. ROBIN).

℞ Magnésie calcinée. . . . . $1^{gr},50$
   Sous-nitrate de bismuth. . . . . . $0^{gr},25$ à $0^{gr},50$
   Craie préparée . . . . $0^{gr},50$
   Chlorhydrate de morphine. . . . . $0^{gr},001$ à $0^{gr},002$
   Bicarbonate de soude. . . . . . . 1 gramme.

Pour un paquet à prendre au début de la crise.

Renouveler jusqu'à 4 et 6 fois par vingt-quatre heures, de demi-heure en demi-heure, si le soulagement tarde à se produire.

D) **Traitement de la maladie de Reichmann.**

Prescriptions hygiéniques. —Les mêmes que dans l'hyperchlorhydrie simple. En cas grave diète complète, lavage de l'estomac et alimentation rectale (voy. Dilatation de l'estomac).

Prescriptions médicamenteuses :

1° Pour saturer l'acidité du suc constamment sécrété, alcalins à hautes doses, comme dans l'hyperchlorhydrie.

2° Pour modérer la sécrétion du suc hyperacide.

a) ♃ Magnésie calcinée. . . . . } àâ 0^{gr},25
 Poudre d'ergot de seigle fraîche. }
 Poudre de belladone. . . . . . .   0^{gr},01 à 0^{gr},03
En un cachet n° 10. Un cachet trois fois par jour après le repas.

b) ♃ Teinture d'hamamelis virginica . } àâ 5 grammes.
 Teinture d'hydrastis canadensis . }
  X à **XV** gouttes une heure après les repas (LEMOINE).

 ♃ Teinture de coca. . . . . } àâ 10 grammes.
  Eau de laurier-cerise. . . . . . }
XX gouttes après le repas.

 3° Pour combattre les fermentations qui se produisent, quand
l'estomac commence à se dilater.

a) ♃ Salicylate de bismuth. . . . .)
 Magnésie calcinée. . . . . } àâ 0^{gr},20
 Naphtol β . . . .)
En un cachet n° 30. Un cachet à la fin des repas.

b) ♃ Eau distillée . . . .   300 grammes.
 Fluorure d'ammonium.   1   —
Une cuillerée à soupe après le repas (A. ROBIN).

4° Enfin, comme moyens adjuvants, l'ingestion d'une boisson chaude à la fin du repas, le massage de l'estomac, les applications chaudes sur le ventre, l'hydrothérapie chaude ou froide
suivant la tolérance et les réactions du sujet.

Combattre la constipation qui est de règle en pareil cas.

E) **Traitement de l'hypochlorhydrie.**

Prescriptions hygiéniques. — S'abstenir de tout aliment
à fermentation facile, tels que gibiers faisandés, crustacés, poissons de mer conservés à la glace, etc. Le lait est généralement
mal supporté par les malades : il est préférable de donner du
képhir, du caillé, du lait bulgare; il faut tout au moins associer

le lait à des fécules. Celles-ci ne sont d'ailleurs pas supportées par tous les malades ; il faut tâtonner.

Les repas seront donc composés de viandes fraîches grillées, rôties ou braisées, d'œufs très frais, de légumes frais, de quelques poissons maigres, de fruits cuits. Il est de la plus haute importance que les aliments soient d'excellente qualité. Pour le choix, on laissera d'ailleurs une certaine latitude au malade qui sera souvent meilleur juge que le médecin.

Pas de vin pur, un peu de vin léger coupé d'eau pure. Boissons chaudes à la fin des repas.

La variété, la distraction, les exercices modérés, une bonne hygiène morale seront utiles aux hypochlorhydriques, qui sont souvent des neurasthéniques et des déprimés. Veiller à la régularité de la circulation périphérique ; combattre le froid aux pieds par les frictions, les lotions froides des membres inférieurs, l'hydrothérapie générale. Changement d'air. Cure de climat.

Prescriptions médicamenteuses :

1° Pour arrêter la sécrétion défaillante du suc gastrique :

a) Les infusions amères prises avant le repas (petite centaurée, gentiane, quinquina), ou les macérations amères (quinquina, quassia amara, etc.).

Éviter les apéritifs (?) alcooliques.

b) ♃ Teinture de noix vomique. . . . ⎫
    Liqueur de Fowler . . . . ⎬ àà 5 grammes.

VI gouttes avant les principaux repas.

c) ♃ Rhubarbe en poudre. 0gr,25
    Poudre de noix vomique. 0gr,02
    Poudre d'ipéca. 0gr,01

En un cachet n° 20. Un cachet avant les principaux repas.

d) ♃ Persulfate de soude. . . . . 0gr,10 à 0gr,15
    Eau pure. . . . . 100 grammes.

A boire une heure avant les repas.

e) ♃ Vanadate de soude . . . . 0gr,01 à 0gr,02

En une pilule n° 10. Deux par jour, avant les principaux repas.

f) ℞ Elixir de Gendrin . . . .
Une cuillerée à café, dix minutes avant le repas.

2° Pour suppléer à la sécrétion défaillante du suc gastrique :

a) ℞ Acide chlorhydrique médicinal.   XX à XXX gouttes.
      Eau distillée . . . .   100 grammes.
Une cuillerée à café dans un verre d'eau à la fin du repas.

b) ℞ Blanc d'œuf. . . . .   n° 2.
      Sucre. . . . .   30 grammes.
      Eau distillée   150   —
      HCl officinal dilué à 1/10 . . .   30 centicubes (Linossier).

Cette solution d'une saveur brûlante, très irritante pour les
dents, doit être prise par petites gorgées au cours du repas, à
l'aide d'un chalumeau, et toujours associée à l'usage de la pepsine.

c) ℞ Pepsine en poudre. . . . . $0^{gr},50$
En un cachet n° 40. Deux cachets à chaque repas.

ou :

      ℞ Vin de pepsine . . . .   500 grammes.
Un verre à liqueur à chaque repas.

ou :

      ℞ Elixir de pepsine . . . .   500 grammes.
Une grande cuillerée à la fin du repas.

d) Pancréatine.
Mêmes formules que pour la pepsine.
Si l'on désire que la pancréatine n'agisse sur la masse alimen-
taire que dans le duodénum, prescrire :

      ℞ Pancréatine . . . . $0^{gr},20$
En une pilule kératinisée n° 50. Deux pilules à la fin de chaque
repas.

e) ℞ Elixir ou sirop de papaïne. . . . . .   500 grammes.
Une grande cuillerée à la fin des repas.

f. Gastérine (de Frémont) ou dyspeptine (de Hepp) un verre à bordeaux à la fin du repas, mêlé à du bouillon ou du lait froid. S'il se produit une sensation douloureuse de chaleur au creux épigastrique, boire aussitôt un verre d'eau alcaline.

g) Combattre la constipation par les laxatifs usuels, si elle résiste aux moyens hygiéniques et à la discipline des fonctions intestinales.

Complications. — Voyez Ulcère et Dilatation de l'estomac.

EMBARRAS GASTRIQUE

Tableau clinique. — Malaise général. Inappétence. État nauséeux, peu ou pas de vomissements. Pesanteur à l'épigastre.

Langue chargée, saburrale, un peu rouge sur les bords. Constipation ou diarrhée légèrement fétide. Céphalée. Courbature. Inaptitude au travail. Sommeil agité. Peu ou pas de fièvre.

Il importe de ne pas confondre l'embarras gastrique vrai, qui est une affection indépendante, relevant le plus souvent d'un surmenage gastro-intestinal ou d'une toxi-infection digestive, avec des états analogues très fréquents dans la période prodromique de la plupart des maladies infectieuses, et dont le traitement se confond avec celui de ces maladies mêmes.

Prescriptions hygiéniques. — Diète à peu près absolue si la maladie est courte. Si elle se prolonge, bouillon bien dégraissé, potages légers, lait écrémé, alcalinisé. Repos physique et intellectuel.

Traitement :

1° Un vomitif :

℞   Poudre d'ipéca. 1ᵍʳ,50
      Tartre stibié. : 0ᵍʳ,05
Divisés en trois paquets.

A prendre le matin à jeun de quart d'heure en quart d'heure, chacun dans un verre d'eau pure tiède. Ne pas donner le troisième, si un bon vomissement survient après le second.

Chaque fois que le malade aura vomi, il avalera un demi-verre d'eau tiède. Ne donner lait ou bouillon que trois heures au moins après le dernier vomissement.

2° Le lendemain, le malade est souvent guéri, il peut revenir *progressivement* à son régime et à ses occupations coutumières. Sinon il prendra un purgatif salin qu'il pourra renouveler deux jours après.

EMBOLIE PULMONAIRE

Tableau clinique. — Au cours d'une phlébite diagnostiquée ou méconnue (traumatique, infectieuse, puerpérale ou cachectique), le malade est pris subitement d'angoisse, de palpitations, de dyspnée, de défaillance.

La mort est quelquefois subite ou presque subite ; aucun traitement n'est possible.

Quand le caillot migrateur n'obture qu'un rameau secondaire de l'artère pulmonaire, les troubles ci-dessus indiqués se prolongent quelques heures, puis s'apaisent. Mais le plus souvent alors un point de côté très douloureux, des crachats hémoptoïques et une véritable pneumonie (infarctus) succèdent à la scène dramatique du début.

Prescriptions hygiéniques. — Le malade sera maintenu au lit, immobile pour éviter le détachement et la migration de nouveaux caillots, le buste redressé, le cou et la ceinture libres de toute constriction. Les fenêtres seront ouvertes, tout au moins on éventera doucement le malade.

Prescriptions médicamenteuses :

A) Immédiatement.

1° Si le sujet est vigoureux, une saignée générale ou tout au moins deux à quatre ventouses scarifiées sur la poitrine.

2° Inhalations d'éther et d'oxygène ;

3° Si le pouls est plein et bien frappé, une injection hypodermique d'un centigramme de chlorhydrate de morphine ;

4° S'il est défaillant, une injection de 0^{gr},20 de caféine ou de 1 centimètre cube d'éther sulfurique.

B) Les jours suivants. — Traitement de l'*apoplexie pulmonaire* et de la *pneumonie* (voy. ces mots).

EMPHYSÈME PULMONAIRE

Tableau clinique. — Lésion accessoire de la plupart des affections quelque peu prolongées de l'appareil respiratoire, l'emphysème ne demande un traitement spécial que lorsqu'il est généralisé ou tout au moins très étendu. La dyspnée permanente avec difficulté et prolongation de l'expiration est le symptôme fonctionnel qui le caractérise. Mais associé presque toujours à de la bronchite aiguë ou chronique, à de l'asthme vrai ou à la rhino-bronchite spasmodique, à de l'artério-sclérose, il présente les formes cliniques les plus variées dues à ces associations. Au point de vue des signes physiques, il se manifeste par la déformation globuleuse du thorax et la sonorité exagérée à la percussion. Au bout d'un temps plus ou moins long, le cœur droit se dilate, et l'asystolie peut être le dernier acte de l'évolution de l'emphysème.

Cette lésion, qui est, en réalité, l'atrophie du poumon, n'est guère susceptible de guérison ; le traitement le meilleur ne peut viser qu'à en atténuer les effets ou à en retarder la marche.

Prescriptions hygiéniques. — Vivre à l'abri des poussières et des refroidissements. Éviter les efforts, par conséquent renoncer à parler en public, à chanter, à jouer des instruments à vent, à exercer une profession fatigante. Vivre sobrement, peu manger le soir ; ne pas s'étendre complètement, mais dormir le haut du corps relevé sur des oreillers.

Prescriptions médicamenteuses :

1° User alternativement des préparations suivantes :

a) ℞ Eau distillée . . . . 300 grammes.
    Arséniate de soude . . . . 0^{gr},05

Deux grandes cuillerées par jour aux repas.

b) *Solution avec :*

   ℞ Eau distillée . . . . 300 grammes.
   Iodure de potassium. 10   —

Deux grandes cuillerées par jour aux repas.

2° Faire absorber le plus d'air possible par les alvéoles dilatés et à parois atrophiées, et pour cela :

a) Faire méthodiquement, deux ou trois fois par jour, des inhalations d'oxygène.

b) Passer une heure par jour ou tous les deux jours dans une cloche à air comprimé.

c) Inspirer dans l'air comprimé et expirer dans l'air raréfié à l'aide de l'appareil de HANKE ou de WALDENBURG.

d) Dans le but de faciliter l'expiration, rendue difficile par la perte d'élasticité pulmonaire, favoriser le retrait des parois thoraciques par l'usage d'appareils à ressort, tels que le compresseur élastique de Bazile-Féris.

e) Éviter le séjour des altitudes.

3° Une cure thermale au Mont-Dore, s'il y a coexistence de lésions nasales et peu de sécrétions catarrhales ; à Royat, si le malade est nettement arthritique ; à Ax, Cauterets, Eaux-Bonnes ou Luchon, s'il y a d'abondantes expectorations.

Complications. — Les accès de suffocation doivent être soignés comme des accès d'*asthme* (voy. ce mot). — Voyez également *Bronchites*, *Myocardite*, *Asystolie*, etc.

EMPOISONNEMENTS

Tableau clinique. — Les empoisonnements par substances toxiques introduites dans les voies digestives, présentent généralement deux phases : l'une initiale, qui, avec quelques variétés, offre dans tous les cas le même ensemble symptomatique ; l'autre, secondaire, qui varie avec l'agent ingéré.

La première comporte des vomissements, des douleurs d'estomac, de la diarrhée, et, dans les cas graves, du collapsus, des syncopes.

La seconde, si le malade survit aux accidents initiaux, comporte :

a) Pour les empoisonnements par substances corrosives (acide nitrique, acide sulfurique, potasse et soude caustiques, etc.), des signes de stomatite, d'œsophagite et de gastrite aiguë, suivis dans quelques cas de péritonite par perforation et plus souvent de rétrécissement de l'œsophage.

b) Pour le mercure (sublimé, calomel), de la stomatite aiguë (voy. stomatite mercurielle), de la diarrhée avec hémorragies intestinales, des érythèmes, de l'anurie et de l'albuminurie, plus tard une lente amélioration, quelquefois la mort subite au neuvième jour, alors que l'on croit le malade sauvé.

c) Pour le phosphore, un ictère intense avec les allures d'un ictère grave (hémorragies, oligurie, etc.).

d) Pour l'arsenic, des polynévrites graves avec paralysies très étendues (tétraplégie), troubles trophiques des extrémités et dermatoses squameuses.

L'opium, la belladone, le chloral, etc., ont aussi leurs phénomènes consécutifs variés.

Notons enfin que les symptômes sont essentiellement différents, suivant que l'empoisonnement a lieu par l'ingestion d'une dose unique et forte ou par l'ingestion successive de doses faibles ou progressives. Ces diverses éventualités ne pourraient être étudiées que dans un traité détaillé de toxicologie.

Traitement d'urgence :

1° La première indication est d'évacuer le poison.

a) Pour cela, titiller la luette du malade, porter le doigt sur l'épiglotte pour provoquer le vomissement réflexe.

b) Faire le lavage de l'estomac avec le tube de Faucher, instrument indispensable que tout médecin doit avoir en sa possession.

Le lavage sera fait avec de l'eau tiède ou même froide, et si l'on peut avec des solutions antidotiques du toxique :

Pour les acides, avec une solution de bicarbonate de soude à 50 p. 1000, de l'eau de Vichy ou un lait de magnésie ou de l'eau de chaux.

Pour les alcalis caustiques, avec de l'eau et du jus de citron, de l'eau légèrement vinaigrée, de l'eau et de l'acide chlorhydrique médicinal dilué à 1/200°.

Pour le sublimé et les sels mercuriques, avec de l'eau albumineuse.

Pour l'arsenic, avec de l'eau tenant en suspension du sesquioxyde de fer hydraté (10 gr. par litre).

Pour les alcaloïdes et les poisons végétaux, avec des décoctions astringentes (quinquina, écorces de chêne) ou des solutions de tannin (3 p. 1000).

Le point important d'ailleurs, c'est bien plus de faire un lavage complet qu'un lavage antidotique. L'eau elle-même, en diluant le poison, le rend moins nocif. Le lavage sera continué jusqu'à ce qu'on ramène un liquide clair et ne contenant plus de traces appréciables de la substance toxique. Si la substance antidotique peut avoir par elle-même des inconvénients (acide chlorhydrique, tannin, etc.), il est entendu qu'on en usera avec réserve. Mais l'eau elle-même sera utilisée avec abondance.

A défaut de lavages, on utilisera les anciens vomitifs, en particulier l'ipéca :

℞ Poudre d'ipéca. 1ᵍʳ,50

En trois paquets. A donner dans un verre d'eau tiède à dix minutes d'intervalle l'un de l'autre ; mais ce procédé est très inférieur au précédent.

2° Cette première indication urgente une fois remplie, on la complètera soit par un grand lavage intestinal, soit par l'administration d'un lavement purgatif, de manière à évacuer rapidement les parties du toxique qui ont suivi les voies digestives et pénétré dans leur partie inférieure.

3° Le malade étant ainsi débarrassé, dans la mesure du possible, des substances vénéneuses ingérées, on agira différemment suivant l'état dans lequel il se trouvera, état dont la gravité sera en rapport avec la quantité et la toxicité des substances *absorbées*.

a) Le malade est dans un état comateux ou demi-comateux avec menaces immédiates de mort. On fera alors le traitement de la syncope (voy. ce mot), (révulsifs, marteau de Mayor, injections de caféine, d'éther, de sérum, d'huile camphrée, inhalations d'oxygène), et surtout la respiration artificielle et les tractions rhythmées de la langue très longtemps prolongées. La paralysie du bulbe peut en effet n'être que passagère et disparaître peu à peu à mesure que le poison s'élimine. Il s'agit de faire vivre le malade jusqu'à ce moment.

b) Le malade est dans un état de collapsus profond, et l'on peut supposer que le poison circule dans le sang et imprègne peu à peu les viscères et les centres nerveux ; mais le pouls est assez bien tendu ; il faut dans ce cas :

℞ Faire une saignée de . . . . 250 à 300 grammes.

Faire immédiatement après une injection intra-veineuse de 300 à 400 grammes de sérum physiologique (saignée-transfusion).

Faire enfin une injection hypodermique d'essence de térébenthine dans la partie externe de la cuisse pour provoquer la for-

9.

mation d'un *abcès de fixation*, avec l'asepsie la plus absolue.

Le tout sans préjudice des stimulations déjà indiquées (éther, caféine, oxygène, révulsions, etc).

c) Le malade est dans un état satisfaisant, on peut supposer qu'il n'a absorbé qu'une quantité insignifiante de poison, on le laisse alors au repos, dans un état de tranquillité aussi complète que possible, on prescrit quelques boissons fraîches de composition adaptée à la nature du poison (acides ou alcalines, albumineuses, etc.). Le lait est en général un breuvage de choix; on le déconseille cependant dans les cas d'empoisonnement par le phosphore et les cantharides, dont il pourrait favoriser la solution et l'absorption.

Traitement consécutif. — Il variera naturellement suivant la nature du toxique et les phénomènes observés. Les principes généraux sur lesquels on se guidera seront les suivants :

a) Surveiller par l'examen des sécrétions, l'élimination du poison ingéré, élimination parfois très longue.

b) Continuer pendant plusieurs jours l'usage des préparations antidotiques telles que :

℞ Tannin . . . . 1 à 2 grammes.

Par jour, dans une potion de 120 grammes dans les cas d'empoisonnement par les alcaloïdes.

℞ Sesquioxide de fer hydraté.

une cuillerée à café dans un demi-verre d'eau sucrée, dans les cas d'empoisonnement par l'arsenic.

℞ Essence de térébenthine. . . . . 4 grammes.

Dans une potion gommeuse de 120 grammes dans les cas d'empoisonnement par le phosphore.

c) Régler le régime et la médication d'après l'examen des voies urinaires et des fonctions digestives.

d) Surveiller et traiter toutes les complications : cérébrale, névritique, respiratoire, digestive, etc., qui peuvent survenir.

complications qui n'ont de spécial que leur étiologie et doivent être traitées comme les affections vulgaires de ces divers appareils.

EMPOISONNEMENT PAR LES CHAMPIGNONS

Tableau clinique. — Deux types. Dans le premier, très peu de temps après le repas, le malade est pris de vomissements et de diarrhée, il présente le tableau d'une vulgaire indigestion, particulièrement violente ; des débris de champignons, peuvent être reconnus au milieu des matières qu'il rejette. Après quelques heures, les phénomènes se calment ; le sujet reste affaibli ; il peut guérir rapidement ou au contraire avoir des symptômes d'intoxication grave, comme il va être dit dans un instant.

Dans le second type, le sujet, après avoir mangé les champignons, n'éprouve aucun malaise ; il peut même faire le repas, quelquefois les deux repas suivants avec appétit. Puis il est pris assez brusquement de vertiges, de céphalée, de vomissements et de diarrhée. Mais dans ces déjections tardives, on ne trouve plus de débris de champignons, tout au plus quelques spores, si on les recherche attentivement au microscope. La diarrhée peut être sanguinolente. L'adynamie est extrême, le pouls rapide et petit ; la pâleur excessive. C'est un état permanent de lipothymie, aboutissant parfois assez vite à la syncope, au collapsus cardiaque et à la mort.

Quand le malade guérit, il reste longtemps à se remettre, garde longtemps de la pâleur, de la faiblesse, de l'inappétence, quelquefois de l'albuminurie.

Prescriptions hygiéniques. — Repos complet. Diète absolue. Boissons fraîches, par gorgées, peu abondantes. Réchauffement des membres, qui se refroidissent facilement.

Prescriptions médicamenteuses :

1° L'indication urgente dans le premier type est de vider le tube digestif. Donc, vomissement provoqué par les doigts portés au fond de la gorge ; lavage avec le tube de Faucher, bien qu'il soit à craindre que les morceaux de champignons ne soient trop gros pour s'engager dans l'œil de la sonde ; dans ce cas, prescrire :

℞ Poudre d'ipéca . . . . 0^{gr},50

En un paquet n° 3. Donner les paquets de dix minutes en dix minutes. Chacun dans un verre d'eau tiède.

Aussitôt le vomissement obtenu, lavement purgatif du Codex pour débarrasser l'intestin des substances vénéneuses qui ont pu y parvenir.

2° Après ce premier résultat, le traitement sera le même dans les deux formes d'empoisonnement :

a) Poudre de charbon végétal ou de préférence noir animal (SECHEYRON).

Une grande cuillerée délayée dans un peu d'eau toutes les heures pendant une demi-journée.

b) Boissons stimulantes, thé légèrement aromatisé de rhum ou d'anisette, par petites gorgées.

c) Cataplasmes sur le ventre, s'il y a des coliques.

d) En cas de faiblesse persistante, injections hypodermiques de sérum artificiel (100 à 150 grammes) une ou deux fois par jour.

Convalescence. — Retour extrêmement prudent à l'alimentation. Commencer par les bouillons de légumes, les tisanes de céréales, les fécules à l'eau, et plus tard seulement, le lait.

Ne permettre un régime tonique que lorsque les voies digestives ont repris leur fonctionnement normal et que toute trace d'albumine a disparu. Traiter alors comme dans toute autre convalescence.

EMPOISONNEMENT PAR LES CRÈMES

Tableau clinique. — Les crèmes donnent quelquefois lieu, les jours d'été très chauds et orageux, à des empoisonnements analogues comme phénomènes cliniques et comme gravité, à ceux que provoquent les champignons. Début des symptômes douze à dix-huit heures après le repas toxique, vomissements, diarrhée, prostration, adynamie et collapsus cardiaque, tout se passe de la même façon. Quelques malades meurent. Le plus grand nombre guérit, mais reste longtemps anémié, affaibli, neurasthénisé ; quelques-uns ont une albuminurie transitoire, comme après une attaque de choléra.

Prescriptions hygiéniques et médicamenteuses. — Elles doivent être les mêmes, dans ces cas d'ailleurs encore mal connus, que dans l'empoisonnement par les champignons (voy. l'article précédent).

ENDOCARDITES

A) **Endocardite aiguë**.

Tableau clinique. — Complication fréquente des grandes infections, telles que scarlatine, pneumonie, variole, et surtout du rhumatisme articulaire aigu, l'endocardite, associée souvent

à la péricardite, ne se traduit d'abord que par des signes sté-
thoscopiques qui doivent être soigneusement recherchés, et non
par des troubles fonctionnels. Cependant la faiblesse, l'irrégularité du cœur, l'éréthisme cardiaque assez souvent signalés, et
qui traduisent le désordre dans le fonctionnement du cœur,
appartiennent à l'endocardite, en ce sens qu'ils indiquent la
souffrance du myocarde sous-jacent à une membrane enflammée.

L'endocardite peut guérir en même temps que la maladie qui
lui a donné naissance ; mais elle peut aussi survivre à cette
dernière, et c'est même la règle pour le rhumatisme articulaire
aigu ; elle passe alors à l'état chronique et amène la formation
des lésions valvulaires (voir plus loin). — p. 160.

Prescriptions hygiéniques. — Repos complet. Aération
suffisante, en rapport avec la maladie primitive. Régime alimentaire léger ou même lacté. Éviter avec le plus grand soin les
mets épicés, fermentés, ou toxiques. Repos d'esprit complet. Pas
de tracas d'affaires.

Prescriptions médicamenteuses :

1° Continuer méthodiquement le traitement de la maladie
protopathique (rhumatisme articulaire, fièvre typhoïde, scarlatine, etc.).

2° Applications de révulsifs à la région précordiale : sinapismes, cataplasmes sinapisés ; glace, si la maladie le permet ;
petits vésicatoires grands comme 5 francs, si l'état des reins ne
s'y oppose pas ; pointes de feu, sauf le cas où l'hypersensibilité
du malade détermine des syncopes ou des spasmes au moment
de la douleur.

3° Soutenir le cœur affaibli à l'aide de l'un des remèdes suivants :

a. *Solution avec :*

℞   Eau distillée . . . . 10 grammes.
    Sulfate de spartéine . . . . 0gr,20 à 0gr,40
X gouttes deux fois par jour.

b) ♃ Teinture de digitale . . . . 10 grammes.
V gouttes de deux à quatre fois par jour.

4° S'il survient de véritables syncopes ou des symptômes de myocardite aiguë, faire le traitement approprié à ces complications (voy. *Syncope, Myocardite*).

B) **Endocardites ulcéreuses.**

Tableau clinique. — Au point de vue physique, rien de plus que dans la précédente, mais au point de vue fonctionnel et général, on a le tableau d'une véritable fièvre typhoïde, ou d'une infection purulente (forme typhique ou pyohémique). Il est difficile de rapporter les phénomènes à leur véritable cause et de décider, lorsqu'on a reconnu l'endocardite, si celle-ci est la cause des symptômes observés ou n'est au contraire qu'une complication particulière d'une infection générale. Maladie très grave, le plus souvent mortelle.

Prescriptions hygiéniques. — Les mêmes que dans l'endocardite aiguë simple, mais plus sévères. En particulier, régime absolument antitoxique, régime lacto-végétarien ou lacté pur, ou même diète hydrique, suivant la gravité des cas ou l'intensité de la fièvre.

Prescriptions médicamenteuses. — Les mêmes que dans l'endocardite aiguë pour répondre aux mêmes indications (révulsions, toniques du cœur, etc.) ; mais en outre, on aura à lutter contre l'adynamie et l'état septique du sang par les moyens suivants :

1° Pour relever les forces du malade et soutenir le cœur :

Potion avec :

♃ Infusion de tilleul	120	grammes.
Sirop d'écorces d'oranges amères. .	30	—
Extrait mou de quinquina.	4	—
Teinture de digitale.	XV à XXV	gouttes

ou :

      Sulfate de spartéine. . . . .   0^{gr},05 à 0^{gr},10
Par grandes cuillerées toutes les heures.

2° Pour aseptiser le sang :
a) Inhalations de térébenthine.

Pour cela, placer dans la chambre du malade des soucoupes pleines de térébenthine ou suspendre au-dessus du lit un linge imbibé de ce liquide. Se méfier du feu.

b) Inhalations d'oxygène (15 à 20 litres de 3 à 6 fois par jour), en ayant soin de faire barboter ce gaz dans un flacon laveur à deux tubulures, rempli à moitié de teinture d'eucalyptus et d'essence de térébenthine.

c) Injection sous-cutanée, aseptique, d'un centimètre cube d'essence de térébenthine, à la partie externe de la cuisse, pour provoquer un abcès de fixation.

A renouveler deux, trois et même quatre fois, s'il est nécessaire.

d) Application à la région précordiale ou sur un pli articulaire de la pommade suivante :

    ℞ Axonge. . . . .   20 grammes.
      Collargol.   3   —
Après avoir bien lavé la surface et en frictionnant lentement.

3° Si l'adynamie est très accentuée, faire matin et soir une injection hypodermique de 100 à 200 grammes de sérum artificiel ou d'un demi-centimètre cube d'une solution de sulfate de strychnine à 1 pour 1000.

C) **Endocardites chroniques (lésions valvulaires).**

Tableau clinique. — Émancipée de sa cause et évoluant pour son propre compte, l'endocardite chronique détermine des érosions de l'endocarde, des végétations, mais surtout des déformations, des pertes de substance et des adhérences au niveau des valvules, de là les lésions valvulaires (rétrécissement et insuffisance de l'orifice aortique, rétrécissement et insuffisance de l'orifice mitral), qui, isolées ou associées, donnent aux cardiopathies leur aspect éminemment variable.

Au début, le cœur s'hypertrophie, et grâce au surcroît de force qu'il obtient ainsi, fonctionne régulièrement malgré la déformation de ses orifices : période de compensation ou d'eusystolie.

Puis les lésions de l'endocarde se développent, et le muscle cardiaque faiblit peu à peu. Le cœur qui suffit à sa besogne en temps normal, commence à être insuffisant dès que son travail se trouve accru (fatigues digestives, bronchites, émotions, etc.): période d'hyposystolie (congestions passives, dyspnée d'effort, œdèmes, etc.).

Enfin, à une phase plus avancée, l'insuffisance cardiaque est permanente et l'état du malade devient absolument précaire : asystolie (voy. ce mot). Le cœur hypertrophié se dilate.

Les signes physiques sont ceux de l'hypertrophie (augmentation de la matité cardiaque et battements vigoureux avec forte tension artérielle), de la dilatation du cœur (augmentation de la matité, battements faibles, dilatation des jugulaires, faible tension artérielle). Des souffles à timbres et à localisations divers et l'étude du pouls permettent de diagnostiquer la variété de lésion valvulaire à laquelle on a affaire.

Le pronostic se règle par l'appréciation des forces générales du sujet, par le degré de lenteur de l'évolution du mal, par l'étude des troubles fonctionnels du cœur et de l'état du myocarde, enfin par l'âge du sujet.

A) **Période d'eusystolie.**

Prescriptions hygiéniques. — Éviter les fatigues, et traiter le cœur comme un muscle ordinaire que l'on entraine et dont on assure la nutrition par une gymnastique méthodique. La cure de terrains où le malade est appelé à faire des promenades chaque jour plus longues et sur des pentes de plus en plus déclives est excellente. Elle doit être surveillée et poursuivie sans entêtement. Si le cœur ne réagit pas à cet entraînement, si ces exercices le fatiguent au lieu de le fortifier, s'arrêter.

Le climat choisi, si la chose est possible, sera tempéré, de manière à éviter les affections des voies respiratoires, si fâcheuses pour les cardiaques.

Le régime alimentaire sera tonique sans être excitant (voir Artério-sclérose). Éviter de débiliter le malade, sous prétexte de prévenir l'intoxication.

Au point de vue des relations sexuelles, l'homme devra être des plus réservés et régler ses plaisirs d'après les fatigues immédiates ou consécutives qu'il en éprouve. Pour la femme, le jugement porté autrefois par PETER semble aujourd'hui un peu sévère : « Fille, pas de mariage ; femme, pas de grossesse ; mère, pas d'allaitement. » Il s'applique sans restriction à la femme qui est en période d'hyposystolie ; mais peut-on, sachant combien est longue l'évolution des cardiopathies chez certains sujets, condamner à perpétuité une fille au célibat ou une femme à la stérilité, parce qu'on a entendu chez elles un souffle aortique ou mitral que n'accompagne aucun trouble fonctionnel ? Évidemment non. On tranchera la question, avec toutes réserves d'ailleurs, en s'appuyant sur les principes d'après lesquels on peut régler le pronostic.

Prescriptions médicamenteuses :

1° Médication iodée ou iodurée sous l'une des formes suivantes :

a. *Solution avec :*

℞ Eau distillée. . . . . 300 grammes.
   Iodure de sodium. 10   —

Deux grandes cuillerées par jour, dans du lait ou de l'eau alcaline, avant les repas.

b) Benzoiodhydrine. 2 capsules par jour.

c) Préparations organiques d'iode (spécialités) ou huiles iodées.

2° En cas de douleurs précordiales, de gêne intrathoracique, révulsion à l'aide de pointes de feu, de cataplasmes sinapisés ou de petits vésicatoires (tenir compte de l'état du rein).

3° Usage fréquent d'eaux diurétiques (Évian, Vals, Vittel, etc.), à la dose d'un verre le matin à jeun, par périodes de trois semaines, — à renouveler trois ou quatre fois par an.

4° Bains carbo-gazeux de Royat, ou bains carbo-gazeux artificiels, au nombre de huit à dix dans un mois, dans les cas de forte tension artérielle.

5° Massage général, frictions stimulantes (eau de Cologne), hygiène générale de la peau.

B) **Période d'hyposystolie**.

Prescriptions hygiéniques. — Elles seront de la même nature que dans la phase d'eusystolie, mais plus sévères. La cure de terrains, possible au début, pourra devenir dangereuse et ne sera tentée qu'avec une extrême prudence, sous peine d'arriver à la dilatation aiguë du cœur. Les refroidissements, les écarts de régime seront absolument interdits. La sobriété ne sera plus une vertu, elle sera une nécessité ; et il faudra absolument se priver de tout ce qui fait les plaisirs de la table. Le repas du soir, en particulier, sera toujours sans viande et sans vin, même dans les phases de calme où les accès d'hyposystolie auront fait place à une eusystolie passagère. Dans les accès mêmes, on s'en tiendra au régime lacté ou lacto-végétarien.

Si le malade a des occupations professionnelles, fatigantes au point de vue physique, émouvantes au point de vue moral, le moment est venu pour lui de prendre sa retraite, si du moins les obligations et les exigences de la vie le lui permettent. Dans tous les cas, les longs espoirs et les vastes pensées lui sont interdits.

Quant aux relations sexuelles, l'homme se souviendra que plus d'un cardiaque est mort subitement pendant le coït et la femme se trouvera alors sous le coup de la loi de PETER.

Au moment des accès d'insuffisance cardiaque, le malade restera au repos complet, dans la position où il souffre le moins. Les aortiques aiment en général à s'étendre, les mitraux demandent à être assis, ou relevés sur des coussins.

Prescriptions médicamenteuses :

1° Dans les phases d'insuffisance cardiaque, on prescrira :

a) ℞ Infusion de feuilles de digitale. . .   0^{gr},60
    Sirop simple . . . . 120 grammes.

A prendre en quatre fois en vingt-quatre heures.

    Le lendemain, même potion avec seulement. 0^{gr},50
    Le surlendemain . . . . 0^{gr},40

b) Si le cas est moins aigu, on se bornera à formuler :

℞ Teinture de digitale. . . . . 5 grammes.

V à X gouttes, deux ou trois fois par jour dans une cuillerée d'eau sucrée.

c) S'il y a des palpitations ou de la douleur précordiale :

℞ Digitaline amorphe. . . . . 0^{gr},001

En une pilule n° 10. Une pilule matin et soir pendant cinq jours.

ou

℞ Sirop de digitale. . . . .   300 grammes.
    Bromure de potassium. . . . .   10 à 15 —

Deux grandes cuillerées par jour,
ou application d'une poche de glace à la région précordiale.

d) Si le cœur est faible, sans amélioration du pouls :

℞ Sulfate de spartéine. . . . . 0^{gr},02
En une pilule n° 20. Deux pilules par jour.

e) Lorsque la sécrétion urinaire se ralentit d'une façon manifeste, théobromine, vins de Trousseau ou de la Charité. Voir *Hydropisies* et *Asystolie*.

f) Dans les cas de *congestion pulmonaire*, voir ce mot.

2° Dans les périodes de calme, revenir aux médications de la phase d'eusystolie.

C) **Période d'asystolie**. — Voy. *Asystolie*.

ENTÉRITE AIGUE

Tableau clinique. — Le syndrome entérite se rencontre au cours d'un grand nombre de maladies infectieuses. Suivant les cas, on le traite directement, ou bien on combat seulement la maladie dont il est un épisode plus ou moins grave (voy. Choléra, Fièvre typhoïde, Rougeole, etc.).

L'entérite aiguë, idiopathique suivant l'expression ancienne, se présente ainsi : douleurs abdominales, coliques, diarrhée séreuse, fièvre, abattement, prostration. Les phénomènes d'intensité très variable vont de la simple diarrhée jusqu'au collapsus cholérique.

Le plus souvent la guérison survient très vite ; quelquefois il peut y avoir algidité et adynamie comme dans le choléra; quelquefois aussi, peut être plus souvent qu'on ne croit, l'entérite fait la voie à l'appendicite ou à des complications péritonéales; mais fréquemment, la répétition des accès d'entérite, sous l'influence des mêmes causes, aboutit à l'entérite chronique et en particulier à sa forme la plus fréquente l'entéro-colite mucomembraneuse.

Prescriptions hygiéniques. — Elles sont de la plus haute importance et plus efficaces que les médicaments. Au début, diète complète, on permettra seulement quelques boissons chaudes : thé aromatisé de rhum, infusion de menthe, etc. Puis à mesure que les symptômes s'amendent, on fera prendre des bouillons légers de légumes ou de volailles, des potages, des jaunes d'œuf. Le lait, très proné par beaucoup de médecins, convient à quelques malades et nullement à d'autres ; il faut, sans parti pris, étudier les réactions digestives du malade, et cela très prudemment. Enfin on reviendra au régime normal quand la diarrhée aura cessé et que l'urine, claire et abondante, ne renfermera plus d'excès de scatol, d'indican et d'urobiline.

Dans les cas très aigus, le malade sera naturellement au lit, le ventre couvert d'un cataplasme ou de linges chauds ; dans les cas bénins, on le laissera lever, mais en veillant à ce qu'une ceinture de flanelle ou des vêtements suffisants protègent le ventre contre le froid. Le froid aux pieds serait également très fâcheux. Éviter enfin les refroidissements par insuffisance de couvertures pendant la nuit.

Dans bien des cas, ces précautions hygiéniques suffisent à l'exclusion de tout remède. Si le cas est plus violent on aura recours aux prescriptions suivantes :

Prescriptions médicamenteuses :

A) DANS LES CAS MODÉRÉS :

a) ℞ Décoction blanche de Sydenham. .   120 grammes.
       Élixir parégorique.   3   —
Une grande cuillerée toutes les deux heures.

ou :

b) ℞ Naphtol β . . . .)
       Charbon végétal. . . . . } āā 0^{gr},20
       Salicylate de bismuth . . . .)
En un cachet. Quatre cachets par jour.

ou :

c) ℞ Tannigène. . . . .   0^{gr}.50
En un cachet. Trois cachets par jour.

B) Dans les cas plus intenses :

a) *Potion avec :*

℞   Infusion de menthe . . . . 120 grammes.
      Sirop de gomme   30   —
      Sous-nitrate de bismuth.   3   —
      Laudanum de Sydenham . . . . . XX gouttes.

ou :

b) *Potion avec :*

℞   Infusion de tilleul. . . . . 120 grammes.
      Sirop de coings   30   —
      Extrait de ratanhia   3   —
      Extrait thébaïque . . . . 0^{gr},05

Par grandes cuillerées toutes les heures.

c) Si la constipation survient brusquement par l'usage de ces remèdes, ne pas se hâter de considérer le malade comme guéri, maintenir les prescriptions hygiéniques.

Suspendre les médicaments absorbants ou astringents, et donner quelques lavements évacuateurs (eau bouillie, infusion de camomille, décoction de guimauve, etc.).

ENTÉRITE MUCO-MEMBRANEUSE

Tableau clinique. — Le malade habituellement constipé et qui souvent abuse des purgatifs a présenté antérieurement une ou plusieurs poussées d'entérite aiguë avec diarrhée ; il éprouve par intervalles des accès de douleurs violentes soit dans la région cœcale, soit dans l'arc du côlon, soit dans l'S iliaque. Les jours qui suivent ces accès de douleurs, émission de mucosités ou de membranes intestinales mélées aux matières ou les enveloppant.

Accompagnement fréquent de phénomènes variés de dyspepsie instestinale, de ptoses viscérales, de lésions utéro-ovariennes, de vers intestinaux, de neurasthénie.

Ventre douloureux à la palpation. On perçoit les anses intestinales dures comme des tuyaux de caoutchouc, ou flasques et mollasses (intestin chiffon).

Durée indéfinie. Complications fréquentes : poussées d'entérite aiguë, d'entérite dysentériforme, appendicite. Dépérissement. Congestions pulmonaires favorisant l'invasion de la tuberculose. Neurasthénie.

Prescriptions hygiéniques. — Dans les cas aigus, diète absolue ou diète hydrique pendant un ou deux jours ; puis fécules préparées à l'eau sucrée.

Dans les cas subaigus, régime lacto-farineux. Le lait pur est généralement mal toléré ; associé aux farines (arrow-root, farine d'avoine, de maïs, etc.), il passe bien. Purées de légumineuses préparées sans beurre, sauf addition de beurre cru au moment du repas. Pas de pain commun, mais un peu de pain rassis ou grillé, des biscottes ou des zwiebachs.

Dans les cas chroniques, on ajoutera les jaunes d'œufs, le jambon d'York, les viandes grillées, mais en tenant compte que la proportion des aliments féculents doit être de 5 à 1 par rapport aux aliments azotés ; et que l'excès de ces derniers peut facilement ramener l'infection du gros intestin (COMBE). Comme boisson, eau très pure ou infusions chaudes. En général, ne pas boire en mangeant.

Le malade devra très bien mastiquer, manger lentement, s'étendre après les repas (après avoir enlevé ceinture et corset), se présenter régulièrement à la garde-robe, faire un exercice régulier et modéré.

Prescriptions médicamenteuses :

A) POUR COMBATTRE LA CONSTIPATION :

1° Éviter l'emploi régulier des purgatifs.

2° Prendre de temps à autre un simple lavement évacuateur, un lavement huileux (voy. la formule p. 108) ou un lavement d'huile pure.

3° Les grands lavages intestinaux (entéroclyse) seront réservés aux cas de coprostase, avec impossibilité manifeste pour l'intestin d'évacuer son contenu. Ils seront renouvelés s'il le faut; ils ne deviendront jamais un procédé quotidien et régulier du traitement. Leur abus entraîne certainement la reproduction indéfinie des membranes intestinales et la dilatation atonique du côlon.

B) POUR COMBATTRE L'INFECTION DU GROS INTESTIN :

℞ 1° Salacétol. 0ᵍʳ,25
En un cachet ; à prendre deux fois par jour aux repas.

ou

℞   Salophène 0ᵍʳ,40
En un cachet à prendre deux fois par jour aux repas.

ou

℞   Salicylate de bismuth . . . .)
       Benzonaphtol . . . . { àà 0ᵍʳ,20
       Charbon végétal. . . . .)
En un cachet : prendre un cachet semblable à chaque repas.

Ces médications peuvent être continuées huit ou dix jours. Elles sont reprises après des intervalles de durée variable.

2° De temps à autre, il sera bon de prescrire :

℞   Calomel. . . . . 0ᵍʳ,02 à 0ᵍʳ,10 (suiv. l'âge).
Prendre une première prise le soir à 8 heures (quatre heures après le dernier repas) ; une deuxième prise à 10 heures.

Le lendemain matin administrer :

℞   Huile de ricin . . . 5 à 15 grammes (suiv. l'âge).

C) POUR COMBATTRE LES DOULEURS ABDOMINALES :

Repos au lit, cataplasmes chauds laudanisés, bains tièdes.

D) Pour combattre les ptoses viscérales et la faiblesse musculaire :

Porter une ceinture de Glénard, faire du massage général, etc.

Complications. — Voy. : *congestion pulmonaire, anémie, neurasthénie, appendicite, etc.*

ENTÉRITE TUBERCULEUSE

Tableau clinique. — Assez souvent primitive, elle ouvre la voie à l'infection bacillaire du poumon ; plus souvent secondaire, elle aggrave ou termine l'évolution de la phtisie pulmonaire.

Diarrhée fréquente, avec ou sans douleurs, abondante, souvent accompagnée de glaires et de sang (celui-ci visible à la simple inspection ou reconnaissable au microscope), bacilles de Koch dans les selles. L'alimentation devient vite insuffisante, en raison de la recrudescence d'entérite que provoque le moindre repas : dès lors amaigrissement, affaiblissement rapide ; à l'examen le ventre est tendu, ballonné, douloureux à la pression spécialement au niveau des points malades.

Au début, les choses peuvent s'arrêter. Si elles sont trop accentuées, les troubles digestifs persistent jusqu'à la mort dont ils avancent l'échéance.

Complications. — Grandes hémorragies intestinales, péritonite tuberculeuse ; perforations intestinales, fistules bimuqueuses faisant communiquer deux points du tube digestif et empêchant toute digestion et toute absorption utiles.

Prescriptions hygiéniques. — La suralimentation doit être supprimée et le malade soumis à un régime léger. Le lait est habituellement plus mal digéré que le reste, il sera donc abandonné. Par contre le képhir rendra les plus grands services à la condition qu'il soit bien fait, frais et accepté par le malade; on s'en tiendra aux jaunes d'œufs, aux pâtes alimentaires cuites à l'eau et au sel, aux farines, à l'eau sucrée, aux purées. La viande crue sera parfois une ressource précieuse. Tenir compte, comme toujours, de ce que le malade digère ou ne digère pas, et formuler la prescription alimentaire d'après les données de l'observation individuelle, sagement contrôlée par le médecin et sans parti pris.

Repos complet au lit, à la chambre ou au jardin. Tenir le ventre chaud. Éviter le froid aux pieds.

Prescriptions médicamenteuses. — Les remèdes astringents et absorbants peuvent être prescrits, comme dans l'entérite aiguë, mais ils n'ont ici qu'une efficacité douteuse et une importance secondaire. Il arrive d'ailleurs assez souvent que l'arrêt brusque ou rapide des selles diarrhéiques soit suivi de phénomènes congestifs graves du côté de la poitrine. Les seuls remèdes sur l'action desquels on peut fonder un faible espoir sont les préparations lactiques sous une des formes suivantes :

a) ℞ Potion gommeuse. . . . .   120 grammes.
    Acide lactique.   2   —
Quatre grandes cuillerées par jour en dehors des repas.

b) Képhir, un demi litre à un litre par jour.

c) Ferments lactiques (lacto-bacilline, lactéol, biolactyl, etc.) pris à deux ou trois reprises par jour en dehors des repas.

ÉPILEPSIE (GRAND MAL)

Tableau clinique. — Maladie chronique à manifestations intermittentes.

1° L'attaque d'épilepsie survient brusquement : cri, perte de connaissance et chute surviennent simultanément ; puis la phase des convulsions toniques, celle des convulsions cloniques et le stertor se succèdent en quelques minutes, et le malade revient à lui, à moins que d'autres accès ne se produisent avant que la première attaque soit terminée.

Quand les accès subintrants se multiplient, la situation peut devenir très alarmante, c'est l'état de mal, dont la mort peut être la terminaison.

2° Dans l'intervalle des accès, le sujet dans les premiers temps de sa maladie peut ne pas présenter de troubles spéciaux ; il est même souvent très vigoureux, mais à la longue ses facultés intellectuelles s'émoussent et sa mémoire s'obscurcit.

Prescriptions hygiéniques. — Dans l'intervalle des accès, le malade sera soumis à une alimentation tonique, mais non exagérée ; on évitera l'alcool, on l'engagera à user très modérément de sel, de manière à ne pas gêner l'assimilation des bromures.

L'épileptique devra éviter tous les points où une chute peut être dangereuse : berges élevées, voisinage des machines, échafaudages, etc. Il est difficile de lui interdire le mariage, il est sage de l'en détourner.

Pendant l'accès, le malade doit être doucement étendu sur un lit, ou mieux sur un matelas posé à terre. On recommande de préférence le décubitus sur le côté gauche. On maintiendra le sujet que ses convulsions tendent à faire rouler à droite et à gauche, mais sans lui comprimer aucune région ; on l'empêchera de se heurter aux meubles. Le col, la cravate, la ceinture seront rapidement dénoués. Si la langue projetée hors de la bouche menace d'être fortement lacérée par les dents, on maintiendra un bouchon de liège entre ces dernières.

Prescriptions médicamenteuses :

A) Traitement de l'accès :

Dans l'accès simple, très court, il n'y a naturellement pas

de médicament à prescrire ; on aura seulement ensuite à s'occuper des lésions traumatiques (plaies, brûlures, fractures, etc.)
provoquées par la chute ou à soigner les morsures de la langue
(lavages antiseptiques de la bouche, gargarismes boratés). Dans
les accès subintrants, on aura recours à la médication suivante :

1° Inhalations de chloroforme ou d'éther, comme pour
l'anesthésie chirurgicale et poussées, non pas jusqu'à l'anesthésie même, mais jusqu'au sommeil simple avec cessation des
crises convulsives.

2° Si un coma profond et prolongé succède aux convulsions,
si celles-ci reprennent malgré les inhalations chloroformiques,
appliquer de la glace sur la tête et 6 sangsues aux apophyses
mastoïdes (voy. *méningite*).

B) TRAITEMENT DE LA MALADIE :

1° *Solution avec :*

℞   Eau. . . . . 300 grammes.
      Bromure de potassium   20   —

Le bromure est le pain de l'épileptique. De cette solution qui
contient un gramme par cuillerée, le malade prendra trois ou
quatre cuillerées par jour. Cette dose de 3 à 4 grammes est une
moyenne, que l'on dépassera s'il le faut, de manière à obtenir
sinon l'arrêt au moins un espacement notable des crises. On
peut aller jusqu'à 10,12 et même 15 grammes Le remède sera
pris avant les repas, dans une infusion, dans le potage, dans
de l'eau et du vin.

La médication sera établie à quatre ou cinq jours par
semaine, ou à vingt ou vingt-cinq jours par mois, ou même sera
absolument ininterrompue et continuée indéfiniment. Car dès
qu'on la suspend, il est à craindre que les accès reparais-
sent.

La médication bromurée ne donne son plein effet que si l'on

maintient la tension artérielle au degré normal et si l'on évite les fermentations anormales de l'intestin, manifestées par des troubles digestifs et de l'acné bromique. Si les circonstances l'exigent on sera donc amené à prescrire :

2° Une douche froide, générale, de dix à douze secondes de durée chaque jour ou des séries d'injections hypodermiques de 2 à 5 centimètres cubes de sérum de Chéron (voy. neurasthénie) pour soutenir la tension artérielle.

3° Pour favoriser l'asepsie de l'intestin et éviter l'acné :

Charbon végétal. . . . . } àà 0^{gr},25
Benzonaphtol . . . . }

En un cachet n° 30. Un cachet à la fin du repas.

ou

℞   Levure de bière fraîche.
Trois cuillerées à café par jour.

ÉPILEPSIE (PETIT MAL)

Tableau clinique. — Une simple absence au cours d'une conversation ou dans l'accomplissement d'un acte quelconque, un vertige très court, une pâleur subite, avec une perte de connaissance tellement courte que les témoins ont à peine le temps de s'en apercevoir, telle est l'attaque épileptique dans le petit mal. Mais quelquefois ce court accès suffit pour que le malade tombe ou laisse échapper les objets qu'il tient ou même ait de l'incontinence d'urine.

Le petit mal peut exister seul pendant des années et constituer jusqu'à la fin toute la maladie ; il peut aussi précéder le développement du grand mal.

Prescriptions hygiéniques. — Elles seront les mêmes que dans le grand mal (voy. plus haut p. 172).

Prescriptions médicamenteuses. — Le bromure de potassium est loin d'avoir ici la même efficacité que dans la grande épilepsie. On prescrit plus volontiers :

℞ **1°** Camphre monobromé (bromure de camphre). $0^{gr},10$ à $0^{gr},20$
En une pilule ou en une capsule n° 30 ; deux ou trois pilules par jour ; à prendre avant les repas.

℞ **2°** Extrait de belladone. . . . . ⎫
  Poudre de belladone. . . . . ⎬ àà $0^{gr},01$
          ⎭
En une pilule n° 30.

une à quatre pilules par jour, à prendre avant les repas.

. Alterner les deux prescriptions, et laisser souvent des périodes d'interruption médicamenteuse pour permettre à l'estomac et au système nerveux d'éviter une inutile saturation.

ÉPILEPSIE LARVÉE

Tableau clinique. — Au lieu de se manifester par la grande attaque ou par le vertige, le mal épileptique peut se traduire par les phénomènes les plus divers : accès de délire, attaques apoplectiformes, impulsions, névralgies très douloureuses, etc., dont l'origine vraie est toujours discutable et souvent difficile à dépister.

Le diagnostic précis de la nature de ces divers équivalents de l'épilepsie est une des tâches les plus difficiles qui puissent être imposées au clinicien.

Prescriptions hygiéniques et médicamenteuses. — Elles seront les mêmes que dans la grande épilepsie. Si la médication bromurée réussit à apaiser et à espacer les phénomènes, son efficacité peut être considérée comme une preuve de la nature véritablement épileptique de la maladie.

ÉPILEPSIE JACKSONIENNE

Tableau clinique. — Une sensation indéfinissable, *Aura*, part d'un point quelconque de l'organisme, généralement une extrémité, et remonte vers le tronc. S'il s'agit du membre supérieur, le malade voit en même temps le pouce se raidir, se renverser, puis les autres doigts entrer à leur tour en convulsions ; ces convulsions envahissent l'avant-bras, puis le bras, puis la face qui devient grimaçante ; elles s'étendent enfin au membre inférieur du même côté, puis au côté opposé ; et à ce moment le malade perd connaissance, et l'attaque épileptique se finit comme une attaque épileptique vulgaire, avec cette seule différence que les phénomènes moteurs peuvent rester prédominants dans le côté envahi le premier.

L'attaque peut débuter par le pied ou par la face.

Les accès peuvent être très espacés, ou être subintrants et aboutir à l'état de mal.

L'épilepsie jacksonienne peut être la conséquence d'une intoxication urémique ou diabétique, elle traduit presque toujours l'irritation des circonvolutions motrices par une lésion de voisinage telle qu'une gomme des méninges, une tumeur du crâne ou du cerveau, un tubercule cérébral, un enfoncement traumatique des os du crâne, etc.

Prescriptions hygiéniques. — Les mêmes que dans l'épilepsie vulgaire.

Prescriptions médicamenteuses :

A) Traitement de l'accès :

Au moment où débute l'aura, si on peut avant qu'elle se développe exercer une forte constriction circulaire sur le membre entre le tronc et le siège de l'aura, on fait quelquefois avorter l'attaque. Quelques malades portent en permanence sur le bras ou la jambe un nœud coulant qu'ils peuvent serrer instantanément dès qu'ils sentent venir l'aura soit sensitive, soit motrice.

L'accès une fois éclaté réclame les mêmes soins que l'accès d'épilepsie vulgaire.

B) TRAITEMENT DE LA MALADIE :

Le traitement ne peut être établi d'une façon efficace que d'après un diagnostic pathogénique bien établi ; il visera alors la lésion ou l'intoxication propathiques et se confondra suivant les cas avec le traitement de l'urémie, du diabète, de la syphilis ou des tumeurs cérébrales, etc. Mais indépendamment de ces données primordiales, et dans les cas où le point de départ des convulsions échappe au clinicien, le traitement de l'épilepsie jacksonienne s'établit de la façon suivante :

1° ℞ Eau distillée. . . . . 300 grammes.
    Bromure de potassium. . . . . . . 15 —

De 2 à 4 ou 6 cuillerées par jour, suivant le nombre et la violence des accès.

2° Application de vésicatoires volants en forme de bracelet, autour du membre qui est le siège de l'aura. Ces vésicatoires de 2 centimètres de large environ devront faire le tour complet du membre. Dès que l'un est sec, on peut en replacer un autre un peu au-dessus. On obtient ainsi temporairement une diminution notable du nombre des accès.

Les vésicatoires volants non circulaires, les vésicatoires permanents circulaires n'ont pas le même effet.

Intervention chirurgicale. — Elle consistera, soit dans la *ponction lombaire,* soit dans la *trépanation.*

1° La *ponction lombaire,* pratiquée avec les plus minutieuses précautions antiseptiques, sera indiquée quand les convulsions hémiplégiques seront dues à une lésion inflammatoire (plaque de méningite aiguë ou chronique) ou peut-être même à quelque néoplasie méningée syphilitique ou tuberculeuse. L'efficacité en est quelquefois surprenante.

2° S'il s'agit d'un enfoncement traumatique, même ancien, d'un fragment d'os du crâne, d'un épanchement sanguin sus ou sous dure-mérien, d'un néoplasme cranien, méningé ou cérébral et dont le siège a pu être suffisamment précisé, la trépanation donne parfois de merveilleux résultats. Elle a même été conseillée en dehors de ces circonstances ; mais les succès sont alors peu nombreux.

ÉPISTAXIS

Tableau clinique. — Rien de variable comme l'importance d'une épistaxis. Souvent il ne s'agit que de quelques gouttes de sang, qui coulent au moment où le malade se mouche ; d'autres fois c'est une hémorragie importante par son abondance, sa durée, sa rechute incessante.

Très légère, et coïncidant avec le début d'une fièvre éruptive ou typhoïde, elle ne mérite pas de traitement ; abondante et récidivante, elle doit être arrêtée à tout prix. La première chose à faire en pareil cas est de pratiquer l'examen des fosses nasales avec le speculum nasi et le miroir frontal ; on verra souvent la source de l'hémorragie dans une ulcération de la muqueuse ou une varice de la cloison, lésions auxquelles il sera facile d'appliquer un traitement approprié (cautérisation au galvano-cautère ou autre) et efficace.

Les épistaxis rebelles compliquent souvent des maladies graves (cardiopathies, néphrites, infections à forme hémorragique, hémophilie, leucémie, paludisme, etc.), dont le traitement doit accompagner et souvent même primer celui de l'épistaxis.

Prescriptions hygiéniques. — Le malade sera au repos assis ou étendu, le buste relevé, la tête un peu penchée en avant. Si on le laisse dans le décubitus dorsal le sang peut couler silencieusement dans l'œsophage et le malade en perdre de grandes quantités, alors qu'on croit l'hémorragie arrêtée.

Appliquer de l'eau froide sur le front, maintenir la chaleur aux pieds. Diète ou demi-diète. Éviter les efforts.

Prescriptions médicamenteuses :

1° Faire des injections dans la fosse nasale, siège de l'hémorragie, à l'aide d'une seringue chargée d'un des liquides suivants :

a) Eau chaude à 40° ;

b) Eau de pin gemmé ;

c) Sérum gélatiné ;

d) Eau oxygénée à 12 volumes, diluée dans quatre fois son volume d'eau.

2° Introduire dans la fosse nasale des tampons d'ouate portés au bout d'une pince longue et mince ou d'un stylet mousse et plongés dans la solution suivante :

℞   Solution d'adrénaline à 1,10 000°.

3° Faire le tamponnement antérieur et postérieur ou introduire dans la fosse nasale des houppes de pengawhar.

Éviter de laisser longtemps ce tampon ou ces houppes dans les fosses nasales ; les enlever au bout de deux ou trois jours au plus, et faire aussitôt après une des injections ci-dessus indiquées, pour éviter les fermentations putrides.

4° Pour éviter le retour de l'hémorragie, prescrire une potion hémostatique :

℞   Eau. . . . .   90 grammes.
     Sirop de grande consoude.   30   —
     Ergotine   2   —
     Chlorure de calcium.   3   —

Par grandes cuillerées toutes les heures.

Ou une injection hypodermique d'ergotine, et conseiller au malade de priser de quatre à six fois par jour la poudre suivante :

℞   Alun en poudre. . . . . } àâ 4 grammes.
      Tannin . . . . }

5° Si la reproduction de l'épistaxis affecte une certaine périodicité prescrire :

℞   Sulfate de quinine. . . . . 0^{gr},50

En un cachet n° 6 : un cachet matin et soir pendant deux ou trois jours.

ÉRYSIPÈLE DE LA FACE

Tableau clinique. — Début par un frisson, par une adénite légèrement douloureuse sous-maxillaire ou cervicale, et bientôt après par l'exanthème caractéristique. Partie de l'aile du nez, du grand angle de l'œil ou de la joue, la plaque érysipélateuse s'étend par poussées successives, nettement limitée par un bourrelet saillant du côté où doit se faire son extension. La face entière, sauf le menton, le cuir chevelu peuvent être envahis ; on constate une énorme tuméfaction, un gros œdème des paupières avec occlusion des yeux, parfois la production de phlyctènes.

Après huit ou dix jours, les plaques rouges pâlissent et desquament. Mais l'exanthème peut continuer à se propager sur le tronc et même sur les membres, ce qui est assez rare.

Des phénomènes généraux graves accompagnent l'érysipèle de la face : fièvre variant de 39° à 40° et se terminant au bout de six à dix jours brusquement ou en lysis ; embarras gastrique, quelquefois de la diarrhée.

Complications. — Phlegmon et abcès des paupières, très rarement phlegmon de l'orbite. Délire et méningite aiguë. Endocardite. Broncho-pneumonie. Albuminurie.

La convalescence trouve le malade affaibli et anémié et se prolonge longtemps. Les rechutes sont fréquentes.

Prescriptions hygiéniques. — Repos au lit ; chambre bien aérée, à température modérée. Lavages réguliers aseptiques des paupières, des narines et de la bouche, avec de l'eau boriquée tiède, malgré le préjugé très commun en quelques pays que l'érysipèle redoute l'eau.

Diète à peu près absolue, surtout au début ; puis bouillon, potages et surtout lait. Boissons acidulées fraîches, à la soif du malade. Vin de quinquina à petites doses fréquemment répétées.

Prescriptions médicamenteuses :

1° Si l'embarras gastrique est très violent, prescrire un vomitif.

℞   Poudre d'ipéca. . . . .   1^{gr},50
      Tartre stibié. . . . .   0^{gr},05

Divisez en 3 paquets ; à prendre de dix en dix minutes.

Un demi-verre d'eau tiède après chaque vomissement.

L'état simplement saburral de la langue ne suffit pas pour justifier cette prescription : il faut qu'il y ait état nauséeux et tendance marquée au vomissement.

2° Pour combattre la fièvre, on prescrira :

Potion avec :

℞   Eau distillée. . . . .   120 grammes.
      Sirop de groseilles.   30   —
      Alcoolature d'aconit.   1   —

Par grandes cuillerées toutes les deux heures.

ou bien :

℞   Sulfate de quinine. . . . .   0^{gr},25

En un cachet ; de 2 à 4 cachets par jour suivant l'intensité de la fièvre.

3° Applications deux ou trois fois par jour, sur les plaques rouges de la pommade suivante :

℞   Vaseline. . . . . } àâ 20 grammes.
       Lanoline . . . . }
       Sublimé. . . . .   0^{gr},10

4° En cas de délire et de menaces de méningite, le traitement comprendra en outre.

a) ℞ Calomel.   0^{gr},01
      Lactose.   0^{gr},50

En un cachet n° 6 ; un cachet matin et soir pendant trois jours.

b) Deux à quatre sangsues, aux apophyses mastoïdes.

c) Glace sur la tête ou calotte en tubes de caoutchouc à circulation d'eau froide (voir *Méningite*).

5° En cas de broncho-pneumonie.

a) Application de cataplasmes sinapisés, matin et soir ; on évitera les vésicatoires et en général toute manœuvre qui, en déterminant des érosions de l'épiderme, pourrait ouvrir de nouvelles voies à l'inoculation streptococcique.

b) Potion avec :

℞   Eau distillée . . . .   120 grammes.
       Sirop de laitue   30   —
       Alcoolature d'aconit.   1   —
       Benzoate de soude   2   —

Ou

   Potion avec :

℞   Eau distillée. . . . .   120 grammes.
       Sirop diacode.   30   —
       Oxyde blanc d'antimoine   1   —

Une grande cuillerée toutes les deux heures.

6° En cas de faiblesse du pouls faisant craindre la myocardite, ou en cas d'endocardite, on aura recours à la digitale sous forme de teinture.

On ajoutera XX à XXX gouttes de teinture de digitale à l'une des potions précédentes, s'il y a en même temps bronchite ou broncho-pneumonie. Sinon on prescrira simplement :

℞   Potion gommeuse. . . . .   120 grammes.
       Teinture de digitale. . . . .   XX à XXX gouttes.

À prendre en quatre fois dans la journée.

Dans les cas graves, avec menaces de syncope, potion stimulante et injections de caféine (voir *Syncope*).

7° Convalescence. — Un long repos est nécessaire pour réparer les forces. Bonne nourriture. Vin de quinquina. Phosphate de chaux. Préparations ferrugineuses. Arsenic. Changement d'air.

Les récidives fréquentes, dues à la persistance de germes, soit dans la peau, soit dans la bouche, soit dans les fosses nasales ou les sinus, demandent à être prévenues par des soins spéciaux : soins aseptiques réguliers de la face et du cuir chevelu, cheveux courts, lotions de la tête, traitement antiseptique des moindres pustules d'acné, maintien des dents en bon état, hygiène parfaite de la bouche, inhalation par les fosses nasales de vapeurs antiseptiques, pulvérisations boriquées.

ÉRYTHÈME POLYMORPHE

Tableau clinique. — L'éruption s'accompagne de fièvre parfois très vive. Elle présente plusieurs types : plaques circinées ou marginées à extension centrifuge, forme papuleuse, plaques en cocarde, etc. La forme dite érythème noueux, où les éléments éruptifs parfois très gros entourent les jointures et ressemblent à des gommes, se complique plus souvent que les autres, de fluxions articulaires d'aspect rhumatismal ; l'angine, la conjonctivite, la bronchite, et même la broncho-pneumonie et l'endopéricardite peuvent apparaître ici comme au cours de toute infection, mais assez rarement. La durée est variable et va de quelques jours à trois ou quatre semaines.

Prescriptions hygiéniques. — Repos au lit. Diète dans les cas graves ; régime très léger (lait, bouillon, potages) dans les cas modérés. Régler l'alimentation d'après le degré de la fièvre, la tolérance de l'estomac et l'état de la sécrétion urinaire.

Prescriptions médicamenteuses :

1° Pour combattre la fièvre :

℞   Sulfate de quinine. . . . .   0^{gr},25
En un cachet n° 10 ; 2 ou 3 par jour.

2° Pour combattre la fièvre et les douleurs articulaires :

a) ℞ Salicylate de soude. . . . .   0^{gr},50
En un cachet n° 20 ; 4 par jour avec quelques gorgées d'infusion chaude.

ou :

b) ℞ Aspirine . . . .   0^{gr},30
En un cachet n° 10 ; 3 par jour, de la même façon.

3° Dans les cas apyrétiques :

℞   Potion gommeuse. . . . . 120 grammes.
      Iodure de potassium   2   —
A prendre par cuillerée toutes les heures, sauf cas d'intolérance d'ailleurs très fréquents.

4° Enveloppement des jointures gonflées avec de l'ouate, de la gutta-percha et des bandes de crêpe Velpeau, soit simple, soit après application d'une pommade au salicylate de méthyle ou de tout autre liniment calmant (voy. *Rhumatisme*).

5° Au niveau des grosses nodosités douloureuses, appliquer un des topiques suivants :

a) Pommade avec :

℞   Vaseline . . . . 20 grammes.
      Salicylate de méthyle.   2   —

b) *Pommade avec :*

℞   Vaseline . . . .   20 grammes.
     Antipyrine   2   —

c. *Liniment avec :*

℞   Huile camphrée ou Baume tran-
        quille. . . . .   50 grammes.
     Laudanum de Sydenham   4   —

et envelopper d'une mince couche d'ouate ou d'une flanelle
légère.

6° Au niveau des plaques non douloureuses, poudre d'amidon
ou encore :

℞   Poudre de talc de Venise . . . . .   20 grammes.
     Acide salicylique . . . .   0^{gr},20

Complications. — Voy. *Bronchite*, *Péricardite*, *Endocardite*, etc.

Convalescence. — Régime tonique. Aération. Reprise du
travail et des occupations professionnelles par entraînement
sagement mesuré.

ÉRYTHÈMES ET ESCHARRES AU SACRUM

Tableau clinique. — Les lésions cutanées de la région
sacrée surviennent comme complication précoce de certaines
hémiplégies ou paraplégies, comme complications tardives de
l'immobilité prolongée dans les cachexies, les fractures du
fémur ou du bassin, les maladies infectieuses prolongées, etc.

Au début, simple rougeur de la peau, ou semis de petites

pustules. Bientôt escharres noires, sèches ou humides, qui en se détachant laissent une plaie de dimensions considérables quelquefois, et d'une profondeur allant parfois jusqu'au sacrum (d'où infection du canal vertébral et méningite). Douleurs très vives.

La guérison ne peut être obtenue qu'au prix des traitements les plus attentifs.

Prescriptions hygiéniques. — Dans les cas bénins, il suffit d'une propreté minutieuse, de lavages réguliers des orifices naturels, de fréquents changements de linge. Dans les cas graves, on ne peut soigner le malade qu'à l'aide d'un lit mécanique et en le faisant reposer sur un matelas de caoutchouc gonflé d'air, ou de préférence d'eau.

Prescriptions médicamenteuses :

1° A l'intérieur, levure de bière fraîche, 5 grammes dans un demi-verre d'eau, deux ou trois fois par jour.

2° Pour les cas bénins, après avoir bien essuyé la partie malade, saupoudrer avec le talc de Venise ou appliquer un emplâtre caoutchouté salicylé, qu'on renouvelle chaque jour.

3° Dans les cas graves, avec suppuration et fusées purulentes :

a) Laver avec un mélange à parties égales d'eau oxygénée neutralisée à 12 volumes et d'eau bouillie chaude.

b) Pousser des injections d'eau bouillie chaude dans les trajets sinueux (on évitera ici l'eau oxygénée par crainte des embolies gazeuses). Au besoin, débrider et faire des contre-ouvertures.

c) Après avoir bien épongé la plaie, saupoudrer avec la poudre de quinquina rouge et appliquer des compresses de gaze stérilisée en huit ou dix épaisseurs.

d) Renouveler le pansement plus ou moins souvent suivant l'abondance de la suppuration, sa fétidité, le nombre de fois que les déjections auront souillé la plaie, suivant enfin le degré des forces du malade.

ESTOMAC (DILATATION AIGUE DE L')

Tableau clinique. — Cet accident complique parfois les grandes opérations pratiquées sur l'abdomen ; mais il peut survenir spontanément, en dehors de toute intervention chirurgicale, dans certains états graves (fièvre typhoïde, obstruction incomplète de l'intestin, etc.). Le malade profondément prostré et adynamique, souvent hypothermique, ne peut tolérer ni aliment ni boissons ; il vomit tout ce qu'il ingère, puis rejette ensuite des gorgées de liquide brunâtre, bilieux ou fécaloïde ; constipation opiniâtre. La langue est sèche ; le pouls rapide, filiforme. A l'examen on trouve le ventre ballonné, quelquefois douloureux à la pression. La percussion dénote une sonorité stomacale exagérée ; la percussion, le tapotement de la région gastrique détermine le clapotis caractéristique. Bruit net de succussion.

L'état est grave et peut rapidement aboutir à l'agonie et à la mort ; mais un traitement rationnel sauve souvent le malade.

Prescriptions hygiéniques. — Diète absolue. Fragments de glace à la bouche. Immobilité. En cas d'amélioration, reprendre très prudemment l'alimentation, en commençant par l'eau sucrée alcoolisée, le bouillon de légumes, les fécules à l'eau, le bouillon de volaille et plus tard seulement le lait.

Lavage de l'estomac. — C'est le traitement nécessaire et suffisant. Il se fera avec le plus de douceur et de rapidité possible, à l'aide d'une solution alcaline chaude ou mieux de thé chaud, en laissant le malade couché, et en faisant couler les liquides dans une cuvette placée à côté du lit.

Inutile de faire passer beaucoup de liquide dans l'estomac.

L'important est de soustraire au malade les substances septiques et putrides qui fermentent dans cet organe.

Le lavage sera renouvelé deux fois par jour, s'il le faut, et continué tant que les accidents persistent. Mais ceux-ci s'amendent en général assez vite, à moins que des complications d'un autre ordre ne surviennent.

Prescriptions médicamenteuses. — En cas de lipothymies ou de syncopes, injections hypodermiques de caféine ($0^{gr},20$), ou dans les cas d'hémorrhagie ou de choc, injection de sérum chirurgical (250 à 500 grammes).

ESTOMAC (DILATATION CHRONIQUE DE L')[1]

Tableau clinique. — Comme c'est une complication du cancer du pylore, on confond souvent les deux syndromes ; mais la dilatation de l'estomac même lorsqu'elle est due à un rétrécissement du pylore simplement fibreux, cicatriciel ou spasmodique, a une physionomie propre et commande par elle-même un traitement spécial. Malaise permanent, dyspepsie opiniâtre aussi bien pour les liquides que pour les solides ; décomposition rapide des aliments qui sont introduits dans l'estomac où stagnent des liquides fermentés ou putrides ; renvois gazeux pénibles, vomissements fréquents, parfois d'une abondance excessive et composés de substances aigres et fétides où l'on reconnaît

[1] Il n'est question ici que de la dilatation consécutive à un obstacle organique ou spasmodique à l'écoulement du chyme par le pylore ou le duodénum. Le syndrome de la dilatation, tel que BOUCHARD l'a si bien décrit, fait partie de la dyspepsie avec laquelle sera exposé le traitement qui lui convient. Cette dilatation chronique comme on l'a souvent dit avec raison, constitue la phase ultime de la plupart des gastropathies, comme l'asystolie marque la phase terminale des cardiopathies.

parfois des débris d'aliments ingérés depuis plusieurs jours, voussure visible de la région stomacale, sonorité très accentuée à la percussion ; bruit de succussion stomacale, déterminé en imprimant une secousse à la base du thorax, même le matin à jeun ; bruit de clapotis, provoqué par le tapotement de la région épigastrique ou ombilicale ou même en déprimant brusquement les régions lombaires ; l'examen radioscopique après ingestion d'un lait de bismuth (ce qui n'est pas d'ailleurs sans inconvénient sérieux) peut fixer le diagnostic de la forme et de l'étendue de la dilatation ; l'examen diaphanoscopique est aussi utile.

Constipation opiniâtre, insomnie, agitation, dépression des forces, intoxication à manifestations variées (somnolence, excitation, crampes) ; urines rares, révélant par leur composition l'intensité des troubles digestifs (scatol, indican, etc.). Amaigrissement, cachexie.

Prescriptions hygiéniques. — Dans les cas peu intenses, le régime alimentaire sera celui qui convient à l'hypochlorhydrie ou à l'hyperchlorhydrie, ou au cancer gastrique au début, suivant la nature de la lésion stomacale primitive. Des lavages de l'estomac (voy. le paragraphe suivant) suffisent longtemps à maintenir les fonctions digestives dans un état relativement satisfaisant.

Dans les cas graves, il faudra procéder autrement : la diète sera absolue, pour les solides d'abord, quelquefois même pour les liquides. L'estomac, vidé par le lavage ou lentement évacué par l'écoulement naturel de son contenu suivant la voie pylorique, sera mis au repos complet ; et le malade sera nourri par des lavements alimentaires et soutenu par des injections de sérum artificiel.

Si la lésion est curable (gastrite chronique, rétrécissement spasmodique), ce simple traitement hygiénique suffit à guérir la dilatation qui se restreint peu à peu, et après dix ou quinze jours on peut revenir progressivement à une alimentation plus ou moins voisine de la normale. Le trouble dyspeptique qui a provoqué la dilatation, reste d'ailleurs à surveiller et à traiter.

11.

Si la lésion est incurable (cancer, adhérences fibreuses, etc.), on obtient une certaine amélioration, on désintoxique un peu le malade ; mais on constate bientôt l'insuffisance du traitement simplement diététique, et la seule ressource est alors l'intervention chirurgicale (voy. plus bas).

Prescriptions médicamenteuses :

1° *Lavage de l'estomac, à l'aide d'une sonde de Faucher ou de Frémont.* — Evacuer le contenu de l'estomac après avoir amorcé le siphon, et laver ensuite cet organe avec de l'eau de Vichy artificielle ou du thé, légèrement chauffés. Ne pas introduire plus de 500 à 750 grammes de liquide à la fois.

Faire un ou deux lavages par jour ; en faire au moins un le soir, avant la nuit, pour que le malade débarrassé du contenu toxique de son estomac puisse passer une meilleure nuit.

Après une quinzaine de jours de ce traitement, le suspendre une ou deux semaines ; le reprendre ensuite, s'il y a lieu.

2° *Lavements alimentaires.* — Chaque matin ou tous les deux jours, évacuer complètement le gros intestin à l'aide d'un lavement d'eau bouillie refroidie, pure ou additionnée de glycérine, puis dans le courant de la journée, donner trois lavements alimentaires que le malade devra conserver et qui seront composés comme suit :

a) ℞ Sérum physiologique. . . . . . . 200 grammes.
  Peptone sèche . . . . Une grande cuillerée.
  Laudanum de Sydenham. . . . . IV gouttes.

L'addition de laudanum n'est indiquée que si le malade éprouve une certaine difficulté à garder le lavement.

b) Lavement avec la bouillie de pancréas.

Broyer un pancréas de bœuf dans un moulin avec de l'eau à 37° ; filtrer, mêler intimement avec de la viande râpée et avec un jaune d'œuf, maintenir deux heures à 37° et injecter dans le rectum.

3° *Injections de sérum artificiel.* — Deux fois par jour, injecter lentement sous la peau 200 à 250 grammes de sérum physiologique.

Précautions antiseptiques minutieuses. Changer le plus souvent possible le point où l'on pratique l'injection.

4° *Traitement médicamenteux*. — Il est variable suivant la cause de la dilatation de l'estomac (cancer de l'estomac, ulcère de la région pylorique, etc.). Voy. ces différents mots.

Intervention chirurgicale. — Elle sera indiquée si le malade n'est pas trop profondément cachectisé et si l'on espère, en supprimant ou tournant l'obstacle, rétablir d'une manière suffisante le cours des substances alimentaires dans les voies digestives ; elle consistera suivant, les cas, en gastro-entérostomie, résection du pylore, etc.

ESTOMAC (CANCER DE L')

Tableau clinique. — Inappétence progressive. Nausées. Renvois gazeux désagréables. Dépérissement sénile. Teint jaune paille. Cachexie.

Si le cancer siège au pylore et le rétrécit, à ces signes s'ajoutent ceux de la sténose pylorique : dilatation de l'estomac, grands vomissements, quelquefois électifs et tardifs.

Quand le cancer est ulcéré, hématémèse à sang noir ou grisâtre si elle est peu abondante, à sang rouge si elle est considérable.

Tumeur stomacale perceptible à la palpation dans les dernières périodes ; quelquefois une complication éloignée (ganglion de Troisier, phlébite, etc.) éclaire ou provoque le diagnostic.

Le cancer de l'estomac peut être primitif ou succéder *in situ* à une lésion ancienne (gastrite chronique, ulcère simple cicatrisé) de même qu'un épithéliome de la face peut survenir sur la cicatrice d'un lupus ou d'une syphilide.

Prescriptions hygiéniques. — Le lait semble être le dernier aliment que digère l'estomac cancéreux, le ferment lab paraissant être le dernier à disparaître dans la sécrétion gastrique défaillante. Le régime lacté sera donc le régime des phases ultimes de la maladie; mais il ne sera prescrit que lorsque l'observation quotidienne aura montré que tout autre aliment ne passe pas. Il est inutile de soumettre le patient à une alimentation peu réconfortante et souvent insupportable, tant qu'il peut assimiler une autre nourriture.

Le lait sera proscrit à son tour dans les cas où la stase alimentaire, par suite de la sténose du pylore, entraîne de telles fermentations qu'il est décomposé dès son arrivée dans l'estomac.

Dans les phases initiales, le régime sera constitué par des aliments de digestion facile : œufs, laitages, potages gras ou maigres, purées, pâtes, légumes frais, viandes grillées ou rôties, viande crue, bouillon concentré, jus de viande. Il sera nécessaire que la mastication soit parfaite et que l'estomac n'ait pas à se fatiguer pour dissocier les aliments. On évitera les épices, les sauces grasses, les crustacés, les légumes secs en grains, les corps durs et indigestes (peau de poulet, écailles de poissons, etc.). A mesure qu'un aliment est reconnu pour ne plus être digéré, on le supprimera. Le malade dégoûté de tout arrive peu à peu en effet à avoir un dégoût insurmontable d'abord pour la viande dont il ne veut même plus entendre parler, puis pour tout autre plat. On en est alors réduit à des artifices de préparation, qui prolongent un peu la survie du malade (képhir, caillé, somatose, peptone). Puis on arrive aux lavements alimentaires dont la valeur est éphémère, et le patient finit par s'éteindre, à moins qu'une complication ou une maladie intercurrente ne lui ait pas permis d'atteindre ce triste terme ou qu'une intervention chirurgicale n'ait changé la situation.

Comme hygiène générale rien d'autre que les soins de propreté corporelle vulgaire.

Prescriptions médicamenteuses :

1° Médicaments prétendus spécifiques.

a) *Solution avec :*

℞ Eau distillée. . . . . 100 grammes.
   Chlorate de soude. . . . . 8 à 16   —
                                        (BRISSAUD).

A prendre en vingt-quatre heures, par cuillerées à café en dehors des repas; à renouveler pendant plusieurs jours.

b) ℞ Poudre de condurango. 0ᵍʳ,50
En un cachet n° 20, 4 par jour, au moment des repas.

2° Médicaments destinés à exciter les sécrétions gastriques.

a) ℞ Persulfate de soude . . . . 0ᵍʳ,10 à 0ᵍʳ,20
A prendre dans un quart de verre d'eau pure, une heure avant les repas, à continuer plusieurs jours.

b) Amers tels que tisane de petite centaurée, décoction de quinquina, sirop de gentiane (par cuillerées), teinture de colombo (X à XX gouttes), macération de quassia amara (un verre le matin à jeun), quassine amorphe (0ᵍʳ,025 en une pilule), tisane de houblon ou de camomille, infusions aromatiques (mélisse, anis, fenouil, etc.,) que l'on prend avant ou pendant les repas, dont l'effet n'est jamais bien remarquable et dont l'usage ne doit pas être prolongé en raison de l'épuisement de la muqueuse stomacale.

c) ℞ Liqueur de Fowler. . . . . ⟩ àà 5 grammes.
       Teinture de noix vomique. . . . ⟨
Six gouttes dans de l'eau au commencement des repas, à continuer sans progression pendant quinze à vingt jours.

d) Eau de Vichy (Célestins, Hauterive, ou Saint-Yorre, etc.), un demi-verre une heure avant le repas, pendant trois semaines, à renouveler au bout d'un mois. C'est un des moyens les plus simples et peut-être les meilleurs.

3° Pour suppléer à la sécrétion gastrique défaillante :

    a)   ♃ Diastase. 0ᵍʳ,50

En un cachet n° 20 ; un cachet à chaque repas. Prescrire en même temps une boisson alcaline.

    b)   ♃ Acide chlorhydrique médicinal. .   XX gouttes.
                Eau distillée. . . . .   100 grammes.

Une à trois cuillerées à café dans un verre d'eau aux repas.

    c)   ♃ Pepsine en poudre. 0ᵍʳ,50

En un cachet n° 10 : un ou deux cachets pendant ou après les repas.

    d)   ♃ Vin, sirop ou élixir de papaïne, un verre à liqueur à la fin des repas.

    e)   ♃ Pancréatine 0ᵍʳ,50

En un cachet n° 30 ; 2 par jour aux repas.

Il est souvent préférable de prescrire de la façon suivante :

    ♃ Pancréatine 0ᵍʳ,15

En une pilule kératinisée n° 40 ; deux à chaque repas.

Tous ces remèdes doivent être naturellement prescrits successivement ; on a bien vite fait d'ailleurs d'épuiser la série, leur insuffisante valeur thérapeutique en présence d'un mal qui progresse fatalement amenant d'incessantes modifications du traitement.

4° Quand les phénomènes dominants sont ceux de la sténose pylorique avec dilatation de l'estomac, il faut alors recourir au lavage et si besoin est, à la gastro-entérostomie ; dans certains cas la pylorectomie a pu être pratiquée (voy. *Dilatation de l'Estomac*).

ESTOMAC (ULCÈRE DE L')

Tableau clinique. — Précédé ou non d'une phase d'hyperchlorhydrie, l'ulcère de l'estomac n'est diagnostiqué et par suite traité comme tel que le jour où survient l'hématémèse. Cependant, la recherche au microscope du sang dans les selles permettra de le dépister quelquefois avant cet incident solennel. L'hématémèse abondante et à sang rouge met d'emblée le malade dans un état d'anémie grave. Quand il est remis de cette importante spoliation, il reste avec des douleurs caractéristiques allant de la 10ᵉ ou 11ᵉ vertèbre dorsale à l'épigastre (douleur dorso-xiphoïdienne), avec des troubles dyspeptiques variés, de la constipation, une grande faiblesse et une grande difficulté de s'alimenter.

La guérison est cependant possible à la longue ; mais des complications de plusieurs ordres sont longtemps à redouter : perforation de l'estomac et péritonite suraiguë, retour de l'hématémèse, récidive de l'ulcère, et, si la plaie a été située au voisinage du pylore, rétraction cicatricielle amenant le rétrécissement de cet orifice et la dilatation consécutive de l'estomac. L'épaississement des tissus au niveau et autour de la cicatrice donne souvent lieu à une fausse sensation de tumeur épigastrique. D'ailleurs, ces cicatrices peuvent devenir le siège d'un véritable cancer.

Prescriptions hygiéniques :

Dans la phase préhémorragique, le malade est traité comme un hyperchlorhydrique (voy. *Dyspepsies*). Au moment de l'hémorrhagie, c'est cette complication qui attire à elle seule tout l'effort du traitement (voy. *Hématémèse*).

Cette phase une fois franchie, le malade continuera à garder le repos pendant longtemps, mais sans être astreint à l'immobilité des premiers jours. Le régime, purement lacté au début, sera un peu développé : jaunes d'œuf, crèmes, purées légères, donnés à longs intervalles, puis plus fréquemment ; ou bien on adoptera le régime de Debove, c'est-à-dire : deux ou trois fois par jour, 25 grammes de poudre de viande délayée dans du lait et additionnée de 5 à 10 grammes de bicarbonate de soude.

Dans certains cas très graves il sera même nécessaire de renoncer à l'alimentation stomacale et de se résigner à l'alimentation par voie rectale, en soutenant les forces du malade par des injections de sérum artificiel (voy. *Dilatation de l'estomac*).

Si l'on peut mener son malade au delà de ces périodes diffi-ciles, hémorrhagique et post-hémorrhagique, on peut considérer l'ulcère comme cicatrisé, et revenir peu à peu au régime de l'hyperchlorhydrie, mais avec la plus extrême lenteur et la plus extrême prudence.

Prescriptions médicamenteuses. — Elles seront d'abord celles de l'hématémèse (voy. ce mot) ; les suivantes ne seront applicables que lorsque toute crainte d'hémorrhagie aura dis-paru.

1° Alcalins et absorbants, sous une des formes suivantes :

a) Bicarbonate de soude, 5 grammes en un paquet n° 20 ; trois à quatre paquets par jour, délayés dans de l'eau, du lait, ou associés à la poudre de viande (DEBOVE).

b) ♃ Magnésie calcinée. . . . . ⎫ àà 0ᵍʳ,25
Craie préparée . . . . ⎭
Poudre de belladone. 0ᵍʳ,01
En un paquet n° 20 : 4 par jour.

c) Laver l'estomac, puis y introduire par la sonde de Faucher 200 grammes d'eau tenant en suspension 15 à 20 grammes de sous-nitrate de bismuth, faire coucher le malade de manière à ce que l'ulcère soit au point le plus déclive, puis retirer l'eau par la sonde (FLEINER)

L'opération peut être renouvelée tous les cinq ou six jours.

Cette pratique très recommandée récemment, et appuyée sur des succès réels, me semble cependant difficile à généraliser parce que l'introduction répétée de la sonde est dangereuse dans l'ul-cère de l'estomac, que le bismuth ainsi ingéré en énormes quan-tités détermine, quoi qu'on puisse dire, des constipations graves et peut en outre provoquer de l'intoxication.

Complications. — La récidive des hématémèses, la persis-tance indéfinie des phénomènes amènent à poser la question d'une intervention chirurgicale, qui, d'ailleurs, en pareil cas, est plus grave et plus incertaine encore que dans le cancer du pylore.

La transformation de la cicatrice en néoplasme, la sténose pylorique, la dilatation de l'estomac seront traitées par les moyens appropriés à ces diverses lésions (voy. *Cancer* et *Dilatation de l'estomac*).

La perforation de l'estomac ne doit pas être une surprise, si l'ulcère a été diagnostiqué, et le médecin devra avoir sous la main tout ce qu'il faut pour pratiquer *immédiatement* une laparotomie qui peut sauver le malade. Mais c'est le cas de dire que les minutes sont des heures.

ÉTRANGLEMENT INTERNE

Tableau clinique. — A des lésions très variées (tumeurs de l'intestin, brides péritonéales, torsion de l'intestin, invagination, copromes, etc.) qui réclameraient des traitements également variés, correspond un syndrome qui est toujours à peu près le même : constipation absolue, avec suppression de l'émission des gaz par l'anus, rejet de gaz par l'estomac, vomissements alimentaires, puis glaireux et bilieux, enfin fécaloïdes ; ballonnement du ventre portant sur tout l'abdomen ou seulement sur l'intestin grêle, quelquefois douleur en un point limité du ventre, quelquefois tumeur accessible à nos moyens d'exploration ; par intervalles, coliques violentes, anses intestinales distendues par les gaz et dessinant leurs formes sous la paroi abdominale. Borborygmes. Pas de fièvre, dépression des forces ; pouls de plus en plus dépressible et rapides, troubles urinaires divers et inconstants (oligurie, albuminurie, glycosurie). Refroidissement progressif des extrémités. Mort en pleine connaissance.

Souvent l'occlusion est incomplète, quelques matières, quelques gaz sont alors de temps à autre expulsés par l'anus. Le diagnostic n'en est que plus compliqué, et la conduite à tenir plus difficile à déterminer.

Le diagnostic précis est la clef du traitement ; s'il peut être posé d'une façon précoce, il a pour conséquence logique une intervention chirurgicale immédiate. Les prescriptions qui vont être indiquées plus bas ne s'appliquent qu'aux cas où le praticien hésite entre un étranglement interne véritable, un simple engorgement stercoral, une parésie de l'intestin pouvant céder à des moyens médicaux, etc. L'hésitation ne doit d'ailleurs pas être longue ; et si la question reste indécise, il faut après une courte phase d'incertitude en arriver encore à l'intervention chirurgicale.

Prescriptions hygiéniques. — Diète absolue, le malade sera seulement autorisé à prendre pour calmer sa soif quelques gorgées de liquide froid, à sucer quelques petits fragments de glace. Repos au lit, immobilité. Maintenir la chaleur aux extrémités, si elles se refroidissent.

Prescriptions médicamenteuses :

1° Essayer un purgatif, mais un purgatif doux qui n'aggrave pas trop le mal ; par exemple, donner de demi-heure en demi-heure, alternativement, une cuillère à café d'huile de ricin, et une pilule de belladone (poudre et extrait, = ãã 1 centigramme), s'arrêter au bout de quatre ou cinq heures.

Ne pas renouveler cette tentative si elle a échoué.

2° *a*) Lavement purgatif du Codex.

Ou bien :

b) Un lavement électrique que l'on administre en se conformant aux règles suivantes : large électrode négative indifférente sur l'abdomen, administration d'un lavement d'eau salée saturée à l'aide d'une sonde métallique enfermée dans une sonde de caoutchouc et communiquant avec le pôle positif, courant de 15 à 20 milliampères, séances de cinq minutes, après lesquelles on peut renverser le courant pendant le même temps.

Si le premier lavement a échoué (mais il réussit souvent), on peut en donner un second le même jour ou le lendemain, cette fois sans grand espoir.

c) Si l'on soupçonne un simple engorgement stercoral du gros intestin ou du cæcum, faire pénétrer dans l'intestin le contenu d'un siphon d'eau de Seltz à l'aide d'une longue canule.

S'il s'agit d'une accumulation de fèces dans l'ampoule rectale, faire le curage digital de cette cavité.

3° Application de glace sur le ventre (voir les détails techniques à l'article : appendicite).

4° En cas de dilatation aiguë de l'estomac, avant et même après l'intervention chirurgicale, lavage de l'estomac avec un litre ou un litre et demi de solution tiède de bicarbonate de soude à 5 p. 1000.

5° En cas de douleurs violentes, injections hypodermiques de morphine. Se méfier du calme obtenu et de l'euphorie du malade qui masquent trop souvent les progrès du mal.

Intervention chirurgicale. — Dès que le traitement médical a fait la preuve de son impuissance, ne pas hésiter à intervenir chirurgicalement. Il ne nous appartient pas de guider ici l'opérateur ; nous dirons seulement qu'il faut en général se contenter de pratiquer un anus contre nature, remettant à plus tard, au moment où le malade aura échappé à la stercorémie, une intervention plus radicale dont le but sera de lever l'obstacle (bride, tumeur, etc.) et d'obtenir une guérison complète. La raison de cette action en deux temps est la suivante : le malade, gravement infecté et en imminence de collapsus par le fait de l'étranglement, ne saurait supporter une longue opération et mourrait des accidents secondaires de l'anesthésie ou du choc opératoire.

Les décisions à prendre varient d'ailleurs suivant les circonstances de chaque cas.

FIÈVRE JAUNE

Tableau clinique. — La maladie évolue en deux périodes, séparées par une courte rémission. La première (période inflammatoire), débute par une brusque douleur lombaire (*coup de barre*), par la fièvre qui atteint rapidement un degré élevé, souvent 40° ; les pommettes colorées en rouge acajou (*masque amaril*) donnent à la face un aspect caractéristique ; le malade a un état nauséeux permanent et rejette constamment des mucosités jaunâtres ou verdâtres ; il exhale une odeur de paille pourrie. Du troisième au quatrième jour, les douleurs et la fièvre cessent, et dans les cas très bénins, la maladie peut s'arrêter là. Mais le plus souvent, après quelques heures de répit, la fièvre se rallume, la peau prend la teinte ictérique (ictère hémolytique), le pouls se ralentit malgré l'ascension de la température, l'urine devient albumineuse et se raréfie de plus en plus, les vomissements recommencent, et, s'ils sont constitués par du sang, le plus souvent du sang digéré et noir (*vomito negro*), c'est l'arrêt de mort du malade. Quand ce terrible accident ne se produit pas, le malade peut guérir après des phases dangereuses d'adynamie ou d'ataxo-adynamie ; il est exposé aux complications de toutes les grandes pyrexies : parotidite, gangrène, polynévrite, etc.

Prescriptions hygiéniques. — Éviter le contact de tout objet ayant appartenu à un sujet atteint de la fièvre jaune. Désinfecter soigneusement les selles et les urines, ainsi que les linges. Faire aux moustiques une chasse incessante et intelligente.

Soumettre le malade à l'usage exclusif du lait écrémé et des boissons glacées, prises souvent, par petites quantités.

Aération aussi parfaite que possible. Lotions fréquentes de la face et des parties génitales.

Prescriptions médicamenteuses. — Les vomitifs sont fâcheux ; la quinine, inutile, hors le cas de complications palustres ; les sangsues aux mastoïdes exposent à des hémorrhagies secondaires au niveau des piqûres. Le traitement semble actuellement devoir se résumer à ce qui suit :

1° Une *saignée* de 250 à 300 grammes.

2° Un *purgatif* léger : 40 à 50 grammes de citrate de magnésie, de préférence à l'huile de ricin qui est trop facilement rejetée par vomissement.

3° Ultérieurement, si la fièvre est très violente, des *bains froids* comme dans la fièvre typhoïde (voy. p. 207).

Ou, à défaut de bains, des lotions vinaigrées froides.

4° En cas d'adynamie et d'anurie, des *injections de sérum artificiel* (250 à 300 grammes). Ces injections seront plutôt intraveineuses qu'hypodermiques.

Convalescence. — Étudier soigneusement le retour à l'état normal des fonctions gastriques et rénales, et ne recommencer à alimenter le malade que lorsqu'elles ont repris leur équilibre naturel.

Changement d'air et toniques, comme dans toutes les convalescences.

FIÈVRE TYPHOIDE

Tableau clinique. — Prodromes quelquefois très prolongés, consistant en malaises, inappétence, céphalée, insomnie. Puis la maladie se caractérise, la fièvre monte par oscillations ascendantes pendant cinq ou six jours, atteint ainsi un niveau moyen où elle se maintient de huit à dix jours par des oscillations stationnaires, et redescend par oscillations descendantes jusqu'au dessous de 37° ; la température ne revient à son chiffre normal dans les cas heureux qu'après une phase plus ou moins longue d'hypothermie.

A la période d'oscillations ascendantes, correspondent les signes suivants : petits frissons, embarras gastrique, accablement général, épistaxis ; à la période d'état, on trouve la langue

absolument saburrale et même sèche, de la stomatite érythémateuse et même du muguet, du météorisme, de la diarrhée jaune
ou brunâtre, fétide, le gonflement du foie et de la rate, les
taches rosées lenticulaires, la bronchite des deux bases, le subdélire, la prostration, la stupeur. La période de déclin ou des
oscillations descendantes voit la disparition progressive de
tous ces signes ; l'urine qui était rare et foncée devient claire
et abondante ; l'appétit revient, quelquefois irrésistible.

Complications et formes. — Tel est le tableau succinct de
la fièvre typhoïde, dans sa forme simple, commune et bénigne ;
mais ce tableau est trop souvent modifié par des complications
qui changent la physionomie de la maladie et lui donnent de
nouvelles formes (fièvres dégénérées de Brand) et qui sont :

1° L'hyperthermie : par son exagération même et sa persistance aux environs ou au-dessus de 40°, la température fébrile
constitue un danger spécial (forme hyperpyrétique).

2° Les complications cérébrales : délire violent, soubresauts
des tendons, contractures, convulsions, troubles cardio-pulmo-
naires d'origine bulbaire, stupeur allant jusqu'au coma (forme
cérébrale, forme ataxique), elles s'associent souvent à l'hyperthermie.

3° Les complications broncho-pulmonaires : splénisation des
bases, bronchite capillaire, broncho-pneumonie (formes thoraciques), quelquefois aussi laryngo-typhus.

4° Les complications abdominales qui sont de trois sortes : a)
diarrhée profuse, colliquative, fétide, amenant un affaiblissement excessif ; b) au contraire constipation opiniâtre avec
ballonnement excessif, vomissements, péritonisme, dilatation
aiguë de l'estomac, péritonite confirmée, enfin la péritonite
suraiguë, foudroyante, par perforation ; c) les hémorragies
intestinales amenant le collapsus subit, la syncope parfois mortelle, mais marquant aussi quelquefois la chute définitive de
la fièvre et la convalescence.

5° Les complications cardiaques : pouls petit, rapide, dicrote, se maintenant aux environs de 120 par minute, et quelquefois même au delà, avec affaiblissement du premier bruit du cœur ou embryocardie, avec faiblesse générale, impossibilité de rester redressé, sécheresse des muqueuses, lipothymies (forme cardiaque, forme adynamique) ; association possible et grave de plusieurs des formes précédentes (ataxo-adynamie, etc.).

6° Les complications rénales : urine foncée, rare, uratique et très albumineuse, néphrite aiguë avec toutes ses conséquences.

Toutes ces complications doivent être notées, car elles réclament une thérapeutique spéciale : il en est d'autres encore qu'on ne peut même pas énumérer, car elles sont variées à l'infini : ce sont celles qui résultent d'une maladie antérieure du sujet ou d'un état particulier (diabète, tuberculose, mal de Bright, grossesse, etc.). Elles sont souvent un obstacle de premier ordre à la prescription de certains traitements préconisés contre la fièvre typhoïde.

Convalescence. — Au cours de ces graves événements, il arrive trop souvent que le malade meurt. Quand il a échappé à ces dangers, la convalescence survient. Mais de nouveaux accidents le guettent encore : escharres sacrées, abcès multiples et accidents septicémiques, phlébite des membres inférieurs, entérite chronique, paralysies périphériques (polynévrite), quelquefois enfin troubles névropathiques graves (changement de caractère, amnésies partielles, diminution de l'intelligence, céphalées, etc.).

Rechutes. — Rares après les formes très graves, les rechutes sont assez fréquentes après les formes bénignes : elles surviennent après une apyrexie très courte, quelquefois après quinze jours de convalescence.

Prescriptions hygiéniques. — La chambre du malade

sera bien aérée, le lit sans rideaux ; autour de lui une lumière discrète, sans éclat, le demi-jour convient mieux que le grand soleil ; autour de lui également, on gardera le silence, ou l'on parlera à voix basse, pas de conversations d'affaires, pas de discussions, pas de visites dont le résultat est constamment une élévation du thermomètre.

Tout aliment solide est proscrit jusqu'à ce que la convalescence soit confirmée, c'est-à-dire jusqu'au huitième jour après la chute définitive de la fièvre à 37° ou mieux encore au-dessous. Les rechutes, dont la cause reste parfois obscure, succèdent souvent à la reprise prématurée de l'alimentation. Le malade sera donc nourri uniquement de liquides : bouillon, lait, eau et vin, tisanes. On tiendra le plus grand compte de ses aptitudes digestives et de ses fonctions rénales, on n'insistera pas pour lui faire ingérer des boissons qui lui répugnent et qu'il finit par vomir. En cas d'albuminurie grave, le lait sera seul permis ; mais si le malade le rejette ou si l'on observe que ce liquide augmente la diarrhée, on s'en abstiendra et on se bornera à la diète hydrique. Dans tous les cas, le lait sera écrémé et coupé d'eau alcaline. Il y a intérêt à ce que le typhique boive abondamment, mais là encore il faudra procéder avec discrétion et ne pas abuser. Quand la fièvre baisse, si l'adynamie est excessive, on n'attendra pas sa chute définitive pour donner des potages au tapioca, des crèmes, des jaunes d'œuf dans le bouillon, même du jus de viande ; mais pour arriver à une alimentation solide, on devra s'assurer que la fièvre manque déjà depuis huit jours, que la diarrhée a cessé, que l'urine est claire et normale. On commencera par des purées, puis par des œufs à la coque, enfin on permettra le pain et la viande. Souvent le premier repas carné est suivi d'un accès de fièvre éphémère.

Ces mesures sont d'autant plus difficiles à prendre que le convalescent a un appétit formidable et qu'il a réellement besoin de refaire son organisme ravagé ; mais il est nécessaire d'être ferme.

Au cours de la maladie, les soins de propreté de la peau et des muqueuses sont de toute nécessité. Lavage de la figure et

des mains, lavage des yeux et des dents, nettoyage de la bouche
avec du jus d'orange ou de la glycérine boratée ; lavage des
régions anale et génitale, chaque fois qu'elles sont souillées par
les déjections ; ces régions doivent être ensuite bien séchées et
poudrées au talc de Venise. Le linge de corps, les draps du lit
seront changés toutes les fois qu'il est nécessaire. On évite ainsi
ou on atténue les stomatites, le muguet, les caries dentaires,
les escharres sacrées.

Pour les hommes, les cheveux seront peignés chaque jour,
pour les femmes, il serait bon de les réunir en deux tresses,
comme le font les accoucheurs au moment du travail. On
n'évite pas leur chute ultérieure, suivie d'ailleurs de la repousse,
mais on épargne à la malade de gros ennuis pendant la maladie
et plus tard un démêlage fatiguant, douloureux et quelquefois
même impossible.

Enfin la garde-malade devra s'assurer fréquemment de la
température des extrémités ; il arrive souvent qu'avec une
hyperthermie axillaire ou rectale, le malade a les pieds froids ;
c'est d'un pronostic fâcheux ; on y remédiera par des bouillottes,
par l'enveloppement avec des linges chauds, par des frictions
des pieds et des jambes avec l'eau froide, suivies de frictions
sèches et excitantes.

Prescriptions médicamenteuses. — Elles varient suivant
les formes et les complications.

A) Forme commune simple :

1° Au début, s'il y a état nauséeux et symptômes d'embarras
gastrique :

℞   Poudre d'ipéca 0gr,50

En un paquet n° 3 ; prendre ces trois paquets, chacun dans un
demi-verre d'eau tiède à un quart d'heure d'intervalle.

Ne pas donner les derniers, si un vomissement abondant s'est
produit. Faire ingérer au malade un demi-verre d'eau chaude
pure, chaque fois qu'il a vomi.

2° Dès le lendemain.

℞   Sulfate de quinine. . . . . $0^{gr},25$

En un cachet ; deux à quatre cachets par jour suivant la résistance de la fièvre.

Ce remède utile dans les régions paludiques sera suspendu au bout de quatre ou cinq jours, si on remarque qu'il n'atténue pas très nettement la fièvre et on donnera alors :

℞   Vin de Malaga. . . . . 60 grammes.
       Teinture d'iode. . . . . X à XV gouttes.

A prendre en quatre fois dans la journée, pur ou étendu d'eau pendant une quinzaine de jours.

3° Enfin quelques purgatifs légers seront prescrits de deux en deux jours ou de trois en trois jours pendant les premières phases de la maladie.

℞   Huile de ricin . . . . 15 grammes.

Dans du thé ou dans un jus d'orange.

ou

℞   Sulfate de soude . . . . 20 grammes.

A prendre en deux fois à une demi-heure d'intervalle dans une tasse d'infusion chaude de thé ou de tilleul.

Boire dans les heures qui suivent deux ou trois petites tasses des mêmes tisanes.

B) HYPERTHERMIE :

Une poussée thermique accidentelle peut être combattue par les antithermiques analgésiques, dont le moins mauvais est le pyramidon. On prescrira donc :

℞   Pyramidon . . . . $0^{gr},40$
       Bicarbonate de soude . . . . $0^{gr},20$

En un cachet n° 2. Prendre un des cachets le matin ; l'autre le soir.

Mais ce sont des médicaments qui ont trop d'inconvénients pour qu'on joue longtemps avec eux.

Si l'hyperthermie tend à s'installer chez le malade, surtout le matin, il faut recourir aux bains froids suivant la formule suivante :

Prendre la température rectale, toutes les trois heures (jour et nuit), et si elle dépasse 39°, donner un bain frais ou froid de 28 à 26°. Si le thermomètre au moment d'une exploration n'arrive pas à 39°, le bain sera *sauté*.

Le malade sera mis nu dans le bain ; sur sa tête, une grosse éponge imbibée d'eau fraîche, des compresses froides ou une poche de glace ; pendant le bain, le malade prendra une tasse de thé, de bouillon ou de lait. Il sortira de l'eau au moment où on le verra légèrement frissonner. Alors on le place sur son lit, sur un drap préparé à l'avance au-dessus d'une couverture de laine ; on l'essuie, on frictionne les membres, puis on retire le drap, on l'enveloppe dans la couverture (glace à la tête, bouillotte aux pieds). Au bout d'une demi-heure, on le rhabille.

La quinine et les purgatifs sont supprimés. On peut continuer l'iode.

C) Complications cérébrales :

Leur traitement se confond presque avec celui de l'hyperthermie à laquelle elles sont le plus souvent associées. Le bain froid en fait donc presque tous les frais. Cependant, en dehors du bain froid, il comporte quelques points de la plus haute importance.

1° Dans les cas de délire simple avec agitation et sans hyperthermie, avec soubresauts des tendons.

℞   Potion gommeuse. . . . .   120 grammes.
      Musc. . . . .   0ʳ,25 à 0ʳ,50

ou

℞   Potion gommeuse. . . . .   120 grammes.
      Teinture de castoréum.   1   —

Par grandes cuillerées toutes les deux heures.

2° Dans les cas de céphalée avec chaleur excessive à la tête, application de glace sur la tête et à la nuque suivant le mode décrit dans d'autres parties de cet ouvrage.

3° Si l'on soupçonne une véritable méningite cérébro-spinale, on la traitera comme la méningite cérébro-spinale grippale (voy. p. 301), c'est-à-dire par la ponction lombaire ou par l'abcès de fixation. A la ponction lombaire, on pourra ajouter l'injection intra-arachnoïdienne de collargol, suivant la formule suivante :

Solution de collargol à 1 0/0 . . . . 5 centicubes.

En une ampoule stérilisée, dont on injectera tout le contenu.

L'antisepsie doit être absolument parfaite. Ponction lombaire, injection intra-rachidienne de collargol, abcès de fixation entraînent naturellement la suppression des bains froids.

D) COMPLICATIONS BRONCHO-PULMONAIRES :

1° En cas de bronchite simple :

Potion avec :

℞   Infusion de tilleul. . . . . 120 grammes.
       Sirop pectoral. 30   —
       Benzoate de soude 2   —

Par grandes cuillerées toutes les deux heures.

2° En cas de dyspnée ou de polypnée, ou de broncho-pneumonie :

Cataplasmes sinapisés matin et soir, aux bases de la poitrine en arrière.

Ou mieux encore huit à dix ventouses sèches matin et soir dans les mêmes régions.

Si le malade est trop faible pour s'asseoir le temps nécessaire à cette manœuvre, on appliquera les ventouses sur les côtés de la poitrine ou des cuisses.

On évitera les vésicatoires, à cause des menaces toujours redoutables de néphrite et d'eschares cutanées.

3° Les bains froids peuvent être continués si le thermomètre les demande ; ils seront mis de côté en cas de pleurésie ou de tuberculose pulmonaire concomitante.

E) COMPLICATIONS ABDOMINALES

1° En cas de diarrhée fétide :

> ℞ Naphtol β . . . . ⎞
>   Charbon végétal porphyrisé . . . . . . ⎬ āā 0ᵍʳ,15
>   Salicylate de bismuth . . . . ⎠

En un cachet ; quatre cachets chaque jour pendant une dizaine de jours (éviter le sous-nitrate de bismuth qui est dangereux).

ou

> ℞ Lactose 0ᵍʳ.50
>   Calomel. 0ᵍʳ,01 à 0ᵍʳ,02

En un cachet ; deux cachets par jour, pendant deux ou trois jours seulement.

2° Contre le météorisme avec rétention des gaz.

a) Compresses imbibées d'eau froide et recouvertes de gutta-percha, appliquées sur le ventre et fréquemment renouvelées.

b) Liqueur ammoniacale anisée. . . . 10 grammes.

A prendre par X à XV gouttes dans un peu d'eau sucrée de deux à quatre fois par jour.

c) Introduction dans le rectum et maintien pendant quelques heures d'une sonde de Nélaton, n° 18 ou 20.

d) Badigeonnage de la paroi abdominale au collodion.

3° Contre la constipation, usage méthodique et régulier des purgatifs, et en outre chaque jour un ou deux lavements d'infusion de camomille ou d'eau bouillie refroidie. Pas de lavements avec des solutions antiseptiques qui sont inutiles et dangereuses.

4° Contre les vomissements :

a) *Potion avec :*

> ℞ Eau distillée. . . . . ⎞ āā 60 grammes.
>   Eau chloroformée . . . . ⎠

Une cuillère à café de demi-heure en demi-heure.

12.

ou

Potion de Rivière :

Une double cuillerée toutes les deux heures.

ou

℞   Champagne frappé coupé d'eau de Vals ou de Vichy, par gorgées ; ne pas en abuser.

b) Glace sur le creux de l'estomac. Ou pulvérisation d'éther sulfurique sur la même région à l'aide de l'appareil de Richardson.

c) Si, avec ou sans vomissements, on constate les signes d'une dilatation aiguë de l'estomac, le lavage de cette cavité, à l'aide du tube de Faucher, avec une solution tiède de bicarbonate de soude ou du thé chaud est une ressource suprême, et quelquefois excellente.

5° S'il y a menace de péritonite, ce qui exclut absolument l'usage des bains froids, on prescrira l'enveloppement humide et chaud du ventre (ouate imbibée et gutta-percha) et la diète absolue pendant quelques heures, l'usage de petits fragments de glace dans la bouche, l'immobilité.

Si elle se confirme malgré ce traitement, appliquer sur le ventre avec interposition d'une pièce de flanelle, une ou deux poches de glace suspendues à un cerceau qui embrassera tout le corps du malade.

Une injection hypodermique de morphine peut être quelquefois nécessaire.

En cas de perforation intestinale, faire immédiatement cette injection, appliquer de la glace et pratiquer d'urgence la laparotomie. La mort à peu près fatale en pareille circonstance a pu être conjurée dans quelques cas par une intervention chirurgicale absolument précipitée. Si on veut sauver le malade, il ne faut pas perdre une minute.

6° Pour combattre les hémorragies intestinales :
a) Glace sur le ventre ;
b) Immobilité et diète absolue dans les premières heures ;

c) Potion avec :

℞   Eau . . . . 90 grammes.
      Sirop d'écorces d'oranges amères . . 30   —
      Ergotine. 2   —
      Chlorure de calcium 3   —

Par grandes cuillerées toutes les heures.

d) Injection hypodermique, matin et soir, d'un centimètre cube de la solution d'ergot d'Yvon ou V à X gouttes d'ergotinine de Tanret.

e) S'il y a menace de syncope, injection hypodermique de caféine (0,20), ou de préférence d'un centimètre cube d'éther sulfurique, ou mieux encore, de 200 à 300 grammes de sérum chirurgical. Ces injections seront renouvelées suivant les circonstances.

f) Le lendemain, on reprendra à petites doses, les boissons alimentaires, on continuera les remèdes hémostatiques et la glace; au bout de quatre ou cinq jours, si l'intestin se vide insuffisamment, on donnera un lavement d'eau bouillie ou d'infusion de camomille. Il est entendu que les purgatifs et les bains restent proscrits.

F) COMPLICATIONS CARDIAQUES :

Le traitement de la myocardite infectieuse et du collapsus cardiaque au cours des pyrexies a été exposé ailleurs (voy. myocardite). Il ne s'agit ici que d'indiquer les points particuliers de ce traitement dans la fièvre typhoïde.

Si la myocardite est confirmée, le bain froid est exclu. Si elle est seulement à ses débuts, on donnera le bain tiède à 34 ou 36°, progressivement refroidi pendant que le malade y est plongé jusqu'à 28 ou 26°.

Quant au traitement même de la myocardite, il reste tel qu'il a été indiqué. En raison de l'adynamie du malade, il est seulement de toute nécessité d'ajouter du quinquina aux autres remèdes. On formulera donc :

Potion avec :

℞   Infusion de tilleul . . . .   120 grammes.
    Sirop de punch   30   —
    Extrait mou de quinquina   4   —
    Teinture de digitale . . . .   XX à XXX gouttes.
Par grandes cuillerées toutes les heures.

L'efficacité de la digitale a cependant été contestée dans la myocardite typhique.

G) COMPLICATIONS RÉNALES.
Régime lacté absolu. Pas de bains froids ni de remèdes.
Diète hydrique, si le lait n'est pas toléré.
Traitement de l'urémie (voy. ce mot).

Convalescence. — Alimentation tonique et variée. Changement d'air. Remèdes fortifiants (quinquina, phosphates). Défendre au malade de reprendre ses occupations avant d'avoir complètement réparé son organisme, ce qui exige de plusieurs semaines à plusieurs mois, suivant la gravité et la longueur de la maladie. Des troubles nerveux graves peuvent survenir si l'on reprend trop vite le travail intellectuel ; des désordres cardiaques inquiétants peuvent suivre les efforts prématurés, des malformations congénitales penvent affliger les enfants conçus trop tôt après la fièvre typhoïde de leurs parents.

Quant aux complications de la convalescence (escharres, phlébites, paralysies périphériques), elles doivent être traitées suivant les procédés décrits pour chacune d'elles.

Rechutes. — Mêmes indications que pour la première atteinte de la maladie.

FISSURE ANALE

Tableau clinique. — Suintement sanguin au moment de la défécation. Douleur vive à ce moment, mais se manifestant sur-

tout un moment après et pouvant se prolonger sous forme
d'élancements très cruels et de ténesme atroce pendant des heures
et des heures. Coïncidence fréquente d'hémorroïdes.

Prescriptions hygiéniques. — Veiller à la régularité des
selles. En les retardant par des remèdes constipants, on évite
quelques crises douloureuses ; mais alors l'expulsion des matières
grosses et dures amène de nouvelles déchirures, qui font perdre
et au delà tout le bénéfice gagné. Lavages à l'eau chaude de la
région anale après chaque garde-robe. Régime très peu azoté,
légumes verts, fruits, mastication parfaite indispensable.

Prescriptions médicamenteuses :
1° Une ou deux fois par jour, et après chaque garde-robe, l'anus
étant bien lavé, appliquer au niveau du sphincter une boulette
de coton hydrophile imbibée de la solution suivante :

$\underline{2}$ Eau distillée. . . . .   10 grammes.
       Chlorhydrate de cocaïne. . . . . . .   0^{gr},20

Au bout de cinq minutes, la région étant relativement insen-
sibilisée, étaler soigneusement les plis radiés de l'anus, bien
exposer la fissure et toucher la surface érosive avec une des préparations suivantes :

a) Ichthyol pur que l'on porte à l'aide d'un stylet garni d'ouate
(procédé de CHÉRON).

b) $\underline{2}$ Poudre de quinquina . . . . ⎞
       Poudre de s. n. bismuth.   . . . ⎬ àà 5 grammes.
       Avec ou sans iodoforme. 1   —

Que l'on applique à l'aide d'un stylet revêtu d'ouate ou d'une
plume, ou que l'on projette avec un insufflateur. Ce procédé m'a
permis chez plusieurs malades d'éviter l'opération, qui est l'*ultima
ratio*.

2° Application de courants de haute fréquence qui en faisant
cesser le spasme du sphincter calment les douleurs et permettent la guérison de la fissure.

3° En cas d'échec ne pas temporiser indéfiniment et pratiquer la dilatation de l'anus.

GANGRÈNE PULMONAIRE

Tableau clinique. — Point de côté, dyspnée, fièvre, comme dans toutes les affections aiguës des voies respiratoires, mais avec une grande intensité. Crachats hémoptoïques, puis purulents, très fétides. Fétidité de l'haleine, surtout au moment de la toux. Adynamie excessive. Les signes physiques se rapprochent de ceux de la pneumonie ou de la pleurésie, qui d'ailleurs accompagne la gangrène corticale. Dans les cas de gangrène centrale, ils sont quelquefois très peu développés.

Pronostic très grave. Complications : hémoptysies, septicémie, pleurésie purulente, myocardite, etc. Convalescence longue.

Prescriptions hygiéniques. — Repos complet, physique et moral.

Chambre aérée, sans rideaux au lit. Le malade sera à plusieurs reprises au cours de son affection changé de lit et de chambre. Désinfection immédiate des crachats qui doivent être reçus dans un vase à demi-plein d'une solution antiseptique et fréquemment enlevés. Bouillon, lait, punch, vin, jus de viande, à moins d'albuminurie intense et de ralentissement très accentué de la sécrétion urinaire.

Prescriptions médicamenteuses :

1° Contre la dyspnée et le point de côté, ventouses sèches, et même une ou deux ventouses scarifiées.

2° Contre l'adynamie.

Potion avec :

℞   Infusion d'eucalyptus . . . .   120 grammes.
      Sirop de punch   30   —
      Extrait mou de quinquina.   3   —
Une grande cuillerée toutes les heures.

3° Pour aseptiser les voies respiratoires :
a) Faire inhaler au malade à plusieurs reprises dans la journée à l'aide d'un flacon à deux tubulures l'air qui aura barboté
dans le mélange suivant :

℞   Teinture d'eucalyptus. . . . .   50 grammes.
      Essence de térébenthine   20   —

Le malade devra respirer lentement, comme s'il fumait sa
pipe, et non avec précipitation, ce qui le fatiguerait et s'oppo-
serait à la pénétration des vapeurs jusqu'aux alvéoles pulmonaires.

b) Assainir l'atmosphère du malade, non seulement par l'aération, mais en faisant évaporer sur une lampe à alcool de l'eau
où infusent des feuilles d'eucalyptus; ou en répandant autour
du malade de l'oxygène pur, ou mieux encore en suspendant
au-dessus de son lit un linge imbibé d'essence de térébenthine
(se méfier du feu).

4° En cas de septicémie générale, injections de sérum térébenthiné préparé extemporanément selon la formule de Fabre :

℞   Sérum physiologique . . . .   200 centicubes.
      Essence de térébenthine et alcool pur. ââ. un centicube.
Injecter 10 à 40 centimètres cubes sous la peau tous les deux ou
trois jours. L'injection est suivie de douleurs fortes et prolongées.

ou dans les circonstances graves, abcès de fixation, à l'aide
de l'injection d'un centimètre cube d'essence de térébenthine.

5° Soins minutieux de la bouche et des orifices naturels, propreté de la peau, etc.

Complications :
a) *Pleurésie purulente* : pleurotomie.
b) *Hémoptysie* : potion à l'ergotine.
c) *Myocardite* : digitale.
(Voy. ces différents mots.)

Convalescence. — Régime tonique, phosphates, quinquina, changement d'air. Surveiller la sécrétion urinaire.

GANGRÈNE SYMÉTRIQUE DES EXTRÉMITÉS

(Voy. *Asphyxie locale des extrémités*.)

GASTRO-ENTÉRITE INFANTILE

Tableau clinique. — L'enfant mal nourri ou trop abondamment nourri présente des régurgitations, des gaz stomacaux, du ballonnement, de la diarrhée, diarrhée vulgaire d'abord, puis verte et plus ou moins fétide. Si les choses s'aggravent et que l'enfant n'ait pas dépassé trois ou quatre mois, il arrive peu à peu à l'athrepsie (voy. ce mot) ; s'il est plus âgé, il cesse d'augmenter de poids et de grandir, peut même maigrir, traîne une petite existence misérable, entrecoupée d'épisodes aigus avec diarrhée et vomissements et peut succomber à une affection intercurrente (bronchite, fièvre éruptive, méningite tuberculeuse) contre laquelle ses résistances organiques sont fatalement insuffisantes ; s'il survit, il est voué au rachitisme et devient un candidat sérieux à la tuberculose (voy. ces mots). En été enfin, une atteinte de gastro-entérite est une menace directe de choléra infantile avec toutes ses conséquences. Tel est le tableau résumé de la gastro-entérite mal soignée ou abandonnée à elle-même. Hâtons-nous d'ajouter que, régulièrement surveillée et traitée, elle a les plus grandes chances de guérir.

Prescriptions hygiéniques. — Elles sont à la fois prophylactiques et curatives. Un nourrisson doit, sauf conditions exceptionnelles, être surveillé et réglé au point de vue du nombre de ses tétées et de la quantité de lait qu'il ingère. Les tableaux suivants que nous empruntons à l'excellent article de M. Andérodias : *La pratique des maladies des enfants.* donnent à ce sujet les indications nécessaires.

RATION ALIMENTAIRE D'UN NOURRISSON NOURRI AU SEIN

Durant les 10 premiers jours. 10 tétées, soit 1 toutes les 2 heures.
(D'après Budin.)

```
1er jour . . . . . rien ou à peu près.
2e   —  . . . . . 160 grammes = 15 à 20 grammes par tétée.
3e   —  . . . . . 285    —     = 25 à 30     —         —
4e   —  . . . . . 360    —     = 35 à 40     —         —
5e   —  . . . . . 430    —     = 40 à 45     —         —
6e   —  . . . . . 470    —     = 45 à 50     —         —
7e   —  . . . . . 490    —     = 45 à 50     —         —
8e   —  . . . . . 500    —     = 45 à 50     —         —
9e   —  . . . . . 515    —     = 50 à 55     —         —
10e  —  . . . . . 540    —     = 50 à 55     —         —
```

RATION ALIMENTAIRE D'UN NOURRISSON AU SEIN
DU 10e JOUR A 14 MOIS ENVIRON

(D'après Andérodias et Cruchet.)

POIDS	AGE correspondant.	QUANTITÉS de lait par jour.	NOMBRE de tétées.	QUANTITÉS de lait par tétée.
3,500 kg.	10e jour.	500 gr.	9	55 gr.
3,800 —	1er mois.	550 —	9	60 —
4,500 —	2e —	600 —	7	85 —
5,200 —	3e —	650 —	7	95 —
5,900 —	4e —	700 —	6	120 —
6,500 —	5e —	750 —	6	125 —
7 —	6e —	800 —	6	135 —
7,450 —	7e —	825 —	6	140 —
8,200 —	9e —	875 —	6	145 —
9 —	12e —	950 —	5	190 —
9,300 —	14e —	1000 —	5	200 —

RATION ALIMENTAIRE D'UN ENFANT NOURRI AU BIBERON (LAIT DE VACHE)

(D'après ANDÉRODIAS et CRUCHET.)

AGE	POIDS correspondant.	INTERVALLE des repas.	NOMBRE des repas.	COUPAGE avec de l'eau bouillie sucrée (10 p. 100).	QUANTITÉ de lait et d'eau sucrée par 24 heures.	QUANTITÉ de liquide (lait coupé ou pur) par repas.
					Lait. Eau.	
1er jour.	3.250 gr.		2	Moitié.	20 + 20 = 40 gr.	20 gr.
2e —	»		4	—	40 + 40 = 80 —	20 —
3e —	»	Toutes les 3 heures.	6	—	75 + 75 = 150 —	25 —
4e —	»	—	6	—	120 + 120 = 240 —	40 —
5e — au 30e jour.	3.800 gr.	Toutes les 2 h. 1/2	7	Tiers.	350 + 175 = 525 —	75 —
2e mois.	4.500 —	—	7	Quart.	450 + 150 = 600 —	85 —
3e —	5.200 —	Toutes les 3 heures.	6	Cinquième.	550 + 110 = 660 —	110 —
4e —	5.900 —	—	6	Lait pur.	650 gr.	110 —
5e —	6.500 —	—	6	—	690 —	115 —
6e —	7.000 —	Toutes les 4 heures.	5	—	730 —	145 —
7e —	7.450 —	—	5	—	770 —	155 —
8e —	7.850 —	—	5	—	810 —	160 —
9e —	8.200 —	—	5	—	850 —	170 —

Il est entendu que l'enfant soumis à l'allaitement artificiel ne recevra que du lait stérilisé, préparé par des mains aseptiques et conservé dans des flacons qu'on ne débouchera qu'au moment du repas ; il est entendu aussi que tout biberon à tuyau de caoutchouc sera absolument proscrit et que l'enfant prendra son lait au moyen d'une simple tétine adaptée au flacon qui contient ce liquide, que cette tétine sera minutieusement lavée chaque fois qu'elle aura servi et sera conservée dans de l'eau pure ou alcalinisée.

Si l'enfant est allaité par sa mère ou par une nourrice, la propreté des mains et des seins doit être l'objet des soins les plus scrupuleux.

De même pour le nourrisson, la propreté du corps, les lavages des orifices naturels, l'asepsie de la peau sont d'absolue nécessité.

Il en est de même de l'aération. Les enfants, surtout s'ils sont susceptibles, se trouveront mieux à la campagne ; on évitera soigneusement pour eux le voisinage des malades de toute espèce.

Si, malgré ces précautions, l'enfant présente des atteintes de gastro-entérite, on prescrira, suivant le degré de gravité et la fréquence des rechutes :

a) L'espacement des tétées, trois heures, trois heures et demie, quatre heures.

b) La diète hydrique pendant une demi-journée ou une journée.

c) La reprise de l'alimentation sous forme de tisane de céréales, ou de bouillons végétaux d'après l'une des formules suivantes :

Blé, orge, avoine, seigle, maïs, son : une cuillerée à soupe de chaque céréale dans trois litres d'eau ; faire réduire à feu doux jusqu'à un litre, passer, et boire par petites tasses ou par cuillerées ; renouveler tous les jours (SPRINGER).

Carottes, 45 grammes ; pommes de terre, 60 grammes ; navets, 15 grammes ; pois et haricots secs, ââ 6 grammes ; eau, un litre ; faire bouillir pendant 4 heures ; saler très légèrement (MÉRY).

Blé, orge perlé, maïs concassé, haricots blancs secs, pois secs, lentilles, àâ une grande cuillerée dans trois litres d'eau ; faire bouillir trois heures, saler légèrement (COMBY).

d) Après une atteinte de gastro-entérite et surtout après plusieurs rechutes, la reprise de l'alimentation lactée est toujours une chose délicate : on commencera par un peu de lait stérilisé, écrémé, largement coupé d'eau alcaline, puis on augmentera peu à peu, prêt à reculer si les vomissements ou la diarrhée recommencent ; ou bien on fait prendre à l'enfant, s'il est nourri au sein, quelques cuillerées à café d'eau de Vals, de Vichy, ou d'eau de chaux s'il est nourri au biberon.

e) Si les tentatives échouent, il faut alors prendre un autre parti : ou bien on prendra une nourrice, si l'enfant est soumis à l'allaitement mixte, ou bien on en changera s'il est nourri au sein ; ou on usera quelque temps de lait cru de chèvre ou d'ânesse, ou même de vache, si l'on a des raisons suffisantes de croire celle-ci exempte de contamination tuberculeuse.

f) Dans les cas où toutes ces prescriptions échouent, et où la gastro-entérite récidive constamment ou se prolonge sans répit, on aura deux ressources suprêmes, mais souvent infidèles : d'abord l'alimentation aux fécules à l'eau, régime temporaire qui peut améliorer l'entérite, mais peut, si on le maintient indéfiniment, aboutir au scorbut infantile ; et ensuite la viande crue, qui a parfois sauvé de petits êtres en apparence désespérés, mais qui ne peut guère être prescrite qu'à des enfants ayant au moins neuf ou dix mois.

Prescriptions médicamenteuses. — Elles varient suivant la forme et l'intensité du mal.

1° Dans les cas légers :

a) Eau de Vals (Saint-Jean) ou de Vichy (Célestins), ou eau de chaux médicinale, une cuillerée dans chaque biberon ; si l'enfant est nourri au sein, la lui faire prendre avant ou après chaque tétée ; si l'enfant a de la répugnance à l'avaler, verser le liquide doucement sur le sein de la nourrice de manière à ce qu'il coule jusqu'au mamelon et soit avalé avec le lait.

b) Cataplasmes chauds ou enveloppement chaud et humide du ventre.

2° Si les vomissements sont fréquents et abondants.

a. *Solution avec :*

℞   Eau distillée . . . .   300 grammes.
Citrate de soude.   5   —

Une cuillerée à soupe un moment avant chaque tétée.

b) En cas d'insuccès, lavages de l'estomac à l'aide d'une sonde de Nélaton et d'une solution alcaline faible (2 p. 100) et tiédie. Éviter la distension de l'estomac et n'introduire que peu de liquide à la fois.

3° Dans le cas de diarrhée septique, de diarrhée verte.

a) ℞ Calomel . . . . $0^{gr},01$
Lactose . . . . $0^{gr},50$

En un paquet ; à prendre une ou deux fois par jour, en même temps que le lait, pendant deux ou trois jours.

b) ℞ Potion gommeuse. . . . .   120 grammes.
Acide lactique.   2   —

Une grande cuillerée, de deux à quatre fois par jour, une demi-heure au moins avant la tétée qui doit suivre.

c. *Potion avec :*

℞   Eau distillée . . . .   120 grammes.
Sirop de coings. . . . . ⎱
Sirop de gomme . . . . ⎰ ââ 20   —
S.-n. bismuth.   2   —
Benzo-naphtol.   1   —

Quatre grandes cuillerées par jour.

d) Tannigène, $0^{gr},25$ à $0^{gr},50$ suivant l'âge de l'enfant, en un paquet que l'on donnera délayé dans un peu d'eau- de deux à quatre fois par jour.

e) Bains chauds quotidiens très courts. Cataplasmes ou enveloppements humides du ventre.

f) Dans les cas rebelles, lavages de l'intestin avec du sérum physiologique ou une solution alcaline faible tiédie ou chaude (enfoncer la sonde de 10 centimètres environ, ne pas injecter plus de 100 à 150 grammes à la fois, ne pas renouveler très souvent).

g) Si le petit enfant est très affaibli par la longue durée de l'entérite, on fera tous les jours ou tous les deux jours des injections hypodermiques dans la fesse avec 10 à 20 grammes de solution saline physiologique ou de sérum isotonique de Quinton.

Complications. — Elles sont fréquentes et graves : *convulsions, méningite, choléra infantile, athrepsie, muguet,* etc. Chacune d'elles mérite un traitement spécial qui a été indiqué à ces différents mots.

GOITRE EXOPHTALMIQUE. (Voy. *Maladie de Basedow*).

GOUTTE

Tableau clinique. — La goutte est aiguë ou chronique :

a) Dans la *goutte aiguë*, le malade est sujet à des accès douloureux, qui débutent généralement la nuit, sous forme de douleurs vives siégeant dans l'articulation métatarso-phalangienne du gros orteil. Cette région devient rapidement chaude, rouge et tuméfiée, avec une fièvre plus ou moins vive. Ces phénomènes persistent quelques heures ou quelques jours, puis peu à peu tout rentre dans l'ordre.

b) La *goutte chronique* n'est pas nécessairement la suite de la goutte aiguë ; elle peut aussi bien succéder à celle-ci que s'établir d'emblée. Des concrétions d'urate de soude s'accumulent dans certains points de l'économie (rebord de l'oreille, tissus périarticulaires des têtes des métatarsiens ou des métacarpiens). Les extrémités se déforment par suite de ces accumulations de matière crétacée ; et par augmentation de volume et déviation des os du pied et de la main, les orteils et les doigts chevauchent les uns sur les autres. Les grandes articulations sont compromises à leur tour, comme dans le rhumatisme chronique.

Les viscères ne tardent pas à être lésés. Le rein est un des premiers à subir les atteintes de la goutte (*néphrite goutteuse*). L'urine, toujours un peu albumineuse est pauvre en acide urique dans la goutte chronique et ne présente pas toujours, comme on le croit, un excès de cette substance dans la goutte aiguë D'autres organes peuvent être atteints (orchite, amygdalite goutteuses, etc.). Le cœur pourrait être frappé presque subitement. L'artério-sclérose et les gravelles se rattachent à la goutte par une véritable parenté morbide.

Prescriptions hygiéniques. — Pendant l'accès de goutte, le malade sera soumis à l'usage des boissons délayantes et des aliments farineux : pain, arrow-root, sagou, tapioca, lait, décoctions d'orge, de gruau; thé faible. Les boissons alcooliques seront proscrites.

Quand la fièvre tombe, on revient à un régime plus substantiel : thé de bœuf, poisson blanc, volaille. La bière est interdite. Si les forces sont défaillantes, une eau légèrement alcoolisée est préférable au vin. Le malade sera maintenu au lit, si la fièvre est quelque peu intense : il enveloppera de flanelle les jointures compromises. « Patience et flanelle » constituaient pour CULLEN tout le traitement de la goutte.

Dans la goutte chronique le régime devra être combiné et varié suivant les circonstances, de manière à éviter les rechutes de goutte aiguë, d'autre part à éviter aussi l'asthénie si fréquente chez les goutteux. Il se composera surtout de corps pauvres en purines: lait, fromage, beurre, œufs, céréales, fruits (raisin, citron, fraises, groseilles, etc.). Mais les fruits à noyaux, les pommes, les poires et les tomates, ne seront mangés que cuits. Les viandes, les légumineuses, les asperges, les champignons ne seront pas permis ; la bière reste défendue, le chocolat, le thé, le café seront autorisés à doses modérées.

Le repas le plus substantiel sera celui du milieu du jour. Si l'état de faiblesse du goutteux exige quelques aliments d'origine animale, c'est à ce repas, et non le soir, qu'il en fera usage.

L'exercice quotidien, la marche, l'équitation sont nécessaires aux malades. Un changement d'air et un séjour d'hiver dans une région tempérée sont parfois avantageux. Porter de la flanelle dans les temps humides et froids. Éviter le froid et l'humidité aux pieds. Faire des lotions tièdes et des frictions générales sur tout le corps pour faire fonctionner la peau.

Prescriptions médicamenteuses :

A) DANS L'ACCÈS DE GOUTTE.

1° *Traitement local :*

a) Simple enveloppement de la jointure malade dans de l'ouate et de la gutta-percha, à renouveler matin et soir.

b) Si cette médication ne suffit pas à calmer les douleurs, appliquer un petit vésicatoire grand, comme une pièce de deux francs ou un liniment calmant :

℞   Vaseline . . . .   20 grammes.
      Salicylate de méthyle   4   —

c) Éviter les émissions sanguines locales.

2° *Traitement général :*

a) Vin de colchique.

2 à 4 grammes par jour en une seule dose, pendant les périodes aiguës.

Puis diminuer peu à peu, et ne donner après trois ou quatre jours qu'une dose quotidienne de 0^{gr},50.

b) Si le médicament est mal toléré (gastralgie, effets purgatifs), donner :

℞   Potion gommeuse. . . . .   120 grammes.
      Salicylate de soude . . . .   4 à 5   —

Une grande cuillerée toutes les deux heures.

Pendant ce traitement, il est nécessaire de mettre en permanence une poche de glace sur l'articulation malade.

c) Les purgatifs ne seront prescrits que si l'état du tube digestif l'indique. On donnera de préférence alors des purgatifs cholagogues (séné, rhubarbe, etc.

B) DANS LA CONVALESCENCE DES ACCÈS DE GOUTTE AIGUE ET DANS LA GOUTTE CHRONIQUE.

1° Pour favoriser l'élimination de l'acide urique, donner, pendant quinze à vingt jours chaque mois, un des médicaments suivants :

a) ♃ Carbonate de lithine . . . . 0^{gr},05 à 0^{gr},10
Dans une eau alcaline gazeuse deux fois par jour.

b)   Pipérazine . . . . 0^{gr},15
En un cachet ; 4 à 6 par jour.

c)   Lycétol . . . . 0^{gr},25
En un cachet : 2 à 4 par jour.

d)   Acide thyminique . . . . 0^{gr},25
En une tablette ; 3 à 4 par jour.

2° Pour ramener à l'équilibre normal les fonctions hépatiques souvent troublées chez les goutteux :

a) Une cure à Vichy ou à Carlsbad, ou à défaut de cette cure prendre à domicile le matin à jeun, pendant trois semaines, un verre d'eau de Vichy (Célestins).

b) Pendant quinze jours, prendre le matin à jeun, dans un demi-verre d'eau :

♃   Suc hépatique glycériné. . . . . . . 10 centicubes.
A renouveler trois ou quatre fois dans l'année.

c) Il existe un grand nombre de spécifiques contre la goutte ;

la plupart sont composés sur le type de la poudre de Portland, dont la formule est la suivante :

$\not\!\!R$ Aristoloche . . . .
    Gentiane . . . .
    Gennantier . . . . } parties égales.
    Pin sauvage. . . . .
    Sommets et feuilles de petite cen-
        taurée . . . .

Prendre : 4 grammes chaque matin, pendant trois mois.
          3   —   —   —   trois mois.
          2   —   —   —   dix-huit mois.

Il est rare que la goutte ne soit pas améliorée ou guérie, mais beaucoup de malades présentent ensuite des coliques néphrétiques ou des congestions cérébrales.

Complications. — Néphrite goutteuse (voir p. 311).

GRANULIE. (Voy. *Tuberculose*.)

GRIPPE OU INFLUENZA

I) Forme nerveuse.

Tableau clinique. — Début brusque ou au cours d'un coryza. Fièvre (38 à 40°). Céphalée, rachialgie, douleurs articulaires sans gonflement, courbature, prostration, insomnie. L'urine claire au début devient rapidement rare, trouble et foncée. En quelques jours, dans les cas simples, les phénomènes s'amendent très vite, malgré la violence du début.

Prescriptions hygiéniques. — Repos physique et intellectuel. Séjour au lit. Douce chaleur. Bouillon et lait. Revenir très progressivement à un régime tonique, quand la fièvre est tombée et que l'urine reprend ses caractères normaux.

Prescriptions médicamenteuses :

1° *Sulfate ou chlorhydrate de quinine*, par cachets de $0^{gr},25$, deux par jour si le thermomètre marque 38° ; trois, s'il marque 39° ; quatre, s'il dépasse ce chiffre.

2° ♃ Potion gommeuse. . . . . 120 grammes.
    Antipyrine 2   —

par cuillerées toutes les heures, pour combattre la céphalée ; à cesser, dès que ce symptôme a cédé ; éviter en prolongeant l'usage de ce remède, l'action fâcheuse sur le rein et l'accentuation de l'asthénie de convalescence.

3° *Lotions fraîches* sur le front et la nuque avec de l'eau additionnée d'eau sédative ou d'eau de Cologne, par parties égales.

II) Forme broncho-pulmonaire.

Tableau clinique. — C'est la forme la plus fréquente. Elle est presque toujours associée à la forme nerveuse. En outre donc des symptômes précités, on trouve tous les signes des inflammations aiguës des grosses bronches (râles sibilants et ronflants), des petites bronches (dyspnée, râles sous-crépitants disséminés). Souvent on constate des foyers de broncho-pneumonie (submatité, râles sous-crépitants, souffles, points de côté, dyspnée). La toux est incessante et épuisante au début ; elle devient peu à peu grasse, facile et s'accompagne d'une expectoration souvent purulente. Durée très variable par succession de poussées inflammatoires dans l'appareil respiratoire.

Prescriptions hygiéniques. — Les mêmes que dans la

forme précédente. En outre, boissons chaudes. Éviter de boire froid, même au moment des repas.

Prescriptions médicamenteuses :

1° *Sulfate de quinine et antipyrine,* ut supra.

2° *Potion avec :*

℞   Eau . . . . 90 grammes.
     Sirop pectoral. 30   —
     Alcoolature d'aconit 1   —
     Oxyde blanc d'antimoine. 1   —

ou bien *potion avec :*

℞   Eau . . . . 90 grammes.
     Sirop diacode. 30   —
     Benzoate de soude 2   —

Alterner l'une de ces potions avec la potion à l'antipyrine si l'on a cru devoir prescrire ce dernier remède. Par grandes cuillerées toutes les heures ou toutes les deux heures.

3° *Révulsifs sur la poitrine :*
Cataplasmes sinapisés ;
Ventouses sèches en cas d'oppression vive ;
Ventouses scarifiées en cas de point de côté ;
Le vésicatoire doit être écarté du traitement de la broncho-pneumonie grippale, en raison de la très grande vulnérabilité du rein dans cette affection.

Chez le vieillard, la révulsion se bornera à l'application de cataplasmes très chauds non sinapisés ou de ventouses sèches.

4° A la période de maturation de la bronchite, on cessera la prescription précédente, et on se contentera de sirop de tolu et de tisane de bourgeons de sapin.

III) Forme gastro-intestinale.

Tableau clinique. — Le début est plus brusque, mais l'ensemble des phénomènes est à peu près le même que dans la fièvre typhoïde commençante. Langue saburrale, inappétence, vomissements, diarrhée, ballonnement, ventre douloureux. Il peut y avoir association des symptômes des formes nerveuse et broncho-pulmonaire.

Prescriptions hygiéniques. — Diète presque absolue au début; puis bouillon et lait. Retour très prudent à l'alimentation solide, en raison des rechutes facilement provoquées par l'ingestion prématurée de nourriture azotée.

Prescriptions médicamenteuses :

1° En cas de nausées persistantes, un *vomitif* (voir *Embarras gastrique*).

2° Le lendemain et les jours suivants calomel à doses fractionnées :

℞   Calomel. 0gr,01
       Lactose 0gr,50
En un cachet; un cachet matin et soir pendant 4 à 6 jours.

3° En cas de fièvre vive, *injections hypodermiques* d'un centimètre cube de la solution suivante :

    Eau distillée. . . . . 10 grammes.
    Chlorhydrate de quinine. 3   —
A répéter deux ou trois fois par jour suivant le degré thermique.

4° Combattre la céphalée par des lotions fraîches sédatives ou alcoolisées.

IV) Complications :

A) ALBUMINURIE. — Régime lacté absolu.

B) MYOCARDITE. — Complication très grave et très fréquente : suivant le mot célèbre de HUCHARD, le mal est aux poumons et

le danger est au cœur. Pouls rapide 1 20 à 140 faible, inégal. Ajouter : *teinture de digitale* XXX gouttes aux potions que
le malade prend en vingt-quatre heures, continuer cinq ou six
jours s'il le faut, cesser dès que le pouls est redevenu fort et a
été ramené au-dessous de 100.

C) MÉNINGITE CÉRÉBRO SPINALE. — (Voir le traitement de cette
affection).

V) Convalescence.

La grippe est essentiellement anémiante et asthénisante. Elle
laisse à sa suite une faiblesse souvent longue à réparer ; elle est
souvent l'origine d'une neurasthénie prolongée ; elle laisse
presque toujours une aggravation des maladies antérieures
(diabète, néphrites, tuberculose, lésions cardiaques, etc.), quand
la coïncidence avec l'une d'elles n'a pas causé la mort du
sujet.

En conséquence, formuler un traitement approprié à l'anémie
(voy. *Anémie*), à la neurasthénie (voy. *Neurasthénie*), aux diverses
affections chroniques en question.

HÉMATÉMÈSE

Tableau clinique. — Le vomissement de sang se présente
avec des allures très variables. Souvent il ne s'agit que de
mucosités sanguinolentes, rejetées seules ou mélangées avec
des aliments : le traitement dans ce cas se confond avec celui
de la dyspepsie ou de la gastrite, dont ces vomissements sont
symptomatiques. Dans d'autres cas, il s'agit d'une véritable
hémorrhagie. Le sang est rendu en abondance par la bouche,
quelquefois aussi par les narines ; le malade est subitement

affaibli, parfois même frappé de syncope ; il est exsangue, les muqueuses sont décolorées, les premières selles qui suivent l'incident contiennent du sang noir (melœna).

Les retours de semblables hémorragies sont très redoutables, et malheureusement sont loin d'être rares ; ils peuvent entraîner la mort.

Prescriptions hygiéniques. — Ce n'est pas seulement le repos qu'il faut prescrire, c'est l'immobilité absolue. Le malade couché dans son lit, la tête basse ou peu élevée, ne doit faire aucun mouvement ; il parlera peu et à voix basse ; on ne le fera pas asseoir, les premiers jours, pour l'ausculter. On ne se départira de ces règles sévères que lorsque l'hémorragie aura cessé depuis quatre ou cinq jours.

Pendant cette même période on ne cherchera pas à provoquer de selles, pour éviter toute occasion d'effort.

Les premiers jours, pas d'alimentation. Le second et le troisième jours, quelques cuillerées de lait glacé, très bien écrémé et coupé d'eau alcaline. Puis on augmentera peu à peu le lait, on supprimera la glace, sans autre modification, jusqu'au dixième jour après la cessation des vomissements sanglants et la disparition du sang dans les selles. Passé ce délai, on permettra des crèmes, des laitages, des œufs, enfin on reviendra lentement et prudemment à une alimentation plus substantielle.

Prescriptions médicamenteuses :

1° *En cas de syncope par abondance de l'hémorragie :*
Injecter sous la peau, ou dans les cas très graves, dans une veine, 250 à 500 grammes de sérum de Hayem.

2° *Pour arrêter l'hémorragie :*
a) Application d'une poche de glace sur la région épigastrique.
b) Faire sucer au malade de petits fragments de glace.
c) Injection hypodermique d'un centimètre cube d'ergot de

seigle d'Yvon, ou de III à X gouttes d'ergotinine Tanret, ou un centimètre cube de la solution suivante :

℞	Ergotine.	2 grammes.
	Eau distillée . . . . }	
	Glycérine. . . . . } àà 15 —

L'injection faite avec ce liquide dont la formule est classique est presque toujours très douloureuse.

3° *Pour reconstituer les forces :*
Au bout de plusieurs jours, quand l'hémorragie sera définitivement arrêtée, recourir à la médication tonique et hématopoiétique.

a) ℞ Hémoglobine . . . . $0^{gr},50$
En un cachet ; 4 cachets par jour.

ou

Protoxalate de fer. . . . . $0^{gr},10$
En un cachet ; 2 cachets par jour.

b) Solution de méthylarsinate de soude à 1,50°. . 10 grammes.
X à **XV** gouttes deux fois par jour.

4° En cas de récidive de l'hématémèse :
Le retour de l'hémorragie gastrique oblige naturellement à revenir au traitement initial. Si les récidives se multiplient ou s'aggravent, la question d'une intervention chirurgicale toujours très grave peut se poser.

HÉMIPLÉGIE

Tableau clinique. — Il n'est question ici que de l'hémiplégie organique. Le traitement de l'hémiplégie hystérique trouvera sa place au chapitre : *Hystérie*.

A la suite d'une attaque d'apoplexie ou quelquefois sans perte de connaissance préalable, le malade est privé de l'usage des deux membres du même côté. Si l'hémiplégie est complète, la station debout et la marche sont impossibles. Si elle est incomplète, il marche en fauchant et fait quelques mouvements du bras ; mais les mouvements délicats de la main et des doigts échappent au commandement cérébral. La force persiste quelquefois ; l'adresse est définitivement perdue.

Le facial inférieur est souvent paralysé du même côté. L'intelligence est généralement troublée ; aphasie, ataxie, agraphie accompagnent à des degrés divers l'hémiplégie droite. Pleurs faciles et sans motifs.

Au point de vue du pronostic et du traitement, deux formes importantes :

1° *Hémiplégie flasque*. — Membres souples, sans raideur, souvent curable.

2° *Hémiplégie avec contracture secondaire*. — Membres immobiles raidis, l'inférieur en extension, le supérieur en demi-flexion. Exagération des réflexes rotuliens. Trépidation épileptoïde. Incurable.

Prescriptions hygiéniques. — Le régime alimentaire sera tonique, mais non excitant. Aliments variés, de digestion facile, en partie azotés, en partie ternaires. Pas de viande le soir, pas de vin pur ni de liqueurs. Veiller à la régularité des selles.

Aération parfaite. Éviter le séjour dans les endroits surchauffés et le froid aux pieds. Éviter les fatigues intellectuelles, les émotions, les soucis d'affaires et les excès vénériens. Soins de propreté réguliers nécessaires.

Au point de vue du mouvement, promenade. tant qu'elle est possible, rééducation des mouvements d'après la méthode de Faure. Les résultats quoique moins brillants que dans le tabes sont cependant très appréciables.

Prescriptions médicamenteuses. — Pas de remède spécial à prescrire contre l'hémiplégie. On se bornera à formuler :

℞ 1° Lactose 0⁰ʳ,50
      Glycéro-phosphate de chaux . . . . 0⁰ʳ,15 à 0⁰ʳ,20

En un cachet n° 30 ; un cachet à chaque repas pendant les quinze premiers jours du mois.

2° *Solution avec :*

℞   Eau distillée . . . . 300 grammes.
     Iodure de sodium. 10   —
ou :

     Sirop iodo-tannique. . . . . 500 grammes.

Une grande cuillerée dans un peu de lait ou de tilleul avant les repas, pendant les dix jours suivants, pour combattre l'artério-sclérose qui existe presque toujours.

3° Repos de remèdes pendant les cinq derniers jours et recommencer le mois suivant.

Si la chose est possible, une saison à Balaruc.

4° De temps à autre, par périodes de dix jours, tous les deux mois par exemple, on donnera matin et soir une des pilules suivantes :

℞   Sulfate de strychnine. .   un milligramme ou un demi-milligramme pour une pilule n° 20.

Cette médication appartient *exclusivement à la forme flasque.*

5° Frictions quotidiennes au baume de Fioraventi, si les membres sont inertes, flasques et engourdis ; friction avec un liniment calmant dans les cas très fréquents où surviennent des douleurs articulaires dans les membres paralysés.

6° *Agents physiques et mécaniques.* — Le massage donne de bons résultats dans l'hémiplégie flasque ; il en est de même de l'application des courants galvaniques et faradiques. Les applications électriques sont interdites dans les formes avec contractures qu'elles ne peuvent qu'aggraver.

HÉMOGLOBINURIE PAROXYSTIQUE

Tableau clinique. — A la suite d'un refroidissement, parfois très léger, le malade rejette au bout d'un temps très court une urine rouge où l'examen histochimique décèle la présence d'hémoglobine, mais non d'hématies. Il est courbaturé, fatigué, parfois un peu fébrile, ou au contraire hypothermique ; il prend souvent une teinte ictérique, mais sans décoloration des matières (ictère hémolytique). Le foie est quelquefois volumineux.

Les accidents s'apaisent, mais ils se renouvellent avec une facilité déplorable ; et, anémié par cette hémolyse trop abondante et par les désordres qui en sont la conséquence, le sujet arrive à un point de cachexie préoccupant. Il s'agit fort souvent d'un ancien syphilitique.

Le point important est de ne pas confondre ce syndrome avec les hématuries vraies du mal de Bright ou des néphrites aiguës, ou de toute autre cause, avec l'hémoglobinurie paludéenne (voy. *Paludisme*), et de s'assurer que le malade ne reste pas albuminurique dans l'intervalle des crises.

Prescriptions hygiéniques. — Éviter soigneusement le froid, les fatigues, les excès de toute espèce. Pas de bains froids ni de douches.

Au moment des crises, repos au lit, régime lacté, boissons chaudes.

Dans l'intervalle des crises, alimentation tonique, en surveillant fréquemment les fonctions urinaires et en s'assurant aussi par l'examen du foie et la recherche de l'urée, de l'urobiline, etc., que les fonctions hépatiques sont normales.

Prescriptions médicamenteuses.

A) DANS L'INTERVALLE DES CRISES :

1° Si le sujet est syphilitique, le soumettre au traitement régulier de cette maladie (voy. *Syphilis*), sans oublier cependant que le mercure, comme d'autres remèdes d'ailleurs, peut affaiblir la résistance globulaire et provoquer l'hémolyse.

2° Prescrire avec les mêmes réserves, les médicaments toni-nutritifs.

a) ℞ Eau distillée . . . .   10 grammes.
     Arrhénal 0ᵍʳ,20

X gouttes à chaque repas.

b) ℞ Vin de Malaga . . . .   450 grammes.
     Sirop d'écorces d'oranges amères. .   50   —
     Extrait mou de quinquina.   10   —
     Lactophosphate de chaux.   5   —

Un verre à liqueur à chaque repas.

B) PENDANT LA CRISE :

1° ℞ Potion gommeuse. . . . .   120 grammes.
     Chlorure de calcium . . . . 2 à 4   —

Par grandes cuillerées toutes les heures.

2° Injection hypodermique de 20 à 40 centimètres cubes de sérum de WIDAL.

Ce sérum préparé avec du sang d'un cheval qui a subi l'injection intra-péritonéale de sang humain ou de sang placentaire, serait à la fois préventif et curatif.

HÉMOPHILIE

Tableau clinique. — Tendance aux hémorragies spontanées ou traumatiques, souvent héréditaire et familiale. Les plus petites blessures, coupure entamant le derme, arrachement d'une dent, etc., donnent lieu à des écoulements de sang abondants, et parfois difficiles à arrêter. La moindre contusion provoque de larges ecchymoses ; une entorse amène une hémarthrose. En outre des hémorragies surviennent spontanément : épistaxis, hématémèses, etc. Par suite, anémie exagérée. La mort peut quelquefois survenir par hémorragie.

Prescriptions hygiéniques. — Régime tonique reconstituant. Limonades acides. Éviter les fatigues, les chocs, les efforts violents.

Prescriptions médicamenteuses.

1° Contre les hémorragies, application de sérum de sang frais (cheval, lapin ou homme) sur la surface saignante. Faute de ce sérum de sang normal, prendre du sérum antidiphtérique ou antitétanique.

2° Contre la tendance aux hémorragies :

a) Injections sous-cutanées de 10 à 20 centimètres cubes de sérum de sang frais, ou à défaut de cette substance, de sérum antidiphtérique.

Renouveler l'injection.

b) Suc hépatique glycériné, 10 centimètres cubes, à prendre le matin à jeun dans un peu d'eau pendant vingt jours.

c) Solution avec :

℞   Eau distillée . . . . 450 grammes.
       Chlorure de calcium. 10   —

Deux ou trois cuillerées par jour pour un adulte.

Renouveler souvent la prescription, dont l'effet est peu durable.

3° Pour améliorer l'état général : phosphates, arsenic, huile de foie de morue, frictions, hydrothérapie.

Faire le traitement spécifique, s'il y a syphilis héréditaire (CARRIÈRE).

HÉMOPTYSIE

Tableau clinique. — Variable suivant l'abondance et la source de l'hémorragie :

a) *Hémoptysie foudroyante*. — Le malade, au moment de la rupture d'un anévrysme de l'aorte dans les bronches ou de la déchirure d'un vaisseau important dans la paroi d'une caverne pulmonaire, rejette tout d'un coup des flots de sang par la bouche et meurt en quelques minutes.

b) *Hémoptysie de moyenne intensité*. — Elle est le plus souvent d'origine tuberculeuse et indique la congestion concomitante de la formation des foyers de bacillose ; elle peut survenir la nuit surtout chez des arthritiques ou des hémorroïdaires, elle peut compliquer les kystes hydatiques du poumon ou l'évolution d'une lésion mitrale. A chaque effort de toux, le malade rend du sang liquide rutilant, ou des caillots plus ou moins noirs. Le crachement de sang peut durer plusieurs heures, s'arrêter, puis recommencer, et ainsi de suite pendant plusieurs jours. L'abondance de l'hémorrhagie peut finir par entraîner la mort ; le plus souvent on réussit à obtenir l'hémostase.

c) *Hémoptysie legère*. — L'hémorragie se réduit à l'expectoration de quelques crachats sanglants, sans que le sujet éprouve le moindre malaise. Cet incident si léger peut néanmoins marquer le début d'une tuberculose pulmonaire.

Le traitement sera naturellement proportionné à l'importance des symptômes, mais il faudra toujours surveiller le malade longtemps, en raison des conséquences graves si fréquentes de l'hémoptysie.

Prescriptions hygiéniques. — Le repos sera absolu. Le malade étendu dans son lit sera invité à ne faire aucun mouvement brusque, aucun effort, à ne pas s'asseoir, à garder le silence, ou à parler à voix basse. Le médecin évitera la percussion, qui par l'ébranlement qu'elle provoque, a souvent ramené l'hémoptysie.

Le premier jour, diète absolue ; boissons fraîches, acidulées, limonade sulfurique, fragments de glace à la bouche ; de même le second jour, si l'hémorragie est grave. Les jours suivants, lait glacé, bouillon frappé, etc.

Maintenir dans la chambre une température constante et peu élevée (15 à 17°). Air suffisamment renouvelé. Maintenir les pieds chauds (bouillotte, couvertures, etc.).

Prescriptions médicamenteuses :

A) HÉMOPTYSIE FOUDROYANTE. — On n'a généralement pas le temps d'intervenir. Si l'on arrive à temps, ligature des quatre membres ou tout au moins des membres inférieurs, traitement de la syncope (voir ce mot).

B) HÉMOPTYSIE DE MOYENNE INTENSITÉ.

1° Le premier jour :

a) *Potion avec :*

℞   Eau . . . . 90 grammes.
      Sirop de grande consoude 30   —
      Ergotine. 2   —
      Chlorure de calcium 3   —

ou

Potion avec :

℞   Eau . . . . 90 grammes.
      Sirop thébaïque 30   —
      Teinture de digitale. . . . . XXV gouttes.
      Chlorure de calcium . . . . 3 grammes.

Par cuillerées à soupe toutes les heures.

b) Injection hypodermique une ou deux fois par jour, soit d'un centimètre cube de la solution d'ergot de seigle d'Yvon, soit de quelques gouttes de la solution d'ergotinine de Tanret

c) **Dix ventouses sèches** à la base de la poitrine, chaque jour. ou aux membres inférieurs.

Application d'un sac de glace, avec interposition d'une pièce de flanelle sur la région sous-claviculaire, si l'auscultation a permis de découvrir en ce point la source de l'hémorragie.

2° Les jours suivants :

Le même traitement peut être prescrit pendant cinq ou six jours. Si l'hémoptysie persiste ou se renouvelle, on prescrira :

℞   Poudre d'ipéca. 0ᵍʳ.10

En un cachet ou un paquet n° 10 ; prendre un paquet ou un cachet toutes les heures dans un peu d'eau froide, s'arrêter dès que le malade cesse de cracher du sang. Diète absolue.

3° S'il y a hypertension, traiter par l'extrait de gui et par l'opium (voir : apoplexie pulmonaire, p. 39).

4° Chez les femmes, au moment de l'époque mensuelle, que la perte cataméniale soit commencée ou soit seulement attendue, on s'abstiendra d'ergotine, mais on pourra appliquer six sangsues (trois de chaque côté) à la face interne des cuisses, si la perte se fait attendre ou est insuffisante.

Appliquer également des sangsues à l'anus, chez les hémorroïdaires dont le flux habituel a disparu.

5° Si l'anémie par perte de sang devient préoccupante :
Ligature d'un ou deux membres à la base.

℞   Injection hypodermique de sérum artificiel.   100 à 200 grammes.

Deux fois par jour. Éviter l'injection intraveineuse qui peut directement congestionner le poumon.

Convalescence. — Longue et difficile. Toniques variés : phosphates, arsenic, alimentation, etc. Éviter le fer. Faire le traitement de la prétuberculose. Traiter la lésion qui a provoqué l'hémoptysie.

HÉMORRAGIES INTESTINALES

Cet accident, parfois très grave, survient comme complication de la fièvre typhoïde, de l'entérite tuberculeuse, etc. Le traitement qui doit lui être appliqué est exposé aux chapitres qui concernent ces diverses maladies.

HÉMORROIDES

Tableau clinique. — Dilatation variqueuse des veines hémorroïdaires (région ano-rectale). Les hémorroïdes externes apparaissent sous forme d'une tuméfaction grosse comme un pois ou une cerise, s'enflamment, s'indurent et se flétrissent (*Marisques*). Peu à peu, par la constitution successive de ces petites tumeurs, l'orifice anal s'entoure d'un collier d'excroissances irrégulières, inégales, à divers degrés d'évolution.

Les hémorroïdes internes se forment au-dessus du sphincter, quelquefois très volumineuses, se pédiculisent plus ou moins, sortent au moment de la défécation, rentrent ensuite spontanément ou par pressions méthodiques au prix de douleurs parfois très vives et avec de réelles difficultés. Cet ensemble de symptômes, qui se répètent à chaque évacuation intestinale, finit par troubler au plus haut point la vie des sujets pour qui la maladie hémorroïdale passe à l'état d'idée fixe.

Des pertes de sang accompagnent souvent les hémorroïdes externes et plus souvent encore les internes. Il s'agit quelquefois de quelques gouttes de sang qui tombent en pluie au moment de la défécation ; souvent aussi, un véritable écoulement sanguin se produit tout le temps de l'évacuation, et même un peu après, jusqu'à ce que le paquet hémorroïdal ait été réduit. Chez quelques malades enfin, la perte de sang prend le caractère d'une hémorragie périodique. Chez tous, les phénomènes viennent par crises suivies de phases où ils s'atténuent sans motif apparent.

Complications. — Constipation opiniâtre, fissure anale, chute du rectum, abcès et phlegmon de la région ano-rectale, fistules consécutives ; eczéma et érythèmes.

Anémie des plus accentuée succédant aux pertes de sang peu abondantes, mais quotidiennes, longue à disparaître, même après la guérison des hémorroïdes.

Le plus souvent cette guérison améliore la santé générale des malades. Dans quelques cas rares, qu'elle ait été spontanée ou obtenue par un traitement approprié, elle est suivie de métastases graves : congestions, hémorragies viscérales, troubles nerveux, dermatoses rebelles, etc.

Les hémorroïdaires sont souvent des arthritiques à gros foie, appartenant à des familles sujettes à l'asthme, au diabète ou à la goutte.

Prescriptions hygiéniques. — Surveiller d'abord le régime : peu de viandes rouges, pas d'alcool, pas de mets excitants. Sobriété, exercice régulier, se coucher de bonne heure, se lever de même. Surveiller la régularité des fonctions intestinales, mais pas de purgations, surtout pas d'aloès ni autres cholagogues qui congestionnent le réseau hémorroïdaire et feraient venir cette infirmité à ceux qui en sont indemnes (voir *Constipation*). Éviter les trop grands efforts ; maintenir les hémorroïdes réduites, grands bains tièdes fréquents.

Soins de propreté très réguliers de la région anale. Lavages à l'eau froide ou très chaude, bien sécher ; ne pas entretenir ces points dans l'humidité.

Prescriptions médicamenteuses :

1° ℞ Teinture d'hamamelis virginica . 10 grammes.

ou :

℞ Teinture de marrons d'Inde. . . . . 10 grammes.

Prendre X gouttes à chaque repas dans un peu d'eau ; renouveler la prescription tous les mois ou tous les deux mois.

2° Oindre le paquet hémorrhoïdal avec quelques gouttes d'huile d'amandes douces ou d'huile de marrons d'Inde.

3° Pendant les périodes de crises, avec douleurs et hémorragie, prescrire en outre :

Chaque matin, un grand lavement d'eau froide. Dans la journée un ou deux suppositoires ainsi formulés :

℞ Beurre de cacao . . . . 5 grammes.
  Extrait de ratanhia. . . . . 1 —
  Chlorhydrate de morphine. . . . . . $0^{gr},01$ à $0^{gr}.02$

4° Si les hémorragies deviennent très fortes, prescrire :

a) *Lavement avec :*

℞ Eau froide . . . . 400 grammes.
  Chlorure de calcium. . . . . 2 —

Ou bien : b) *Potion avec :*

℞ Eau . . . . 90 grammes.
  Sirop de grande consoude. . . . . . 30 —
  Ergotine. . . . . 2 —

Une grande cuillerée toutes les deux heures.

ou

c. ℞ Une injection d'un centimètre cube de la solution d'ergot de seigle d'Yvon ou de III à VIII gouttes d'ergotinine de Tanret.

ou enfin

d) ℞ L'introduction d'un petit fragment de glace dans l'anus.

Quelquefois l'immobilité, le repos, la cessation de tout traitement réussissent à arrêter des crises rebelles aux médications précédentes.

5° En cas d'insuccès, exérèse au fer rouge ou au bistouri ou dilatation forcée de l'anus. (Courants de haute fréquence).

Traitement des complications :

A) CONSTIPATION, FISSURE, voy. ces mots.

B) CHUTE DU RECTUM, ABCÈS, FISTULES, traitement chirurgical.

C) ECZÉMA et ÉRYTHÈMES DE LA RÉGION ANALE :

Grande propreté, mais éviter de faire macérer l'épiderme par des bains locaux trop prolongés.

Essuyer sans frotter, de manière à ne pas enlever l'épiderme en voie de reformation.

Application d'une mèche de coton ou d'une compresse de gaze simplement stérilisée dans le fond du sillon interfessier.

Saupoudrer avec le talc de Venise ou la poudre suivante :

℞   Talc de Venise. . . . . 25 grammes.
      Oxyde de zinc 5   —

D) ANÉMIE (voy. ce mot) : insister sur l'hémoglobine, les préparations ferrugineuses, l'arsenic ; même après l'extirpation des hémorroïdes, ce traitement doit être poursuivi longtemps, avant d'arriver à reconstituer le sang appauvri.

E) ACCIDENTS MÉTASTATIQUES. — Si, par exception, des phénomènes graves surviennent par le fait de la guérison ou de l'extirpation des hémorroïdes, recourir fréquemment à l'action de l'aloès, et appliquer périodiquement deux ou trois sangsues autour de l'anus.

HÉPATITES

(Voy. : *Congestion du foie, Cirrhose, Ictère, Lithiase biliaire,* affections avec le traitement desquelles se confond pratiquement le traitement des hépatites).

HYDROPISIES

Tableau clinique. — L'épanchement de sérosité non inflammatoire dans les cavités séreuses, son infiltration dans le tissu cellulaire sous-cutané ou intermusculaire est une complication commune à beaucoup de maladies (lésions cardiaques, cirrhose, néphrite, etc.). Maintenu dans des proportions modérées, il ne demande pas d'autre traitement que celui des maladies qui le produisent. Développé à l'excès, il donne à ces maladies mêmes un aspect spécial, est à son tour la cause de complications variées et mérite d'être étudié à part : il constitue alors les hydropisies.

Les jambes, les pieds, les cuisses présentent les symptômes d'un œdème exagéré ; si le malade se couche, l'œdème devient prédominant à la région lombaire ; s'il est obligé de rester assis, par suite de la dyspnée, l'œdème des jambes devient dur, des plaques d'érythème se forment ; des suintements séreux se font jour à l'extérieur ; puis bientôt des ulcérations et du sphacèle, qui sont trop souvent le point de départ d'une septicémie mortelle.

Les organes génitaux, tuméfiés et déformés, causent au malheureux patient des tourments incessants, gênent l'émission de l'urine et peuvent devenir comme les jambes le siège d'ulcérations fâcheuses.

Le ventre est gonflé par l'ascite, avec œdème fréquent et parfois énorme de la paroi abdominale ; les fonctions digestives sont troublées, le foie refoulé sous le diaphragme subit une congestion fâcheuse ; le diaphragme est remonté vers le thorax, ce qui est une cause de plus de dyspnée.

14.

L'hydrothorax simple ou double entraîne la gêne de la circulation pulmonaire. Si le péricarde est à son tour le siège d'un épanchement, il en résulte des troubles dans les mouvements du cœur, troubles qui s'accusent par la faiblesse du pouls, les syncopes et leurs conséquences.

Outre la gêne mécanique qui résulte de ces déformations et de ces compressions, le malade dyspnéique, oligurique, souvent albuminurique est dans un état de faiblesse et de malaise lamentable.

La mort par suffocation, par syncope, par septicémie, est la conclusion habituelle de ces grandes hydropisies. Quelquefois cependant elles peuvent s'atténuer ou même disparaître, à la suite d'un flux intestinal, plus souvent d'une polyurie critique, parfois à la suite d'écoulement de la sérosité par une érosion de la peau.

Le malade débarrassé de ses hydropisies est alors guéri, si leur cause était passagère et a pu elle-même être traitée; mais s'il est cardiaque, brightique ou cirrhotique, il garde les lésions qui ont provoqué les hydropisies, et qui recommenceront à le faire un jour ou l'autre, ou lui réservent d'autres accidents. L'amélioration obtenue n'en aura pas moins été très importante.

Prescriptions hygiéniques. — La question de la position est tout à fait intéressante. Si le malade a de la tendance à suffoquer, il devra passer assis la plus grande partie de la nuit, de manière à ce que les liquides suivant les lois de la pesanteur s'accumulent plutôt dans les jambes que dans les plèvres. Mais l'absence de repos en position horizontale finit par causer des fatigues insurmontables, et d'un autre côté s'il y a des érythèmes et des points ulcérés aux jambes, la longue station assise finit par provoquer des gonflements véritablement colossaux et favorise le sphacèle.

L'antisepsie ou plutôt l'asepsie des régions œdématiées a à son tour une importance de premier ordre. Toute écorchure faite avec des ongles malpropres, toute érosion au contact de vêtements sales peut devenir le point de départ d'un érythème,

d'une lymphangite grave, entraînant à sa suite des complications locales ou générales, souvent mortelles. De là la nécessité pour le malade d'avoir les mains et les ongles toujours bien
lavés, d'avoir soin de laver les parties gonflées à l'eau chaude,
de les bien sécher, de les poudrer au talc de Venise. La plus
petite écorchure sera lavée à l'eau oxygénée neutralisée diluée
avec trois ou quatre fois son poids d'eau chaude stérilisée, et
traitée à sec ou avec pansement humide suivant les circonstances. On sera aussi sévère que s'il s'agissait d'une vaste plaie
chirurgicale.

Le régime sera déchloruré, surtout s'il s'agit d'une hydropisie
d'origine rénale, mais il le sera même pour les hydropisies d'une
autre nature. On se guidera pour le maintenir ou le cesser, sur
les résultats de l'examen de l'urine, son abondance, sa teneur en
albumine et en chlorure. Le régime lacté est assez pauvre en
sel pour répondre habituellement à l'indication de la déchloru-
ration. Mais il ne faut pas le prescrire, ni le maintenir aveuglément. Si le malade rend beaucoup moins d'urine qu'il ne prend
de lait, si son poids augmente chaque jour, il faut suspendre le
régime lacté absolu : on donnera alors des laitages, des jaunes
d'œufs, des purées, au besoin le régime sec déchloruré. La comparaison quotidienne entre la quantité de lait pris et la quantité d'urine émise est absolument nécessaire. Par ailleurs, des
troubles digestifs variés (vomissements, diarrhées persistantes)
peuvent amener à supprimer l'usage du lait.

Prescriptions médicamenteuses. — Elles consistent essentiellement à favoriser l'évacuation des liquides par les émonc-
toires naturels, voies urinaires et voie intestinale en particulier.
Les sudations abondantes amènent parfois une crise heureuse;
mais en les provoquant, on a eu quelquefois ensuite des complications redoutables.

1° Comme diurétiques on prescrira :

a) Les tisanes suivantes en quantité modérée : queues de
cerise, pariétaires, bourrache, stigmates de maïs. Sucrées à rai-

son d'une grande cuillerée de lactose pour une tasse. Trois ou quatre fois par jour.

b) Les préparations de digitale si l'état du cœur le permet (voy. *Endocardite chronique*).

c) ♃ Théobromine. 0gr,50
En un cachet ; 3 par jour.

d) Azotate de potasse 2 grammes en un paquet, un paquet dans un litre de tisane de chiendent ou de queues de cerise, à prendre dans les vingt-quatre heures, à ne pas prolonger plus de huit à dix jours, à éviter si l'épithélium rénal est atteint.

e) L'opothérapie : soit le suc hépatique glycériné à 1/10 (10 centimètres cubes chaque matin dans un verre d'eau) si le foie est comprimé (cirrhose, insuffisance hépatique, etc.), soit la macération du rein, suivant la formule de Renaut, si la sécrétion urinaire est très diminuée.

Le suc hépatique peut être continué de quinze à vingt jours ; la médication rénale sera toujours temporaire et très courte (trois à cinq jours), même si elle est bien indiquée et si elle produit de bons effets.

2° Comme purgatifs, on choisira ceux qui font perdre le plus de liquide, c'est-à-dire les drastiques :

a) ♃ Eau-de-vie allemande . . . . } āā 8 à 15 grammes.
Sirop de nerprun . . . . . }

A prendre le matin à jeun dans une tasse de thé.

Action en général très énergique : mais l'intestin est souvent si irrité qu'on ne peut renouveler avant un temps assez long.

b) Poudre laxative composée (voy. constipation).

c) Les purgatifs salins et huileux peuvent être employés, si l'état des voies digestives le demande ; ils n'ont pas d'action spéciale sur les hydropisies.

3° Certains médicaments complexes ont une valeur thérapeutique indéniable ; il sera bon d'y recourir de temps en temps.

a) ♃ Vin de Trousseau.
Deux à trois cuillerées par jour pendant cinq à dix jours.

b)   Pilules de Debreyne ou de Bouchardat :
        Scammonée, scille et digitale .   àà 0gr05 par pilule.
Une à quatre pilules le matin pendant quatre ou cinq jours.

Si l'on veut obtenir à la fois un effet diurétique et un effet purgatif.

c) Vin diurétique amer de la Charité, deux cuillerées par jour si l'on désire une action diurétique et que l'on redoute la digitale, contenue dans les deux remèdes précédents.

4° Il est bien entendu que ces remèdes seront appliqués, non pas simultanément, mais successivement, et que pour les maintenir, les suspendre ou y revenir, le médecin se guidera, non pas sur le simple diagnostic : hydropisie, mais sur la cause du mal et sur les effets produits par les premières doses des médicaments.

Évacuation mécanique des liquides. — On a longtemps évité ou du moins retardé jusqu'à la dernière extrémité les ponctions destinées à évacuer les liquides épanchés dans les cavités séreuses, et cela pour deux motifs : le premier, à cause des accidents septiques consécutifs; le second, à cause de l'affaiblissement qui suit les pertes trop considérables et trop rapides de ces liquides. Or, si l'on procède aux ponctions avec toute l'asepsie nécessaire, avec les mêmes précautions que pour une opération chirurgicale (lavage de la peau, flambage des instruments, propreté des mains, pansements stériles, etc.), les accidents septiques ne se produisent pas. Si l'on ponctionne avant que les épanchements deviennent trop abondants, le trouble apporté par une décompression rapide est facilement évité ; et en empêchant la compression des organes par le séjour prolongé des liquides, on régularise leurs fonctions et on épargne au malade toute une série de souffrances et de dangers. Les raisons invo-

quées contre les ponctions précoces semblent donc écartées, et
nous estimons qu'il faut évacuer les hydropisies, lorsque le traitement médical est insuffisant ou inefficace, et que les phénomènes de compression commencent à s'accentuer.

a) Donc dans les cas d'hydrothorax, on ponctionnera la plèvre.
L'aspiration est inutile. Un simple trocart (DIEULAFOY, n° 2)
suffit à la condition qu'on l'arme d'un tube de caoutchouc, dès
qu'on a enlevé la pointe de la canule, et qu'on maintienne le
bout inférieur de ce tube à 15 ou 20 centimètres au-dessous du
point ponctionné. Veiller à ce que l'écoulement ne soit pas trop
rapide, l'arrêter et retirer le trocart dès que le malade éprouve
un sentiment de gêne intrathoracique ou un spasme du larynx.
Application immédiate d'ouate imbibée de collodion riciné sur
la piqûre après le retrait de l'instrument.

Si les deux plèvres sont envahies, on les ponctionnera toutes
deux, mais pas le même jour. On laissera trois ou quatre jours
d'intervalle.

Le retour de la dyspnée par compression indiquera les ponctions ultérieures.

b) Ponction de l'abdomen, dans les cas d'ascite, avec les
mêmes précautions, et au point d'élection, sur le milieu de la
ligne qui joint l'ombilic à l'épine iliaque antéro-supérieure.
Ponction précoce, surtout dans les cas de cirrhose atrophique.
S'il y a coïncidence d'un œdème important de la paroi abdominale, veiller à ce que le trocart soit assez long pour pouvoir
franchir une épaisseur quelquefois considérable de tissus infil-
trés et pénétrer dans le péritoine.

Pendant l'évacuation du liquide, comprimer le ventre à l'aide
d'un bandage de corps que l'on serre à mesure que la sérosité
s'écoule, et que l'on fixe ensuite, l'opération une fois terminée,
après avoir appliqué sur l'abdomen une large couche d'ouate.
Ouate et collodion riciné sur la piqûre.

Après une première ponction, le malade restant au lit, les
jambes dégonflent rapidement, le péritoine s'emplit de nouveau
et une seconde ponction est bientôt nécessaire. La troisième
peut en général être un peu plus différée.

c) Lorsque l'œdème des membres inférieurs s'accentue, monte jusqu'au pli inguinal et que les organes génitaux et la paroi abdominale s'infiltrent à leur tour, il faut, non pas faire des mouchetures qui se contaminent si facilement, mais ponctionner à l'aide des trocarts de Southey. Ce sont des trocarts très fins, dont la canule est percée d'une série de petits trous et dont le pavillon, renflé en forme de bouton, peut s'ajuster à un mince tube de caoutchouc. Au niveau du mollet, ou de là cuisse, après lavage de la région à l'eau oxygénée très diluée (1/4), on place un de ces tubes-trocarts qu'on enfonce obliquement jusqu'à la garde. Puis l'aiguille une fois retirée, et le tube de caoutchouc mis en place, on laisse écouler la sérosité de l'œdème dans un vase placé au pied du lit et où elle tombe goutte à goutte. Un pansement ouaté enveloppe le membre et maintient le tube sans le comprimer. Un litre ou deux de liquide s'écoulent ainsi. Après vingt-quatre heures, on enlève les trocarts, on fait un pansement à l'ouate sèche stérile : les petites piqûres cicatrisent très vite, et on recommence au bout de quelques jours sur d'autres points. En laissant les canules en place plus de vingt-quatre heures, on s'expose à les voir tomber d'elles-mêmes et avoir à leurs points d'implantation de petites ulcérations suintantes difficiles à guérir (Thèse de Clejat, Bordeaux 1909). Ces évacuations soulagent certains malades d'une façon inespérée, mais malheureusement temporaire. D'ailleurs, elles ne réussissent pas toujours, et doivent être proscrites, s'il y a la moindre trace d'infection.

HYSTÉRIE

Tableau clinique. — L'hystérie n'est pas à proprement parler une maladie ; c'est une disposition du système nerveux et peut-être même de tout l'organisme, à présenter des troubles variés, c'est une sorte de diathèse, apte à laisser se développer une série de manifestations morbides très différentes dans leur allure et dans leur évolution. Les principaux phénomènes de l'hystérie peuvent se ranger sons les rubriques suivantes :

a. *Stigmates.* — Plaques d'anesthésie, affectant souvent une moitié du corps, mais pouvant se distribuer suivant les modes géographiques les plus variés. Anesthésie des muqueuses oculaires, pharyngée et même laryngée, absence de plusieurs réflexes cutanés.

b. *Attaque d'hystérie, hystéro-épilepsie.* — Sous l'influence de la moindre émotion, l'hystérique éprouve de la contraction pharyngée, sensation qui en s'accentuant et en se compliquant de notions acquises par la suggestion ou autrement, devient la *boule hystérique.* Celle-ci peut être perçue fréquemment et sans que le spasme se développe davantage. Elle peut être le prodrome de la grande attaque : perte de connaissance, mouvements désordonnés, contractures variées des muscles des membres et du tronc, cris, face vultueuse, sans qu'il y ait la distorsion des traits de l'épileptique, pas de morsure de la langue ; anesthésie générale pendant l'attaque, moins profonde peut-être que celle de l'épileptique. A son degré le plus violent, l'attaque hystérique peut cependant ressembler à l'attaque épileptique et être confondue avec elle ; il peut y avoir aussi association des deux névroses (hystéro-épilepsie).

c. *Contractures et arthralgies.* — Quelquefois brusquement, à la suite d'un choc, plus souvent peu à peu à la suite d'une lésion traumatique ou d'une arthrite légère qui a évolué et guéri, une articulation reste douloureuse comme si elle était en proie à une inflammation violente, et les muscles péri-articulaires se contracturent comme si l'arthrite persistait. Ces phénomènes peuvent durer indéfiniment ou cesser brusquement sous l'influence d'une émotion vive ou d'une suggestion.

Des douleurs analogues se présentent sur des points quelconques du corps, à la suite de lésions diverses (contusions, fausses appendicites, etc.), et peuvent aussi ou se prolonger ou guérir brusquemment (topoalgie, douleurs d'habitude).

d. *Paralysies.* — Elles comptent parmi les accidents les plus fréquents et les plus pénibles de l'hystérie, et se manifestent sous forme d'hémiplégie, laquelle est souvent curable, de paraplégies, dont le pronostic est plus sévère ; de paralysies hystéro-traumatiques, qui compliquent fâcheusement les blessures les plus légères. L'atrophie musculaire fait défaut.

e. *Fausses affections viscérales.* — La plupart des affections douloureuses des organes internes ou des troubles sécrétoires des glandes les plus importantes peuvent être simulés par des phénomènes purement hystériques : fausses dyspepsies, fausses gastropathies, fausses angines de poitrine, fausses appendicites, fausses annexites, tympanite simulant la péritonite, anurie nerveuse, etc. Naturellement des troubles hystériques peuvent aussi simuler toutes les affections organiques des centres nerveux et des nerfs périphériques. Une analyse clinique subtile permet maintenant de faire le diagnostic.

f. *État mental, suggestibilité, folie hystérique.* — L'état mental de l'hystérique est le plus souvent marqué au coin d'une instabilité toute particulière : défaut de suite dans les idées, caprices violents, entêtement forcené suivi bientôt d'exigences contradictoires, impossibilité de voir les choses sous leur aspect réel, tendance au mensonge consciente ou inconsciente avec toutes les conséquences du mensonge, quand il prend la forme de faux témoignage et amène la condamnation judiciaire des innocents, etc. Il est entendu que ces graves troubles des facultés de l'âme peuvent aller du degré le plus léger au degré le plus élevé. Mais la note qui caractérise le mieux l'état mental de l'hystérique c'est la suggestibilité. Même à l'état de veille, l'hystérique se laisse suggestionner de la façon la plus facile ; souvent elle est hypnotisable ; et dans cet état de sommeil pathologique, elle est suggestionnable au plus haut point et reçoit des ordres qu'une fois réveillée elle exécutera automatiquement et d'une façon inconsciente. Cependant si l'exécution de l'ordre donné est un véritable crime, si elle comporte des actes en opposition absolue avec la mentalité habituelle du malade, avec les idées qui forment le fond même de sa constitution mentale, il peut se refuser à l'accomplir, mais cela au prix des plus atroces souffrances nerveuses et souvent d'une série d'attaques hystériques d'une très grande violence.

Naturellement un pareil état d'âme amène souvent à la folie. La folie hystérique avec ses violences, les attaques qui s'y multiplient, les actes bizarres que déterminent la suggestion provoquée, l'auto-suggestion et les rêves, les hallucinations singulières et souvent terrifiantes qui l'accompagnent, la loquacité et l'allure extatique des malades. leur insensibilité aux plus atroces tortures et le cortège de tous les phénomènes déjà indiqués (stigmates, paralysies, contractures, etc.) a toujours fortement impressionné l'esprit populaire ; elle s'est souvent multipliée par suite de l'imitation qui est une forme de la suggestion, en forme de véritables épidémies et à certaines époques a même joué un rôle historique et social des plus importants.

Au fond l'hystérie est une maladie essentiellement psychique.

g. *Affections hystéro-toxiques.* — Portés par leur mal à enfreindre toutes les règles, les hystériques se livrent naturellement à toutes les intoxications et deviennent facilement morphinomanes ou alcooliques. Il en résulte une aggravation de l'état hystérique, d'autant mieux que l'affaiblissement du système nerveux, causé par ces poisons ou par d'autres tels que le plomb, suffit par lui-même à déterminer chez un sujet normal un état tout à fait comparable à l'hystérie.

Prescriptions hygiéniques. — La régularité de la vie, les repas aux mêmes heures, la sobriété, la privation des excitants (alcool, café, etc.), l'exercice régulier, le travail manuel sans surmenage, la vie au grand air sont les éléments essentiels de l'hygiène de l'hystérique. Mais malgré leur importance, ils ne passent qu'en seconde ligne au regard des éléments primordiaux de l'hygiène morale.

Psychothérapie. — Cette hygiène morale ne suffit pas toujour à guérir les accidents décrits plus haut ; mais elle seule peut modifier le terrain hystérique et permettre à d'autres traitements d'opérer les guérisons.

Le sujet malade devra s'étudier à fortifier son caractère, à garder en toute circonstance la *maîtrise de soi-même*, à résister aux émotions et aux impressions, à ne pas se laisser abattre par le malheur et surtout à ne pas se laisser désemparer par une simple contrariété. Il devra se persuader que dans toute existence humaine il y a une part inévitable d'ennuis et de chagrins, et qu'il est déraisonnable de se laisser aller à la colère ou au désespoir quand les choses tournent autrement qu'on ne l'a décidé. Il ne faut pas seulement comprimer en soi ces sentiments de colère ou de désespoir ; il faut se faire une âme assez élevée pour que ces sentiments ne se développent pas à l'annonce d'une nouvelle fâcheuse ou d'un événement douloureux. Des principes de philosophie, des préceptes religieux bien compris sont souvent les meilleurs appuis de cette hygiène morale. Le mysticisme religieux peut au contraire amener des résultats inverses.

Le choix des lectures aura une importance de premier ordre : les romans qui excitent les passions, ceux qui font de l'analyse psychologique trop subtile, ceux qui se complaisent dans les descriptions lubriques, ceux qui présentent la vie sous de fausses couleurs sont dangereux et doivent être sévèrement proscrits. Les feuilletons des journaux quotidiens et les récits si détaillés des crimes passionnels qui se multiplient à notre époque ont aussi une influence détestable. De même, pour la musique, on ne permettra pas à l'hystérique de se livrer sans réserve à l'étude des compositeurs dont les œuvres respirent une sentimentalité exaltée ou maladive. En un mot, on évitera tout ce qui, en fait d'art et de lecture, développe la sensibilité aux dépens de la raison et de l'intelligence pure. Mêmes réflexions pour les spectacles.

Il faudra veiller à ce que l'entourage de l'hystérique ne soit composé que de personnes saines d'esprit et de sens rassis, ce qui est d'autant plus difficile que, la maladie étant d'ordre héréditaire, chaque malade a les plus grandes chances d'être encadré de membres de sa famille dont le système nerveux ne vaut pas mieux que le sien. On leur enseignera à ne pas s'affoler

pour des crises de nerfs plus bruyantes que graves, à ne pas
pousser des cris d'effroi dont l'influence est toujours néfaste
sur les malades. On leur apprendra à ne pas railler ces pauvres
êtres, dont le mal pour n'être pas mortel n'en est pas moins
tout à fait affligeant. On leur apprendra que ce mal « qui n'est
que nerveux » n'est pas pour cela imaginaire et qu'il n'est pas
dans la puissance du malade de le faire cesser instantanément
par un acte de volonté. On les empêchera de bousculer ces
pauvres êtres paralysés ou contracturés, qui sont de véritables
infirmes, qui le restent quelquefois indéfiniment, et qui n'ont pas
de souffrances plus grandes que de constater ou de craindre
qu'on ne comprend pas leur maladie. Surtout on leur persua-
dera de ne pas rivaliser de plaintes et de chagrin avec le
patient qu'ils soignent; car si une sollicitude ferme et éclairée
réconforte, rien n'est déprimant comme ces manifestations de
pitié anxieuse dont certains parents accablent les hystériques.
Un mauvais entourage peut faire beaucoup de mal à un hystérique: il est de règle même qu'au bout d'un certain temps
l'entourage soit quelque peu corrompu par le malade, de même
qu'un fébricitant finit par vicier le milieu où il respire. Dans
ce dernier cas, on prescrit un changement d'air; s'il s'agit
d'hystérie, on prescrit un changement de milieu.

Séparé des êtres avec lesquels il a longtemps souffert, qui
l'ont soigné sans succès, qu'il a fini par aimer d'un amour
maladif ou par prendre en grippe, l'hystérique transplanté
sans transition dans une atmosphère morale plus saine se
trouve quelquefois amélioré de la façon la plus rapide. Des
spasmes cessent, des douleurs disparaissent, l'état mental s'améliore. L'isolement, ou plus exactement, le changement de l'entourage s'impose au grand profit du malade dans un grand
nombre de cas.

Le médecin fait partie de l'entourage. Il doit donc être le
premier à mettre en pratique les conseils qu'il donnera aux
autres. Il devra en outre, montrant qu'il connaît la valeur des
symptômes, avoir dans la guérison une confiance complète et
communicative. Il écoutera la malade et l'examinera avec

méthode, mais sans trop de minutie, se rappelant qu'une question même très simple peut au plus haut point la préoccuper et qu'elle présentera souvent le lendemain le symptôme qu'elle n'avait pas la veille et dont on lui a inopportunément parlé. Il évitera de multiplier sans motifs les séances d'hypnose et de suggestion qui laissent souvent le système nerveux plus faible et plus désemparé. Si au bout de longues semaines la guérison se fait attendre, le médecin fera bien de demander à être remplacé par un confrère ; car s'il persiste à soigner son sujet sans succès, il lui arrivera ce qui arrive à tous les autres membres de la famille : l'hystérique le prendra en haine ou en deviendra follement amoureuse, épilogues également tristes et douloureux malgré leur apparente diversité.

La suggestion peut faire disparaître certains symptômes ; elle peut empêcher une crise, faire disparaître une paralysie, une contracture, une douleur articulaire ou viscérale ; elle peut même peut-être rétablir le fonctionnement d'un viscère ; mais elle ne guérit pas l'hystérie. Au contraire, en affaiblissant la personnalité du sujet, en la subordonnant violemment à celle d'autrui, elle contribue à aggraver cet état d'inertie intellectuelle et morale qui est le propre de l'hystérie et agit pour ainsi dire dans le sens même du mal. Il ne faut donc y avoir recours que dans des cas très précis, pour combattre un symptôme bien déterminé et le plus rarement possible. La suggestion peut être faite dans l'état de veille ou dans l'état de sommeil hypnotique.

Prescriptions médicamenteuses :

A) Pour combattre l'hystérie elle-même :

1° Alterner les remèdes suivants :

a) Pendant une semaine, prendre à chaque repas :

℞   Glycéro-phosphate de chaux 0gr.25
En un cachet. *F. s. a.* 20 cachets semblables.

b) *Solution avec :*

℞   Eau distillée. . . . .   10 grammes.
     Arrhénal. . . . .   0ᵍʳ,20 à 0ᵍʳ,30

Prendre X gouttes à chaque repas pendant une semaine également.

c) Pendant la troisième semaine, suspendre tout médicament, puis recommencer pendant trois ou quatre mois.

d) Une douche froide quotidienne de huit à dix secondes pendant un mois.

A renouveler deux ou trois fois par an.

B) Pour combattre les attaques d'hystérie.

Desserrer le col et la ceinture, puis laisser quelques minutes la malade se rouler librement sur un matelas. Éviter qu'elle ne se blesse, dans ses mouvements désordonnés. La chose est d'ailleurs aussi rare ici qu'elle est fréquente dans l'épilepsie.

Si on connaît la malade, comprimer avec force les régions ovariennes ou tout autre point, que l'on sait constituer chez elle des zones hystéro-frénatrices. Si on ne la connaît pas, éviter de la serrer et de la maintenir violemment, les points que l'on comprime pouvant être justement situés dans une zone hystérogène et l'attaque pouvant être ainsi prolongée indéfiniment.

Éviter l'affolement, les cris, les manifestations bruyantes qui ne peuvent qu'exciter la malade.

Lotions et affusions froides pendant l'attaque même ; après l'attaque, une tasse d'infusion de valériane, à renouveler les jours suivants.

C) Contre les contractures et les arthralgies.

Éviter les appareils contentifs, l'immobilisation dans les gouttières, etc, qui augmentent la tendance aux douleurs et à la contracture.

Prescrire simplement le repos, les moyens anodins (liniments calmants, cataplasmes, etc.), le massage, à la condition qu'il ne soit pas douloureux.

Dans les cas rebelles, la suggestion.

D) CONTRE LES DOULEURS FIXES.

a) Applications calmantes (liniments opiacés, pommade au salicylate de méthyle, etc).

b) Si ces moyens sont insuffisants, petits vésicatoires volants. pointes de feu, aimant.

c) Dans les cas rebelles, la suggestion.

d) Éviter autant que possible la morphine, toute hystérique ayant l'étoffe d'une morphinomane.

E) CONTRE LES PARALYSIES.

Liniments excitants (baume de Fioraventi, massage, vésicatoires volants de petite dimension ; courants électriques, suggestion).

F) CONTRE LES FAUSSES AFFECTIONS VISCÉRALES.

Traitement général de l'hystérie.

Combattre les douleurs par des révulsifs locaux tels que vésicatoires grands comme 5 francs, pointes de feu, etc.

Médicaments qui rétablissent les fonctions de l'organe paralysé (purgatifs en cas de constipation, diurétiques en cas d'anurie, etc.).

Médicaments d'ordre suggestif : pilules de *mica panis*, pilules de bleu de méthylène (0,05), etc.

Médicaments antispasmodiques, par exemple :

Potion avec :

℞   Eau distillée. . . . . 90 grammes.
       Sirop de fleurs d'oranger. 30   —
       Bromure de potassium   2   —

Une grande cuillerée toutes les deux heures.

℞   Extrait de valériane . . . . 0^{gr},05

En une pilule n° 10 ; une pilule matin et soir.

CONTRE LA FOLIE HYSTÉRIQUE.

Isolement.

Internement dans un asile.

Hydrothérapie.
Psychothérapie.

ICTÈRE CATARRHAL (ICTÈRE INFECTIEUX BÉNIN).

Tableau clinique. — A la suite d'un refroidissement, d'un écart de régime, d'une colère ou d'une frayeur, le malade présente de l'inappétence, de l'embarras gastrique, puis de l'ictère (coloration jaune des téguments, urines rougeâtres ou vert-noirâtres, selles blanches, urines rouge acajou, contenant des pigments biliaires). Le foie, peu douloureux, mais cependant un peu sensible, déborde les fausses côtes, la rate n'est pas augmentée de volume, le pouls est ralenti, le cœur présente des souffles de siège variable. Amaigrissement rapide.

Cet état peut durer quelques jours ou se prolonger pendant quelques semaines ; il se termine généralement par la disparition progressive des phénomènes morbides et le retour graduel à la santé. Mais il peut aussi se compliquer, et dans quelques cas malheureux, l'ictère simple aggravé finit par constituer un ictère grave à marche insidieuse. Tous les intermédiaires peuvent, en effet, se rencontrer et établir une gradation insensible de l'ictère simple, absolument bénin, à l'ictère grave d'emblée.

Prescriptions hygiéniques. — Le régime alimentaire sera excessivement sévère. Au début, un jour ou deux de diète hydrique (eau de Vals ou de Vichy) sont tout à fait salutaires. Puis régime lacté absolu (lait pur ou lait écrémé). On n'exigera pas trois litres de lait; un litre et demi ou deux suffisent. Si le lait est mal toléré, on en facilitera la digestion par l'addition d'eau de chaux ou d'eau de Vals ou de Vichy (deux grandes cuillerées par tasse à thé). En cas d'insuccès ne pas s'obstiner, et soutenir alors le malade à l'aide de bouillons de légumes peu salés, de tisanes de céréales, de pâtes alimentaires ou de fécules préparées à l'eau, avec ou sans addition de sucre.

Sans être au repos complet, le malade évitera les fatigues et les refroidissements, toute maladie intercurrente fébrile pouvant être l'occasion de complications.

Si la maladie se prolonge, des démangeaisons absolument pénibles peuvent tourmenter le malade. Dans ce cas, prescrire des lotions fraîches, des bains alcalins; saupoudrer le corps de poudre d'amidon.

Prescriptions médicamenteuses :

1° Au début un purgatif salin, par exemple :

℞   Limonade Rogé à 55 grammes pour un homme.
    —   — à 45 grammes pour une femme.

A prendre le matin à jeun en deux fois à un quart d'heure d'intervalle.

Ou bien deux verres d'Hunyadi Janos ;
Ou un verre d'eau de Rubinat ou de Carabaña.

Deux à trois heures après, prendre une tasse de thé léger ou de bouillon d'herbes.

Renouveler cette purgation de huit en huit jours environ pendant un mois.

2° En dehors des jours de purgation, prendre deux fois par jour un demi-verre d'eau de Vichy (Célestins, Hauterive ou Saint-Yorre) ou de Vals (Saint Jean); ou un demi-verre d'une solution de bicarbonate de soude à 5 p. 1000.

Continuer cette médication, associée au régime lacté mixte, pendant trois ou quatre semaines, à moins que l'ictère n'ait cédé plus tôt.

3° Si le rein fonctionne d'une façon insuffisante et s'il y a tendance à la constipation, faire prendre chaque jour un lavement de 500 grammes d'eau bouillie refroidie.

15.

4° Si les selles sont fétides, et s'il y a des signes d'embarras gastrique, prescrire :

℞   Calomel 0ᵍʳ,01
     Lactose. 0ᵍʳ,40

En un cachet n° 10 ; 1 cachet chaque matin à jeun ; prendre ensuite une tasse de lait ; suspendre, s'il survient de la salivation.

5° Dans le cas où le foie est gros et douloureux, donner :

℞   Salol ou salophène 0ᵍʳ,50

En un cachet n° 20 ; 2 cachets par jour.

Complications. — Les complications : fièvre, hémorrhagies, troubles nerveux, peuvent amener peu à peu un ictère infectieux bénin à devenir un ictère grave. On fait alors le traitement de cette dernière affection.

ICTÈRE GRAVE

Tableau clinique. — Cette affection redoutable, qu'on désignait autrefois sous le nom d'atrophie jaune aiguë, consiste dans la suppression presque complète et rapide des fonctions du foie. C'est pour le foie ce que l'urémie est pour le rein. Elle survient d'emblée ou comme conséquence d'une lésion ancienne, comme aggravation d'un ictère primitivement inoffensif. Elle peut s'accompagner de fièvre ou d'hypothermie, suivant la cause qui la détermine : infection ou intoxication. A la teinte jaune généralisée des téguments, s'ajoutent des hémorrhagies viscérales et cutanées (hémorrhagies gingivales, épistaxis, hématuries, pétéchies, etc.), des troubles nerveux encéphalopathiques (coma, convulsions, délire), de l'adynamie, du collapsus cardiaque, des syncopes. L'urine est rare, bilieuse ou chargée d'urobiline.

pauvre en urée ; moins elle est abondante, plus elle s'éloigne de la composition normale et plus le pronostic est grave.

La mort termine souvent la courte évolution du mal en quelques jours à peine, souvent un peu plus. Mais la guérison est possible ; elle est temporaire ou définitive, suivant la cause de l'ictère grave ; temporaire, par exemple, s'il s'agit d'une angiocholite surajoutée à une cirrhose, définitive, si on a eu affaire à une infection colibacillaire accidentelle.

Prescriptions hygiéniques. — Le malade reste au lit qu'il n'a pas la force de quitter. Régime lacté absolu; mais cette prescription n'est pas un dogme, mieux vaut la diète hydrique ou un peu de bouillon de légumes, ou même quelques fécules préparées à l'eau sucrée que du lait mal toléré et transformé en poison par un tube digestif en fermentation.

Prescriptions médicamenteuses :

1° Maintenir l'état de l'intestin aussi aseptique que possible par les procédés suivants :

a) ℞ Calomel 0gr,01
    Charbon végétal 0gr,50
En un cachet n° 4; 1 cachet le matin à jeun.

b) ℞ Salicylate de bismuth . . . . ⎫
    Charbon végétal . . . . ⎬ ää   0gr,25
    Naphtol β . . . . ⎭
En un cachet n° 20.

c) S'il y a de la fièvre, on formulera ainsi :

℞   Sulfate de quinine . . . . ⎫
    Charbon végétal . . . . ⎬ ää   0gr,25
    Naphtol β . . . . ⎭
En un cachet n° 20. et on prendra 3 ou 4 de ces cachets par jour suivant l'intensité des phénomènes.

d) S'il y a de la constipation, un purgatif salin très léger ou un lavement d'eau bouillie refroidie.

2° En cas d'hémorrhagie grave :

Potion avec :

℞   Eau distillée. . . . .   120 grammes.
       Sirop de grande consoude   30   —
       Chlorure de calcium. . . . . . .   2 à 4   —
       Ergotine.   1   —

Une grande cuillerée toutes les heures.

3° Contre les troubles thermiques :

a) En cas d'hyperthermie, bains frais à 28 ou 30° répétés deux ou trois fois par jour.

Ou lotions fraîches vinaigrées, comme dans la fièvre ty-phoïde, etc.

b) En cas d'hypothermie, enveloppement avec des linges chauds, des couvertures. Bouillottes.

Veiller au froid aux pieds qui peut se produire, même avec une forte élévation de la température centrale, ce qui est un signe fâcheux.

4° Contre les désordres nerveux (convulsions, délire) :
a) Glace sur la tête.

b) Potion avec :

℞   Infusion de tilleul. . . . .   120 grammes.
       Sirop de fleurs d'oranger   30   —
       Bromure de potassium   3   —

Ou potion avec :

℞   Infusion de valériane. . . . . . .   120 grammes.
       Sirop d'écorces d'oranges amères .   30   —
       Teinture de castoréum   1   —
       Ou musc . . . .   0^{gr},20 à 0^{gr},50

Un grande cuillerée toutes les heures.

5° Contre l'adynamie et le collapsus :
a) Ajouter aux potions précédentes 2 à 4 grammes d'extrait mou ou d'extrait fluide de quinquina.

b) Injections hypodermiques de sérum artificiel (100 à 150 gr.

matin et soir), ou de caféine (0gr,25), ou d'éther sulfurique pur,
suivant les circonstances[1].

ICTÈRE HÉMOLYTIQUE

Tableau clinique. — Dans cet ictère, le foie n'est pour ainsi
dire pas en cause : la teinte jaune des téguments est due à
l'abondance excessive des pigments hématiques qui circulent
dans le sang, qui proviennent d'une hémolyse excessive des
globules rouges (WIDAL, CHAUFFARD) et qui sont en quantité
telle que le foie est incapable de les utiliser et de les éliminer.
L'ictère des nouveau-nés rentre dans la catégorie des ictères
hémolytiques (LEURET). Les fonctions digestives sont assez bien
maintenues ; mais il y a une grande anémie.

Les nouveau-nés et quelques malades guérissent vite ; d'autres
gardent une prédisposition fâcheuse aux rechutes et conservent
même presque toujours une teinte bilieuse ; quelques-uns enfin
enfin restent ictériques toute leur vie (ictère congénital).

Prescriptions hygiéniques. — Éviter le froid, cause trop
fréquente d'hémolyse. Suivre un régime nourrissant, mais en
évitant les aliments toxiques ou irritants ; s'alimenter en conséquence avec du lait, des laitages, des œufs très frais, de la
viande blanche, des purées, des légumes frais, des poissons
maigres bouillis, des fruits frais ou cuits. Ni vin, ni alcool.

Veiller à la liberté du ventre. Boire de l'eau d'Orezza, de
Bussang, etc.

[1] Il serait logique, au cours du traitement de l'ictère grave, de lutter contre les fermentations intestinales à l'aide des ferments lactiques si réputés aujourd'hui, de combattre les hémorrhagies par les
injections de sérums de sang frais ou même de sérums antitoxiques.
Mais je n'ai à ce sujet aucune expérience personnelle.

Prescriptions médicamenteuses :

A) CHEZ LE NOUVEAU-NÉ : pas de médicaments, sauf de temps
en temps une cuillerée à café de sirop de fleurs de pêcher ou de
chicorée, ou d'huile d'amandes douces, si l'enfant est constipé.

B) CHEZ L'ADULTE :

1° ℞ Rhubarbe en poudre . . . . ⎱ àà   0^{gr},25
    Magnésie calcinée . . . . ⎰
En un cachet n° 10; 1 cachet au premier déjeuner.

2° ℞ Hémoglobine. . . . .   0^{gr},50
En un cachet.

ou

℞   Protoxalate de fer . . . .   0^{gr},10
En une pilule n° 20.
Une pilule ou un cachet aux deux principaux repas.

3° Après avoir terminé ces cachets ou ces pilules, prendre
deux fois par jour aux repas X gouttes de la solution suivante :

℞   Eau distillée . . . .   10 grammes.
    Arrhénal . . . .   0^{gr},20

ICTÈRE CHRONIQUE

Tableau clinique. — En dehors des ictères congénitaux et
de quelques cas exceptionnels (syphilis en particulier, cancer
primitif du foie), les ictères chroniques se rattachent à l'une des
affections suivantes : 1° la cirrhose hypertrophique avec ictère
chronique ; 2° l'obstruction complète ou incomplète du canal
cholédoque par un calcul ; 3° la compression des voies biliaires
par une tumeur, tumeur de la tête du pancréas le plus souvent,
quelquefois tumeur de l'ampoule de Vater.

Les considérations relatives au traitement des deux premières variétés ont été (voy. Cirrhose) ou seront (voy. Lithiase biliaire) exposées dans d'autres parties de cet ouvrage.

Quant à l'ictère par compression néoplasique, il se fait connaître par son début insidieux, sa marche inexorable avec présence de tous les symptômes classiques de l'ictère, par l'exagération de la couleur des téguments (ictère vert, ictère noir), par la fréquence des complications (xanthelasma, xanthopsie, prurit atroce, etc.). La cachexie progressive et fatale, avec dyspepsie, anorexie absolue, amaigrissement, hémorragies, etc., termine la scène.

Prescriptions hygiéniques. — On n'aura d'autre principe au point de vue du régime que de nourrir le malade avec les aliments qu'il supporte et qu'il digère, retranchant peu à peu de ses repas ceux qui « ne passent plus », et arrivant ainsi au régime lacté, au lait écrémé, aux fécules préparées à l'eau. Si la digestion gastro-intestinale est totalement abolie, il faudra recourir aux lavements alimentaires.

Repos de plus en plus complet à mesure que les forces s'en vont. Soins de propreté réguliers.

Prescriptions médicamenteuses. — Elles ne peuvent avoir qu'un simple but palliatif et viseront à combattre les douleurs, la dyspepsie, la constipation (voy. ces deux derniers mots).

Contre le prurit, on prescrira :

1° Les douches chaudes en pluie ou les bains alcalins (avec 100 grammes de carbonate de soude).

2° Les lotions fraîches avec de l'eau additionnée de quelques gouttes d'une des solutions suivantes :

a) *Solution avec :*

℞   Eau . . . . ⎱ àà 50 grammes.
      Alcool . . . . ⎰
      Acide salicylique   10   —

b) *Solution avec :*

℞   Eau . . . .) àà 50 grammes.
     Alcool . . . .)
     Menthol . . . . 10 à 20   —

3° Enveloppement des régions les plus douloureusement pru-
rigineuses avec de l'ouate et de la gutta percha.

Renouveler le pansement matin et soir, et faire à ce moment
une lotion fraîche.

4° Opothérapie hépatique, (voy. p. 285).

On n'usera de ce dernier moyen qu'avec une grande discrétion.
S'il réussit quelquefois à calmer les douleurs, il peut aussi congestionner le foie.

Intervention chirurgicale. — C'est quelquefois un moyen
héroïque; plus souvent encore un moyen dangereux. Chaque
cas comporte à ce point de vue des études et des déterminations
spéciales.

INCONTINENCE NOCTURNE D'URINE

Tableau clinique. — Cette infirmité, le plus souvent curable,
consiste dans l'émission involontaire d'urine pendant le sommeil. Normalement un enfant doit devenir propre vers l'âge de
deux ou trois ans. Celui qui doit être affecté de ce mal continue
chaque nuit à mouiller son lit; on pense d'abord que c'est un
simple retard dans son développement, mais il grandit, et l'inconvénient persiste. Les choses durent ainsi jusqu'à l'âge de
quinze ou seize ans; rarement elles persistent toute la vie. Cette
émission involontaire d'urine parfois très abondante a lieu une
fois, rarement deux fois par nuit ; elle peut se produire très
peu de temps après que le malade a été réveillé et a uriné nor-

malement. Après avoir eu lieu toutes les nuits, elle se produit seulement de temps en temps, puis de plus en plus rarement, du moins lorsque l'incontinence nocturne est le seul symptôme morbide ; mais fréquemment elle est associée à des névroses ou à des états plus ou moins graves : épilepsie, hystérie, infantilisme, idiotie, et dans ces cas son évolution et son pronostic sont ceux des affections dont elle est un épiphénomène.

Les fonctions urinaires s'accomplissent normalement pendant le jour. Les sujets ont le plus souvent une hérédité névropathique assez chargée.

Prescriptions hygiéniques. — A l'incontinence vraie s'ajoute ou succède souvent une paresse de l'enfant qu'il faut combattre par une discipline sévère. Les punitions appliquées avec tact, sans malveillance, dans le but d'exercer sur l'enfant une utile suggestion, ont un effet quelquefois heureux, mais sur lequel il ne faut pas compter aveuglément. Les réveils réguliers, une demi-heure avant le moment présumé de l'émission involontaire, réveils avec miction volontaire à ce moment, forment peu à peu l'éducation de la vessie et ont une salutaire influence ; mais ils exigent de la part des parents ou des gardes une continuité d'efforts qu'il est rare de pouvoir obtenir.

Un régime sobre, le repas du soir plus modeste que celui de midi, la suppression des boissons excitantes, la limitation de la quantité de liquide qu'il sera permis d'ingérer surtout le soir, le lit un peu dur, les lotions périnéales fraîches chaque matin compléteront l'hygiène du jeune sujet.

Il est d'ailleurs nécessaire, avant d'instituer tout traitement, de s'assurer que les organes génito-urinaires ne présentent pas de malformations (épi ou hypospadias, phimosis, adhérences) ou de lésions (calculs, cystites, etc.) capables d'expliquer l'incontinence. Penser aussi aux vers intestinaux.

Prescriptions médicamenteuses. — La pathogénie de ces accidents étant très obscure, on est autorisé à essayer successivement des antispasmodiques et des excitants du système nerveux qui ont donné les uns et les autres des succès et des revers.

1° ℞ Sirop d'écorces d'oranges amères. .   300 grammes.
    Bromure de potassium   10   —

Deux cuillerées chaque jour (à café, à dessert ou à soupe, suivant l'âge de l'enfant).

2° ℞ Poudre de belladone . . . . }
    Extrait de belladone . . . . } àà   0gr,01

En une pilule : 1 pilule matin et soir chez un enfant de quatre ans ; augmenter progressivement jusqu'à 4, 5 et même 8 pilules par jour. S'arrêter dès que l'on voit paraître des signes de saturation belladonée (œil brillant, pupille dilatée, gorge sèche, etc.).

3° ℞ Hyoscyamine. 0gr,005
    Sulfate de strychnine. 0gr,01
    Eau distillée. . . . .   10 grammes.

Pour une solution dont l'enfant prendra V gouttes trois fois par jour. On pourra augmenter très doucement, si l'enfant est plus âgé et tolère bien le remède. S'arrêter au bout de quinze jours.

4° ℞ Ergotine. 0gr,10
    Poudre de noix vomique. 0gr,005

En une pilule ; 2 à 6 pilules par jour, chez les enfants âgés de plus de quatre ans.

5° ℞ Solution d'adrénaline à 1/10 000°. .   10 grammes.

XX à XXX gouttes deux fois par jour dans un peu d'eau.

6° Pour fortifier l'état général, huile de foie de morue, phosphates, arsenic, eaux chlorurées sodiques, hydrothérapie.

7° Applications électro thérapiques, parfois très efficaces, mais qui ne peuvent être utilement faites que par un spécialiste ou un praticien compétent et bien outillé.

INFECTION PALUDÉENNE

Tableau clinique. — La manifestation la plus habituelle est la fièvre intermittente avec ses trois stades (frisson, chaleur et sueur), et ses types quotidien, tierce, quarte, etc. Avant de prendre son type bien accentué, la fièvre intermittente est au début le plus souvent continue ou discontinue ou rémittente. Quand elle a duré un certain temps, elle arrive à guérison ou perd son aspect classique, devient irrégulière et aboutit à la cachexie palustre, ou enfin se complique soit en prenant le caractère pernicieux, soit en déterminant des lésions viscérales graves.

Les accès pernicieux se distinguent par l'exagération de l'un des trois stades ou par l'addition de phénomènes très graves (congestion pulmonaire, congestion cérébrale, diarrhée cholériforme, etc.) ; ils sont souvent mortels.

La cachexie palustre a pour symptômes, l'anémie, la mélanodermie, le mélanémie. l'hypertrophie de la rate, les hydropisies. Des lésions viscérales telles que des lésions valvulaires, des néphrites chroniques peuvent succéder à l'infection palustre.

Des névralgies, des hémorrhagies périodiques, d'autres phénomènes morbides à crises également périodiques peuvent aussi constituer les manifestations de cette infection soit avec fièvre (fièvres accompagnées), soit sans fièvre (fièvres larvées).

La fièvre typho-malarienne vraie est le résultat de l'association ou de la simultanéité d'action du bacille d'Eberth et de l'hématozoaire de Laveran. Mais toute fièvre paludéenne grave, même sans intervention du bacille d'Eberth, peut s'accompagner de phénomènes typhiques (adynamie, sécheresse et fuliginosités des muqueuses, hémorragies, gangrène, etc.).

La fièvre bilieuse hémoglobinurique est un des syndromes les plus graves du paludisme ; elle survient par le fait de la destruction hémolytique d'un grand nombre de globules rouges et reconnaît pour cause soit le paludisme seul, soit l'action de la quinine chez les vieux paludéens.

Prescriptions hygiéniques. — En général, faire quitter le pays où la fièvre a été contractée, si le malade est transportable. Aération parfaite. Nourriture légère pendant les périodes aiguës, tonique et abondante pendant les périodes de rémission ou de cachexie. Soins réguliers de la peau et des muqueuses. Hygiène parfaite de l'habitation. Destruction des moustiques.

Pendant les accès, réchauffer les malades au moment du frisson, enveloppements, bouillottes, boissons chaudes stimulantes ; pendant la chaleur, lotions fraiches de la face et du corps ; pendant le 3° stade, recouvrir légèrement le malade, essuyer la sueur, éviter le refroidissement par évaporation.

Les précautions hygiéniques à indiquer au malade suivant les manifestations et les complications diverses du paludisme seront indiquées plus bas.

Prescriptions médicamenteuses. — Elles varient nécessairement suivant les formes et les degrés si variables de l'infection palustre et comprennent d'abord les remèdes à ordonner pour combattre l'accès, puis ceux qui conviennent à l'infection même.

A) PENDANT L'ACCÈS.

a) Si la faiblesse est excessive, traitement de la syncope et de l'adynamie (voy. ces mots).

b) Prescrire pour en modérer la durée :

℞   Eau distillée . . . . 100 grammes.
      Teinture d'iode . . . . ⟩
      Iodure de potassium. . . . . ⟩ āā 4   —

Deux cuillerées à café à quinze minutes d'intervalle au début de l'accès (REGNAULT).

B) DANS LES CAS D'INTENSITÉ MOYENNE, prescrire suivant la formule de LAVERAN et sans s'inquiéter de l'heure des accès, aussi bien pendant la phase fébrile que pendant la phase d'apyrexie :

Pendant trois jours, 0gr,50 de chlorhydrate de quinine, en un cachet, matin et soir.
Pendant quatre jours, repos.
Pendant trois jours, 0gr,40 de chlorhydrate de quinine, en un cachet, matin et soir.
Pendant quatre jours, repos.
Pendant deux jours, 0gr,40 de chlorhydrate de quinine, en un cachet, matin et soir.
Pendant quatre jours, repos.

Pendant deux jours enfin, 0ʳ,40 de chlorhydrate de quinine en un cachet matin et soir.

Cette formule type sera variée suivant les circonstances. La règle, c'est de ne diminuer la quinine que lorsque les accès s'espacent ou diminuent, de ne la cesser que lorsqu'ils ont disparu, de la reprendre dès que le relèvement de la température organique annonce leur retour.

C) Dans les formes très graves ou pernicieuses, ou quand l'estomac est intolérant, prescrire :

℞   Eau distillée. . . . .   1 centicube.
      Bichlorhydrate de quinine. 0ʳ,50
En une ampoule stérilisée n° 20.

Injecter dans l'*épaisseur du muscle grand fessier*[1] le contenu d'une ampoule matin et soir.

Si le cas est très grave un, deux ou même trois grammes de bichlorhydrate de quinine peuvent être nécessaires d'emblée ; faire alors autant de piqûres qu'il faut injecter de fois 0ʳ,50 de sel de quinine.

Précautions antiseptiques minutieuses indispensables.

D) Dans la fièvre typho-malarienne, en dehors du traitement par la quinine, faire le traitement de la dothiénentérie (voy. fièvre typhoïde) par les bains froids ou les autres médications qui sembleront indiquées.

E) La bilieuse hémoglobinurique pose un des problèmes les plus difficiles de la thérapeutique, la pathogénie de ce syndrome étant attribuée par les uns à la quinine, par les autres au paludisme. Le Dantec permet la quinine à dose très modérée — 0ʳ,25 à 0ʳ,50 — par la bouche plutôt que la voie hypodermique, sans compter beaucoup sur son efficacité. Il prescrit de préférence :

a) Injection sous-cutanée de sérum physiologique et même

[1] L'injection dans le tissu conjonctif sous-cutané est dangereuse, en raison des accidents locaux. Ne pas confondre le bichlorhydrate avec le chlorhydrate basique, beaucoup moins soluble.

injection d'une solution saline plus concentrée pour refaire la minéralisation du sang.

b) ♃ Eau distillée . . . . ⎱
Eau chloroformée . . . . ⎰ ââ 60 grammes.

Une cuillerée à café de demi-heure en demi-heure pour calmer les vomissements.

F) DANS LES FIÈVRES LARVÉES ou accompagnées de névralgies, d'hémorragies, d'accès congestifs, etc., le traitement doit comprendre :

a) La quinine (sulfate ou chlorhydrate) en cachets de 0ᵍʳ,25 au nombre de 2 à 4 ou 6 suivant la violence des symptômes.

b) Simultanément le traitement du symptôme dominant : hémostatiques pour les hémorragies ; antipyrine ou pyramidon ou autres analgésiques pour les névralgies ; glace sur la tête, sangsues aux apophyses mastoïdes, dérivation intestinale, etc., pour les congestions cérébrales, etc.

G) CONTRE LA CACHEXIE PALUSTRE :

a) Le changement d'air.

b) Un régime alimentaire tonique (œufs, lait, viandes, farineux, etc.) en rapport avec les capacités digestives du malade

c) *Électuaire avec :*

♃   Miel de Narbonne. . . . . 100 grammes.
    Extrait mou de quinquina. 10   —
    Glycéro-phosphate de chaux. . . . 5   —

Une cuillerée à café deux fois par jour aux repas.

On alternera l'usage de cette préparation avec les préparations suivantes :

♃   Eau distillée. . . . . 10 grammes.
    Arrhénal. . . . . 0ᵍʳ,20 à 0ᵍʳ,40

X gouttes dans de l'eau aux repas.

ou *solution avec :*

♃   Eau distillée . . . . 1 centicube.
    Cacodylate de soude. 0ᵍʳ,05

En une ampoule stérilisée nᵒ 5 ; une injection hypodermique chaque jour.

d) ℞ Sirop d'iodure de fer. . . . . . . 500 grammes.
Deux grandes cuillerées par jour aux repas.

e) Enfin en cas de splénomégalie persistante, on recourra à l'opothérapie splénique ou médullaire.

℞ Rate de bœuf crue . . . . 50 grammes.
Hacher menu, délayer dans un jaune d'œuf et faire prendre au malade.

ou :

℞ Moelle osseuse de bœuf . . . . . . 10 grammes.
Écrasée et délayée de la même façon ou dans du bouillon ou étalée sur une rôtie.

Cette médication donnerait d'excellents résultats (CRITZMANN).

f) Les complications de la cachexie palustre seront traitées chacune en particulier, suivant les cas :

La débilité et les troubles nerveux par l'hydrothérapie.

Les affections cardiaques par la digitale, dans les phases d'hyposystolie.

Les néphrites par le régime lacté intégral ou mitigé suivant les phases aiguës ou chroniques de leur évolution (voy. albuminurie). Elles supportent les préparations arsenicales mieux que les autres lésions du rein.

Les hydropisies, les hémorragies réclameront leur traitement particulier. Si un phénomène quelconque prend un caractère périodique, recourir à la quinine.

INSOMNIE

Tableau clinique. — L'insomnie est un des troubles fonctionnels les plus pénibles qui puissent affecter un malade.

Associée à une maladie aiguë, elle dépend de la violence de la fièvre qui, si elle endort certains sujets, en tient d'autres éveillés, de l'état d'excitation cérébrale qui en résulte, de douleurs à siège variable (point de côté, gastralgie, névralgie faciale, mal aux dents, rhumatisme, etc.). Le praticien ne doit pas, en général, s'arrêter à la combattre directement, il ferait le plus souvent une détestable besogne; il recommandera simplement de laisser le malade dans l'obscurité et le silence et combattra par les traitements appropriés les différentes maladies dont l'insomnie est la conséquence.

Mais l'insomnie est quelquefois le seul symptôme dont se plaigne un sujet, qui par ailleurs n'est pas ou ne se croit pas malade. Tantôt il ne peut réussir à s'endormir, tantôt il s'endort dès qu'il est couché, mais se réveille au bout de quelques minutes et ensuite cherche en vain à retrouver le sommeil. Parfois immobile, à d'autres moments il se retourne incessamment sur sa couche, sans trouver de position favorable au repos. Il entend sonner les heures, mais garde obstinément les yeux clos pour être prêt au sommeil si celui-ci veut bien venir. Après de longues luttes, il se décide à se tenir franchement éveillé, sort de son lit pour uriner, allume une lumière et se met à lire, puis refait l'obscurité et cherche encore à dormir. Vains efforts encore, et cependant, vers le matin, quand il est presque le moment de se lever, il finit par s'endormir. Puis, après un court sommeil, il faut revenir à ses occupations quotidiennes ; il est alourdi, harrassé, mais il marche quand même à son travail. Une seule nuit ainsi passée est une dure souffrance ; une série de nuits pareilles est un vrai supplice. Le malade amaigri, fatigué, devenu neurasthénique, s'il ne l'était, voit arriver la nuit avec terreur. Ces états, s'ils se prolongent, peuvent avoir les conséquences les plus graves.

Avant d'instituer un traitement direct contre l'insomnie, le médecin devra s'assurer qu'elle ne dépend pas d'une intoxication méconnue (urémie, diabète, alcoolisme, saturnisme, etc.), ou d'une maladie générale, comme la syphilis, ou d'une maladie grave au début (tumeur cérébrale, anémie grave, cardiopathie, etc.). C'est seulement après avoir éliminé ou traité ces diverses causes, qu'il devra, comme pis-aller, se décider à pres-

crire des moyens thérapeutiques propres à ramener directement
le sommeil.

Prescriptions hygiéniques. — Le sommeil est la récom-
pense du travail ; il faudra donc veiller par un entraînement
progressif à déterminer chez le malade la fatigue salutaire qui
sera suivie du sommeil naturel, entraînement difficile et délicat ;
car l'excès de fatigue est à son tour un obstacle au sommeil. Ce
sera pour chaque sujet une affaire de tâtonnements ; le massage,
la gymnastique suédoise agissent dans le même sens.

Les préoccupations angoissantes, les déceptions, les chagrins,
les terreurs sont des causes d'insomnie ; il est impossible de les
supprimer, mais on peut les atténuer en engageant le malade à
renoncer au moins momentanément à certaines occupations, à
renoncer à certaines entreprises, à des projets trop aléatoires, à
changer de milieu. Cette dernière mesure s'impose toutes les fois
qu'il trouve dans son entourage une ou plusieurs personnes qui le
tourmentent, qui lui sont à charge, qui au contraire l'entourent
d'une encombrante sollicitude, qu'il déteste ou qu'il aime trop.

Le régime sera très surveillé ; on prescrira et on proscrira les
mêmes aliments que dans l'artério-sclérose ; on évitera les boissons excitantes, l'alcool, le thé, le café, non seulement au repas
du soir, mais à tous les repas ; il sera bon de faire une promenade avant et après avoir mangé. La vie au grand air est d'ailleurs de tous points préférable à la vie des villes.

Une fois au lit, le sujet, si le sommeil ne vient pas, cherchera
à écarter de sa pensée les sujets qui le préoccupent. Malheureusement les obsessions tristes accompagnent souvent l'insomnie,
si elles ne la provoquent pas. On peut conseiller de se réciter à
soi-même des pièces de vers ou des prières familières pour s'endormir par la monotonie des pensées qui en résultent, mais le
moyen réussit rarement.

Bien que le sommeil ne vienne souvent que le matin, il faut
conseiller au malade de se lever de bonne heure, à moins que
l'observation consciencieuse des faits ne démontre clairement
que le sommeil du matin est le seul qu'il puisse goûter.

Prescriptions médicamenteuses. — Tout sommeil obtenu par des remèdes est en quelque sorte un sommeil toxique. On ne devra donc user de ceux-ci qu'avec la plus grande réserve, et comme pis-aller ; on pourra cependant sans inconvénient faire une des ordonnances suivantes :

1° ♃ Valérianate d'ammoniaque (formule Pierlot ou Saint-André). Une cuillerée à café chaque soir dans une tasse de tilleul.

2° ♃ Sirop d'écorces d'oranges amères.   300 grammes.
     Bromure de potassium . . . . . . 4 à 8   —
Une grande cuillerée, chaque soir, dans du tilleul ou de la feuille d'oranger.

3° L'association des préparations valérianiques et bromurées donne aussi de très bons résultats.

4° ♃ Potion gommeuse . . . . 120 grammes.
     Hydrate de chloral 3   —
Une grande cuillerée de demi-heure en demi-heure, à partir du coucher jusqu'à production du sommeil.

5° ♃ Sulfonal ou trional . . . . 0^{gr},50 à 0^{gr},75
En un cachet ; à prendre le soir avec une tasse de lait chaud ou d'infusion chaude.

6° ♃ Extrait thébaïque . . . . 0^{gr},05 à 0^{gr},10
En une pilule ; à prendre chaque soir en se mettant au lit.

Les principes qui guideront le praticien dans la prescription de ces remèdes seront les suivants :

α) Ne pas en donner tous les soirs pour éviter que le malade s'y habitue et n'en ressente plus les effets salutaires.

β) Ne pas en prolonger longtemps l'emploi pour éviter les accidents toujours possibles : dépression intellectuelle par le bromure, chloralomanie, morphinomanie, néphrite et hémato-porphyrinurie par le sulfonal et le trional. Le valérianate d'ammoniaque semble inoffensif ; mais il est moins fortement narcotique que les autres médicaments signalés.

γ) Se rappeler que les narcotiques font dormir, mais ne guérissent pas l'insomnie, pas plus qu'un purgatif, qui vide l'intestin, ne guérit la constipation.

7° Enfin le médecin devra se préoccuper de la santé générale et prescrire les toniques (phosphate, arsenic, quinquina, fer, iode, sulfureux, etc.) ainsi que l'hydrothérapie chaude ou froide, en rapport avec l'état du sujet.

LARYNGITE STRIDULEUSE

Tableau clinique. — Un enfant de deux à huit ans, légèrement enrhumé depuis la veille, s'endort paisiblement, puis se réveille brusquement vers le milieu de la nuit en suffoquant; la respiration est sifflante, la toux rauque et éclatante, la face est congestionnée comme au début de l'asphyxie; tirage sus-sternal et épigastrique. Pas de ganglions engorgés au niveau du cou. La scène peut être courte et se terminer sans autre incident; elle peut, avec des accalmies et des reprises se prolonger deux ou trois heures. Puis l'enfant se rendort. Il est rare que les mêmes incidents surviennent les nuits suivantes.

La laryngite striduleuse peut marquer le début d'une laryngite aiguë simple, d'une bronchite, d'une rougeole; elle doit être distinguée de la laryngite diphtérique; les récidives sont fréquentes; il est bon dans ce cas de s'assurer que l'enfant n'a pas de vers intestinaux.

Prescriptions hygiéniques. — Tenir l'enfant redressé et l'empêcher de se rendormir avant l'apaisement complet de la crise. Chambre chaude. Humidifier l'atmosphère du malade en faisant évaporer de l'eau simple ou des décoctions émollientes (guimauve, fleurs pectorales), mais non desséchantes (eucalyptus). Demi-diète le lendemain. Boissons chaudes.

Prescriptions médicamenteuses :

1° Application à la région sus-hyoïdienne d'une éponge trempée dans l'eau très chaude et bien exprimée, ou d'un cataplasme chaud recouvert de gutta-percha.

2° Dérivation vers les membres inférieurs à l'aide de bouillottes, briques chaudes enveloppées de flanelle ou mieux encore en enveloppant les jambes d'ouate et de gutta-percha ou de taffetas gommé.

3° *Potion avec :*

℞	Infusion de tilleul	120 grammes.
	Sirop de fleurs d'oranger	30 —
	Alcoolature d'aconit	X à XX gouttes.
	Bromure de potassium	0gr,50 à 1 gr.

Par grandes cuillerées toutes les heures.

4° Le lendemain matin :

Gargarisme avec :

℞	Décoction de guimauve	250 grammes.
	Miel rosat	40 —
	Borax	8 —

Faire chauffer au bain-marie la quantité de gargarisme qu'on emploiera chaque fois, c'est-à-dire de 4 à 6 fois par jour.

LEUCÉMIE ET LYMPHADÉNIE

Tableau clinique. — Ce nom s'applique à un groupe de maladies de l'appareil hématopoiétique, parmi lesquelles l'analyse clinique et microscopique distingue peu à peu des types différents, suivant que les lésions les plus importantes frappent la moelle osseuse, la rate ou les ganglions lymphatiques. Mais quel que soit le type auquel elles se rapportent, elles se distinguent des autres maladies par certains traits caractéristiques.

a. *Forme chronique.* — Dans la forme chronique, le début est insidieux, le sujet pâlit, s'affaiblit peu à peu, et quand on l'examine pour la première fois, on constate chez lui la décoloration de la peau et des muqueuses, l'hypertrophie de la rate et du foie, la tuméfaction des ganglions cervicaux, sous-maxillaires et axillaires. Aux troubles appartenant à toute anémie (dyspnée, faiblesse, dyspepsie, etc.), s'ajoutent des hémorrhagies fréquentes et difficiles à arrêter, par les fosses nasales et les gencives, quelquefois par d'autres voies, des pétéchies et des ecchymoses, quelquefois de vastes épanchements sanguins sous-cutanés. L'examen du sang fait constater la décoloration de ce liquide et l'énorme proportion des globules blancs qui de 6.000 passent à 60.000 et bien au delà. La formule leucocytaire permet de classer alors la leucémie en variétés myélogène et splénogène. Les globules rouges sont toujours diminués de nombre et souvent altérés. La maladie dure longtemps, elle est entrecoupée de phases d'amélioration et de phases d'aggravation ; au cours de celles-ci, il peut y avoir quelques accès de fièvre, mais l'évolution est généralement apyrétique. Après une série d'alternatives, le malade, amaigri, présentant souvent de la diarrhée, de l'albuminurie ou des complications pulmonaires, ou une véritable hémophilie, meurt épuisé.

b. *Adénie aleucémique.* — Dans l'adénie aleucémique, le tableau clinique est à peu près le même à la fin ; mais le début a été un peu différent. Tout s'est borné d'abord au développement d'un paquet ganglionnaire au cou ou à l'aisselle ; et à ce moment-là le mal ressemble assez bien à une adénite tuberculeuse chronique. Mais une série de poussées aiguës, souvent fébriles, signale l'accroissement saccadé de ces ganglions ou l'engorgement de ganglions restés jusque-là indemnes. Puis la fièvre cesse, l'état général et l'état local s'améliorent ; on croit à la convalescence, mais une nouvelle poussée remet tout en question ; et à travers ces angoissantes alternatives le malade s'achemine en quelques années vers la cachexie et vers la mort; on ne saurait dire pourtant que la guérison soit impossible. Au début le foie et la rate ne semblent pas hypertrophiés, et la formule globulaire reste nor-

16.

male ou à peu près ; mais, à mesure que l'affection progresse, ces viscères s'engorgent et l'hyperleucocytose apparaît et s'accentue.

c. *Leucémie aiguë*. — La leucémie aiguë présente en raccourci — de deux à six mois, le tableau de la leucémie chronique avec une fièvre souvent assez forte, discontinue ou presque continue suivant les cas, et une marche inexorable et rapide des phénomènes. Gonflement du foie, de la rate et des ganglions, douleurs osseuses, anémie, décoloration du sang et accroissement prodigieux du nombre des leucocytes, hémorrhagies, hémophilie, amaigrissement, cachexie se développent de jour en jour. On ne croit pas jusqu'à présent la guérison possible.

Dans beaucoup de cas, on retrouve dans les antécédents des jeunes malades des épisodes pathologiques (hémorrhagies, accès fébriles, pseudo-adénites, etc.) survenus plusieurs années auparavant et guéris, qui montrent que la leucémie aiguë n'est chez eux que la manifestation bruyante de désordres qui se sont lentement préparés sous les apparences trompeuses d'une bonne santé.

Prescriptions hygiéniques. — Elles ne comportent aucune indication spéciale et sont les mêmes que dans l'anémie, (voy. ce mot) : aération sans refroidissement, changement d'air, repos, nourriture variée, etc.

Prescriptions médicamenteuses :

1° Dans les formes fébriles, on tentera l'usage de la quinine (0^{gr},50 à 1 gramme par jour en cachets de 0^{gr},25), mais si cette médication échoue, ce qui est la règle, on ne s'obstinera pas et on la cessera après six ou sept jours d'observation.

2° La médication empirique qui a donné le plus de succès comprend l'usage alternatif ou simultané des remèdes suivants : fer, arsenic, iode ou iodure de potassium. Les formules pourront être variées ; on donnera par exemple :

a) ℞ Liqueur de Fowler . . . .   5 grammes.
Commencer par III gouttes à chaque repas et augmenter jusqu'à

l'apparition des premiers signes de saturation (picotements aux paupières, diarrhée, etc.), et redescendre en suivant une marche inverse, et en même temps :

     ℞   Sirop d'iodure de fer . . . . 300 grammes.
Deux cuillerées par jour.

ou bien :

     b) ℞   Eau distillée . . . . 10 grammes.
            Arrhénal . . . . $0^{gr},20$
X à XX gouttes à chaque repas.

et en même temps :

     ℞   Vin iodo-tanique . . . . 500 grammes.
          Tartrate ferrico-potassique. . . . . 5 grammes.
Un verre à liqueur à la fin des deux principaux repas.

ou encore :

     ℞   Iodure d'arsenic.
Sous forme de gouttes paidophiles au repas du matin et à la collation

et en même temps :

     ℞   Protoxalate de fer . . . . $0^{gr},10$
En une pilule n° 30 ; 1 pilule aux deux principaux repas.

Il est toujours entendu que ces formules pourront être modifiées suivant les circonstances (tolérance du malade, état des voies digestives, état de la peau, etc.), qu'une saison à La Bourboule peut avoir son utilité et qu'il serait logique d'essayer l'atoxyl, et que de temps à autre on interrompra l'usage de ces remèdes pour laisser reposer les fonctions de digestion et d'absorption.

De temps à autre également, il sera bon de prescrire des phosphates.

3° L'opothérapie médullaire a été employée avec quelques

bons résultats (voy. la formule à l'article *Anémie*, et l'opothérapie splénique a été aussi tentée (voy. la formule à l'article
Infection paludéenne) : mais peut-être convient-il de n'aborder
cette dernière médication qu'avec une grande prudence.

4° Les rayons X ont été appliqués avec succès. Leur maniement exige une compétence particulière, sans parler de l'outil-
lage spécial. Projetés sur de larges surfaces, ils détruisent facile-
lement un grand nombre de leucocytes ; sur des surfaces res-
treintes, et avec une plus grande force de pénétration, ils
agissent favorablement sur la rate, la moelle osseuse et les
ganglions.

Grâce à eux, on a pu dans un très grand nombre de cas à
marche chronique, faire diminuer les masses lymphadéniques,
restreindre le nombre des globules blancs, ramener les forces
et l'appétit. Malheureusement le retour offensif de la maladie
semble toujours possible. Mais il est certain que la radiothérapie
est jusqu'à présent un des meilleurs moyens que l'on puisse
opposer à la leucémie et à l'adénie.

A propos de l'action sur les ganglions, il faut noter cependant
que la réduction rapide de leur masse sous l'influence des
rayons X s'est plus d'une fois accompagnée d'une sorte d'intoxication avec accidents néphrétiques, comme si les ganglions
modifiés avaient déversé dans le sang des produits dangereux
de sécrétion ou de désintégration.

Intervention chirurgicale. — Elle n'est justifiée que lorsqu'une masse ganglionnaire provoque autour d'elle par compression des accidents menaçants ; elle n'a aucune valeur thérapeutique au point de vue de la maladie même, et est pleine de
périls.

L'ablation de la rate est généralement suivie de mort.

Complications. — Les plus importantes et les plus fréquentes
sont les hémorrhagies. Elles doivent être traitées par les moyens
hémostatiques habituels (ergotine, perchlorure de fer, chlorure

de calcium). La voie hypodermique est peu utilisable, en raison des hématomes que peut provoquer une simple piqûre.

Les hémorrhagies gingivales sont souvent désespérantes à la fois par leur ténacité et leur abondance. Les meilleurs moyens locaux à employer en pareil cas sont les badigeonnages avec les solutions de cocaïne, d'antipyrine, d'adrénaline, de gélatine. La compression directe avec le doigt, la cautérisation avec une fine pointe de thermo-cautère peuvent être quelquefois utiles. Ne pas oublier que si la quinine a arrêté souvent des hémorrhagies gingivales d'ordre paludéen, l'abus de ce remède a été signalé comme pouvant aussi provoquer ces mêmes hémorrhagies.

LITHIASE BILIAIRE

Tableau clinique. — La formation des calculs dans les voies biliaires dépend de plusieurs causes : hérédité, arthritisme, infection, difficultés mécaniques et insuffisance de l'écoulement de la bile. La présence des calculs dans ces voies peut ne donner lieu à aucun symptôme et être fortuitement reconnue à l'autopsie ; plus souvent elle détermine des phénomènes très importants dus soit à la migration des calculs de la vésicule jusqu'au duodénum par les canaux cystique et cholédoque, soit à l'infection des voies biliaires et du foie ; les premiers constituent les coliques hépatiques ; les seconds, l'angiocholite et la cholécystite.

Dans la *colique hépatique canaliculaire*, les concrétions ont pénétré jusque dans le cholédoque et sont lentement poussées jusqu'à l'ampoule de Vater et à l'intestin ; les douleurs sont violentes, atroces, irradiées à l'épigastre, à la région lombaire, à l'épaule droite ; le foie et quelquefois même la rate sont légèrement tuméfiés ; la douleur cesse quand le calcul tombe dans le duodénum ; s'il s'arrête ou chemine lentement, survient un ictère cholurique qui devient chronique lorsque le calcul trop volumineux reste enclavé dans le cholédoque. Le plus souvent ces calculs sont de volume relativement peu considérable ; et l'effort du médecin doit tendre à favoriser leur migration et leur expulsion.

Dans la *colique hépatique vésiculaire*, la douleur a les mêmes sièges et les mêmes irradiations, elle est peut-être un peu moins vive ; l'ictère fait défaut, il y a des vomissements bilieux ; le calcul ne franchit pas le canal cystique ; il est en général trop volumineux pour pouvoir passer, et après quelques jours ou quelques heures de souffrance retombe dans la vésicule ; celle-ci pendant toute la crise a été légèrement distendue et a formé une tumeur cylindrique ou globuleuse (cholécyste) assez souvent reconnaissable à la palpation. En présence de ces calculs dont le volume ne permet pas la migration régulière, le médecin ne doit pas compter sur une heureuse exception, telle que le passage de ces concrétions dans l'intestin par une fistule entéro-cystique et doit chercher à obtenir la tolérance de la vésicule pour son contenu (GILBERT, CARNOT).

Les complications de la lithiase biliaire sont nombreuses :

a) L'état de mal biliaire, constitué par la succession presque ininterrompue des crises de colique.

b) Les syncopes, le collapsus, les troubles réflexes graves, le péritonisme, dus à la violence de la douleur.

c) La péritonite par perforation ou par propagation.

d) La cholécystite et l'angiocholite, avec fièvre hépatique intermittente et ultérieurement la cirrhose avec ictère chronique.

e) Peut être le cancer des voies biliaires.

A) **Traitement préventif de la lithiase.**

Prescriptions hygiéniques. — Pour prévenir ou ralentir la formation des calculs, le régime sera lacto-végétarien, il comportera néanmoins, en quantité modérée, des viandes surtout blanches, des poissons maigres et des œufs, mais on exclura les boissons alcooliques, les épices et les acides.

Frictions sèches ou aromatiques de tout le corps. Massage général. Sports pratiqués sans excès.

Le corset traditionnel sera supprimé et remplacé par une brassière et une sangle abdominale ou tout au moins par un corset hygiénique soutenant l'hypogastre et dégageant le haut du ventre.

Prescriptions médicamenteuses :

1° ♃ Salicylate de soude 0gr,30
En un cachet n° 40 ; 4 par jour.

ou :

♃ Salol 0gr,30
En un cachet n° 30 ; 3 par jour.

ou :

♃ Salophène. 0gr.40
En un cachet n° 30 ; 3 par jour.

Ces préparations salicylées seront reprises par séries de dix jours, plusieurs fois dans le cours d'une même année.

2° Eaux de Vichy ou de Vals.
Une saison de trois semaines, chaque année.
On peut aussi prescrire Plombières, Évian, etc. Dans le courant de l'année, le malade devra faire une ou deux cures à domicile, de la façon suivante :

Eau de Vichy (source Hôpital). Un demi-verre tiédi au bain-marie, une heure avant les deux principaux repas pendant trois semaines consécutives.

3° Hydrothérapie. Sous les formes les plus variées, en tenant compte de la manière dont le malade réagit.

Bains alcalins (avec 100 grammes de carbonate de soude) par séries de 8 à 10 à plusieurs reprises.

B) **Traitement de la colique hépatique dans sa phase douloureuse :**

1° Cataplasmes chauds arrosés de XL gouttes de laudanum de Sydenham sur la région du foie.

En même temps prescrire un lavement de 120 grammes d'eau bouillie tiède additionné de X à XII gouttes de laudanum ou pratiquer une injection hypodermique d'un centigramme de chlorhydrate de morphine.

Si la douleur persiste, renouveler l'injection au bout d'une demi-heure.

2° Quand la douleur s'atténue, mais se prolonge, prescrire le repos complet, la diète à peu près complète, sauf quelques cuillerées de lait écrémé et alcalinisé, l'application de topiques calmants, tels que :

Liniment avec :

℞　　Baume tranquille. . . . . 60 grammes.
　　　Essence de térébenthine . . . . . . 20　　—
　　　Chloroforme. . . . . 10　　—

ou :

Pommade avec :

℞　　Vaseline. . . . . 20 grammes.
　　　Salicylate de méthyle. . . . . 4　　—

C) **Pendant ou après la colique, si on veut favoriser l'expulsion des calculs :**

Le médecin a à sa disposition une série de médications qu'il prescrira successivement, en s'attachant naturellement à celle qui parait le mieux réussir.

1° ℞ Capsules d'essence de térébenthine . . 4 par jour.
  .Capsules d'éther sulfurique. 8   —

Faire prendre en même temps une capsule de térébenthine et deux d'éther ; continuer pendant quatre ou cinq jours, sauf intolérance de l'estomac (remède de Durande modifié).

2° ℞ Calomel. $\Big\{$ ââ 0^{gr},01.
  Extrait de belladone . . . .

En une pilule n° 10 ; une pilule, le matin à jeun, pendant dix jours : ne déjeuner qu'une heure après d'une simple tasse de lait ou d'une infusion, sans pain ni biscuit. Se méfier de la salivation.

3°   Glycérine pure et neutre. . . . . . 100 grammes.

Une cuillère à café ou même une cuillère à dessert ; à prendre deux fois par jour dans un verre d'eau alcaline de Vals ou de Vichy une heure avant les deux principaux repas. Cette médication peut être prolongée de dix à vingt jours et être prescrite simultanément avec la précédente.

4° ℞ Huile d'olive . . . . 400 grammes.

Faire ingérer le matin à jeun cette énorme quantité d'huile ou tout au moins un très grand verre ; employer le tube de Faucher, si le malade a trop de répugnance ; après quoi, il restera trois heures couché sur le côté droit, attendant les abondantes évacuations qui vont se produire et dans lesquelles on trouve quelquefois des calculs.

5° On peut aussi prescrire : le suc hépatique glycériné à 1/10° (10 à 20 centimètres cubes chaque jour), l'huile de Haarlem (VI à X gouttes dans de l'eau, le matin à jeun), l'éther amyl-valérianique (4 à 6 capsules par jour).

6° Enfin une cure à Vichy, Vals, Évian, Vittel ou Carlsbad.

D) **Pendant ou après les crises douloureuses, si on veut obtenir la tolérance de la vésicule.**

  Repos absolu au lit,
  Régime exclusif de lait écrémé par petites fractions pendant quarante jours (GILBERT).

Complications :

a) Contre la péritonite par propagation, le péritonisme, la périhépatite aiguë, immobilité, glace au point douloureux, diète absolue, comme dans la péritonite et l'appendicite.

b) Contre la syncope et les lipothymies (voy. p. 411).

c) Contre l'angiocholite et la fièvre intermittente hépatique, révulsion locale (ventouses scarifiées ou sangsues), cataplasmes chauds, antisepsie des voies biliaires (salol, salophène, salicylate, benzoate de soude, etc.), sulfate de quinine, pommade au collargol à 15 p. 100 ; calomel à doses réfractées, eaux alcalines, etc.

d) Contre l'ictère chronique (voy. ce mot). .

e) L'état de mal biliaire, l'aggravation des phénomènes réflexes (syncopes, collapsus, etc.), l'amaigrissement, la persistance indéfinie de l'ictère, la péritonite par perforation réclament une intervention opératoire dont le choix (ouverture ou excision de la vésicule, drainage du cholédoque, anastomoses diverses des conduits biliaires, etc.), sera laissé au chirurgien.

LITHIASE RÉNALE

Tableau clinique. — Elle s'annonce quelquefois brusquement par la colique néphrétique, c'est-à-dire par la migration d'un calcul qui, formé dans le bassinet, s'engage dans l'uretère et descend vers la vessie.

Des douleurs atroces dans la région lombaire manifestent cette migration, douleurs irradiées le long de l'uretère, avec envies fréquentes d'uriner et émission d'une faible quantité d'urine louche ou sanguinolente, irradiées dans le testicule, vers l'épigastre, vomissements, angoisse, quelquefois état syncopal. Cette colique peut durer plusieurs heures et se terminer par la chute du calcul dans la vessie, d'où il sera ultérieurement expulsé par l'urèthre ; elle peut cesser aussi spontanément comme si le calcul revenait à son siège primitif, où il ne déterminait aucune douleur. Elle peut se renouveler de jour en jour avec une persistance désolante. Elle peut troubler le fonctionnement de l'autre rein et amener l'anurie. La rupture de l'uretère est possible, mais très rare.

Avant la colique néphrétique, la lithiase rénale, au lieu d'être latente peut aussi se révéler par des troubles variés : douleurs lombaires fixes, d'intensité variable, accès de gastralgie, dyspepsie, etc.

Les concrétions formées dans le bassinet sont constituées, soit par de l'acide urique, des urates ou des oxalates, soit par des phosphates. Les premières s'accompagnent d'hyperacidité urinaire ; les secondes d'hypoacidité ou même d'alcalinité. Dans ce dernier cas, le bassinet est enflammé et sécrète du pus : pyélite suppurée d'origine calculeuse. Le rein est alors tuméfié, sensible à la palpation, et l'urine a les caractères de la polyurie trouble. Les calculs uriques et oxaliques peuvent à la longue enflammer le bassinet, et dans ce cas s'entourer d'une couche phosphatique, la gravelle alcaline succédant ainsi à la gravelle acide.

Aux calculs uriques et oxaliques s'associent en général les phénomènes de l'arthritisme : obésité, eczéma, diabète. Avec la gravelle phosphatique apparaissent les phénomènes d'intoxication septicémique que peut entraîner toute suppuration profonde.

Quand un calcul s'enclave dans un uretère, et l'oblitère incomplètement, il peut en résulter une hydronéphrose.

Le traitement de la colique néphrétique sera toujours le même quelle que soit la variété des calculs ; mais les prescriptions varieront pour traiter la lithiase elle-même suivant la constitution acide ou alcaline de la gravelle.

Traitement de la colique néphrétique :

1° Dans les cas d'intensité moyenne :
Bains simples prolongés chaque jour.

Cataplasmes très chauds arrosés de laudanum sur la région lombaire.

Diète hydrique ou quelques gorgées de lait très fortement écrémé.

2° Dans les cas de très fortes douleurs :

Six sangsues à la région lombaire, ou mieux, une injection hypodermique d'un centigramme de chlorhydrate de morphine à renouveler au bout d'une demi-heure, si la crise n'est pas apaisée.

3° Pour favoriser la progression de calcul :

a) ♃ Potion gommeuse . . . . 120 grammes.
     Benzoate de soude . . . . 2 à 3   —

Une grande cuillerée d'heure en heure, à renouveler pendant trois ou quatre jours.

b) ♃ Huile de Haarlem.

VI à X gouttes chaque matin dans un verre d'eau pendant une dizaine de jours.

c) Ou bien, enfin :

♃ Glycérine pure et neutre . . . . 100 grammes.

Une cuillerée à café ou à dessert, dans un verre d'eau de Capvern, une heure avant les deux principaux repas. Cette médication peut être prolongée de dix à quinze jours : elle détermine un certain trouble dans l'urine et provoque des douleurs dans le rein, lorsque celui-ci renferme des calculs.

Traitement de la gravelle urique ou oxalique en dehors des périodes de colique néphrétique :

Le régime et l'hygiène seront ceux de tous les arthritiques : potages légers gras ou plutôt maigres, viandes blanches, poissons très frais bouillis, œufs très frais, purées, légumes frais, fruits, biscuits, confitures, lait, laitages.

On s'abstiendra de crudités, salaisons, charcuterie, gibier, crustacés, sauces, fritures, épices ; de vin pur, de liqueurs. Dans la gravelle oxalique, on recommande même de s'asbtenir de cacao, d'oscille et d'épinards, mais c'est peut-être un peu excessif.

Exercice régulier quotidien, sans fatigue. Massages et frictions; gymnastique suédoise.

Porter une ceinture de flanelle. Éviter les refroidissements.

En fait de médicaments, on prescrira la médication alcaline sous ses diverses formes :

a) ℞ Bicarbonate de soude . . . . . . 3 à 6 grammes.
Par jour, en comprimés ou en solution.

b) ℞ Benzoate de lithine 0gr,25
Deux fois par jour.

c) ℞ Pipérazine ou lycétol . . . . 0gr,25 à 0gr,50
Deux fois par jour.

Une saison pendant plusieurs années consécutives à Capvern, Contrexéville, Évian, Martigny, Pougues, Royat, Vichy ou Vittel.

Traitement de la gravelle phosphatique. — En raison de l'affaiblissement que cause la suppuration des voies urinaires, le régime sera tonique sans être excitant. On permettra les viandes rouges au repas de midi, on permettra un peu de vin vieux de Bordeaux : mais on proscrira les aliments à fermentation facile et on veillera à l'antisepsie intestinale.

Comme traitement médicamenteux, donner successivement :

a) ℞ Potion gommeuse. . . . . 120 grammes.
      Acide benzoïque. 1gr,50
Une grande cuillerée toutes les deux heures.

b) ℞ Capsules d'essence de térébenthine à. . . . 0gr,25
Quatre à huit par jour ; prises deux par deux.

c) ℞ Urotropine 0gr,50
En un cachet; 3 cachets par jour. Cette médication très utile semble pouvoir être prolongée très longtemps sans inconvénient.

d) ℞ Pilules de goudron du Codex.
Quatre à huit par jour ; prises deux par deux.

Les alcalins au point de vue chimique sont contre-indiqués.

Cependant les eaux minérales (Capvern, Évian, Contrexéville, Vittel) font encore du bien, peut-être à titre de diurétiques et à la condition d'être discrètement employées et surveillées.

Complications :
a. *Anémie et dépérissement :* emploi des toniques habituels : quinquina, phosphates, noix vomique.
b. *Anurie :* voy. ce mot.
c. *Hydronéphrose :* intervention chirurgicale.

MAL DE BRIGHT (Voy. *Néphrites et Albuminurie.*)

MALADIE D'ADDISON

Tableau clinique. — Cachexie survenant primitivement ou quelquefois au cours d'une tuberculose viscérale et due à l'envahissement par les bacilles des capsules surrénales : douleurs lombaires vives, amaigrissement, troubles gastro-intestinaux, sensation extrêmement pénible de fatigue à peu près permanente, teinte bronzée de la peau, plaques pigmentées des muqueuses oculaires, buccale et génitale. La durée de l'évolution est variable de quelques mois à quelques semaines, la guérison est exceptionnelle ; la mort est la terminaison habituelle.

Prescriptions hygiéniques. — Les mêmes que dans la tuberculose. Le repos est ici doublement nécessaire.

Prescriptions médicamenteuses :

1° Phosphate de chaux et arsenic alternativement, comme dans la tuberculose pulmonaire (voy. p. 430).

2° Si la tension artérielle n'est pas trop forte, s'il n'y a pas de plaques athéromateuses trop nombreuses sur les artères périphériques, on prescrira en outre :

℞ Suc glycériné capsulaire à 1/10° . . . . 10 centicubes.

Préparer en flacons ou en ampoules bien stérilisés dix doses semblables. En prendre une chaque matin à jeun dans un demi-verre d'eau. Suspendre la médication après une série de dix jours ; la reprendre après un intervalle d'égale durée et ainsi de suite.

Si le système artériel est en mauvais état ou en hypertension, éviter le suc capsulaire dont l'action vaso-constrictive pourrait amener des ruptures vasculaires.

MALADIE DE BARLOW

Tableau clinique. — Un enfant de quelques mois, de deux ans au plus, après avoir paru suivre un développement régulier, semble arrêté dans sa croissance, sans présenter d'ailleurs de troubles digestifs bien accentués. Il pâlit peu à peu et arrive même à présenter un teint de cire, comme dans les grandes cachexies : il ne commence pas à marcher ou cesse de le faire, s'il savait déjà faire quelques pas, il semble souffrir des membres inférieurs et de la région lombaire. Après quelques semaines, ces phénomènes anémiques se compliquent rapidement d'accidents graves, parfois mortels : tuméfaction et hémorrhagies gingivales (scorbut infantile), hématurie, dyspnée continue et paroxystique, etc. Si un traitement approprié intervient, ces complications disparaissent assez vite, mais l'anémie demande de longs soins avant de guérir.

Complications.—Entérite, congestions pulmonaires, néphrite avec albuminurie persistante, etc.

Prescriptions hygiéniques. — Cette variété d'anémie est due à l'alimentation *exclusive* par les fécules. Quelques-unes de ces préparations si répandues aujourd'hui sont peut-être plus aptes que d'autres à la provoquer ; mais toutes peuvent aboutir à ce résultat. Le lait stérilisé, s'il est le seul aliment utilisé pour un enfant, a été aussi accusé des mêmes méfaits.

En conséquence, il faudra nourrir l'enfant avec du lait cru (lait de vache non tuberculeuse, lait d'ânesse, lait de chèvre) ; on ajoutera de la pomme de terre écrasée avec de l'eau sucrée ou avec du lait. Enfin l'enfant prendra du jus d'orange ou un peu de jus de citron étendu d'eau sucrée.

S'il n'y a pas encore d'albuminurie ni d'hématurie, on pourra donner à l'enfant deux ou trois petites boulettes de viande crue bien choisie.

A mesure que les symptômes s'améliorent, que le teint se colore, que la sécrétion urinaire se rétablit avec ses caractères normaux, on revient progressivement à un régime ordinaire (purées, laitages, bouillons de légumes, panades, etc.) ; on peut même, de nouveau, permettre des fécules alimentaires, la cause du mal paraissant résider non pas dans l'usage mitigé, mais bien dans l'usage exclusif de ces fécules.

Bains chauds. Frictions stimulantes.

Prescriptions médicamenteuses :
Pas de remèdes contre la maladie de Barlow elle-même ; mais on combattra les complications (néphrite, entérite, congestion pulmonaire, etc.), par les médications appropriées. (Voy. ces différents mots.)

MALADIE DE BASEDOW

Tableau clinique. — Trois symptômes principaux : un goitre plus ou moins volumineux et sujet à certaines variations de volume, une exophtalmie de degré variable, des palpitations de cœur avec tachycardie paroxystique, avec ou sans hypertrophie du myocarde. A cette triade s'ajoutent presque constamment la danse des artères du cou et le tremblement des mains. Le malade est de caractère agité, inconstant, impressionnable ; il a de l'insomnie, il est souvent albuminurique ou glycosurique. La dysménorrhée est fréquente. Dyspnée continue, avec accès très pénibles. Grande anémie.

Le goitre exophtalmique s'associe souvent à des maladies graves du système nerveux, telles que le tabes. Il peut guérir ; il peut aussi aboutir à un état de cachexie très prononcé et à la mort, quelquefois après une période de myxœdème.

Prescriptions hygiéniques. — Le régime alimentaire sera réglé d'après les troubles urinaires concomitants (albuminurie, diabète) ; il ne comporte pas d'indication spéciale en dehors de ces complications.

L'hygiène morale est d'une haute importance ; la maladie de Basedow succédant très souvent à des impressions subites, à de longues angoisses, il importe de créer autour du malade une atmosphère de calme, et si l'on ne peut pas supprimer les chagrins et les causes de tristesse, d'écarter de lui les personnes bruyantes, celles qui sont toujours prêtes à crier ou à se fâcher et dramatisent les événements les plus simples. La vie sera simple, régulière, un peu monotone ; on évitera à la fois l'isolement trop complet et les réunions nombreuses.

Prescriptions médicamenteuses :

A) Comme *traitement palliatif*, pour calmer les tremblements, les troubles nerveux et la tachycardie :

℞ Sirop de digitale. . . . . 300 grammes.
   Bromure de potassium. . . . . . . 15 —
Deux grandes cuillerées par jour.

Pour combattre l'anémie, prescrire alternativement :

a) ℞ Sirop d'iodure de fer. . . . . 500 grammes.
  Deux cuillerées par jour.

17.

b) ♃ Méthylarsinate de soude. 0ᵍʳ,02
En une pilule. nº 20 ; une pilule avant les deux principaux repas.

B) Le *traitement véritablement curatif* comprendra :

1° Des douches quotidiennes, par série de 30 ou 40.
Ces douches seront froides ou légèrement tièdes, suivant les susceptibilités et les réactions thermiques et vasculaires du malade.

2° Des applications de courants galvaniques sur le goitre :

> Electrode sur le goitre.
> Electrode indifférente sur la nuque (ou ailleurs).
> Durée de chaque séance : 10 minutes.

Une séance tous les jours pendant un mois ; suspendre quelque temps, puis reprendre.

Au lieu de courants galvaniques, les électrothérapeutes étudient depuis quelque temps l'application de rayons X sur les goitres et en ont obtenu des effets véritablement remarquables.

3° Des injections interstitielles dans le goitre, d'après la technique suivante (PITRES) :

> Précautions antiseptiques absolues ;
> Enfoncer une aiguille de Pravaz dans le goitre ;
> Adapter la seringue et injecter un demi-centimètre cube
>   d'éther iodoformé à 1/20ᵉ :
> Renouveler l'injection tous les huit jours environ.

4° Donner chaque jour au malade deux tasses de lait cru d'une chèvre à laquelle on aura enlevé chirurgicalement le corps thyroïde, ou mieux encore faire quelques injections hypodermiques de 10 à 20 centimètres cubes du sérum du sang d'un animal éthyroïdé.

5° Si le malade arrive à une phase cachectique avec apparition de symptômes de myxœdème, on évitera la prescription

précédente et on tentera la médication thyroïdienne (voy. myxœdème).

MALADIE DE PARKINSON (Voy. *Paralysie agitante.*)

MÉNINGITES

Méningite aiguë.

Tableau clinique. — Début au cours d'une infection grave
(grippe, pneumonie, fièvre typhoïde, rhumatisme articulaire
aigu, etc.), ou à la suite d'un traumatisme cranien avec ou sans
plaie, d'une otite aiguë, d'un coryza, ou d'une insolation ; céphalée intense, vomissements, constipation, fièvre vive, raideur du
cou et du tronc, photophobie, inégalité pupillaire, délire, convulsions, coma, etc.

Après quelques jours, régression progressive des symptômes et
guérison ; ou aggravation, troubles respiratoires et cardiaques,
rhythme de Cheyne-Stokes, et mort.

La convalescence peut être rapide et complète : souvent elle
est lente, pénible et laisse indéfiniment de la céphalée, de l'insomnie, de la diminution intellectuelle.

Prescriptions hygiéniques. — En outre des prescriptions
hygiéniques afférentes à la maladie primitive, il est de toute
nécessité, d'éviter toute excitation du cerveau : par conséquent,
éviter le bruit, silence autour du malade, demi-jour dans la
chambre, pas de foyer lumineux qui puisse frapper son regard.

Demi-diète ou diète presque absolue, sauf quelques boissons
légères.

Prescriptions médicamenteuses :

1° Veiller à la parfaite asepsie des cavités de la face, en particulier à celle des conduits auditifs et des fosses nasales.

2° ♃ Sulfate de quinine . . . . 0^{gr},25
En un cachet ; 3 cachets semblables par jour.

3° ♃ Tous les trois jours, un laxatif sous forme d'huile de ricin
(20 grammes) ou de calomel (0^{gr},20).

4° ♃ Tous les jours, un lavement évacuateur ainsi formulé :

a)   Eau bouillie tiède . . . . 400 grammes.
        Glycérine 30   —

ou bien :

b) ♃ Eau de mauves . . . . 400 grammes.
        Jaune d'œuf . . . . n° 1
        Huile d'olives . . . . 4 cuillerées.

5° Glace sur la tête.
Les cheveux préalablement rasés ou coupés ras, appliquer sur le cuir chevelu une pièce de toile ou de flanelle très mince, et maintenir ensuite au contact de la tête deux poches de caoutchouc, une à gauche, une à droite, pleines de fragments de glace, qui seront soigneusement renouvelés, dès qu'ils seront fondus. Surveillance très exacte nécessaire. Une troisième poche, roulée en forme de cylindre, peut avantageusement être appliquée à la nuque ; interposition nécessaire d'une flanelle.
Au lieu des sacs de glaces on peut se servir du bonnet à glace ou de la calotte en tubes à circulation d'eau froide (voy. *Précis de thérapeutique*, t. II, p. 557, 3° édition).

6° Dans les cas très aigus, quatre sangsues aux apophyses mastoïdes, placées toutes ensemble ou une par une de chaque côté.

Convalescence. — A mesure que les phénomènes s'améliorent cesser peu à peu la médication : glace, quinine, purgatifs, etc., etc., puis revenir très lentement à l'alimentation.

Attendre patiemment le retour des forces, avant de permettre le moindre déplacement, le moindre effort. Attendre plus longtemps avant de permettre la lecture, les travaux intellectuels, le retour aux affaires.

Glycéro-phosphate. Cure d'air et de repos prolongée.

MÉNINGITE CÉRÉBRO-SPINALE

Tableau clinique. — Maladie compliquant une grippe ou survenant d'emblée chez un sujet, au cours d'une épidémie de méningite à méningocoques. Symptômes semblables aux précédents, mais s'accompagnant en outre de raideurs tétaniques des membres, de troubles sphinctériens, souvent d'escharres au sacrum.

Prescriptions hygiéniques et médicamenteuses. — Les mêmes que dans les cas précédents, mais en outre :

1° *Ponction lombaire*, à répéter tous les trois ou quatre jours, à mesure que se reproduisent les phénomènes de compression cérébrale.

2° Si l'examen du liquide céphalo-rachidien, ou l'état épidémique fait reconnaître une méningite cérébro-spinale à méningocoques, injecter dans le cul-de-sac arachoïdien le *sérum antitoxique* de DOPTER, en quantité un peu moindre que celle du liquide extrait par la ponction lombaire.

Renouveler l'injection tous les trois ou quatre jours.

3° Si la méningite est d'une autre nature (typhique, grippale, pneumonique), injecter dans le cul-de-sac arachnoïdien après évacuation de 10 à 20 centicubes de liquide cinq centimètres cubes d'une solution de *collargol* à 1/100.

4° Les *abcès de fixation* donnent souvent des résultats surprenants. On en provoquera un premier à la partie externe d'une cuisse, à l'aide de l'injection hypodermique, faite d'une façon *absolument aseptique* d'un centimètre cube d'essence de térébenthine. Cette injection peut être renouvelée une ou deux fois, de deux jours en deux jours, si les abcès ne se forment pas.

MÉNINGITE TUBERCULEUSE

Tableau clinique. — L'affection, en tant qu'accident initial ou précoce de la tuberculose, est surtout une maladie de l'enfance. Prodromes : amaigrissement, tristesse, changement de caractère ; début : céphalalgie, vomissements, constipation, fièvre, avec pouls ralenti et irrégulier; période d'état : raideur du cou, photophobie, inégalité pupillaire, douleurs musculaires à la pression, raie méningitique, signe de Kernig, délire, convulsions, somnolence, puis en rapport avec la distribution des exsudats de la base du cerveau, paralysie du facial ou du moteur oculaire commun: enfin troubles cardio-respiratoires, rhythme de Cheyne-Stokes, mort. Durée moyenne : trois semaines.

Les rémissions, peut-être même les guérisons sont possibles, à moins que l'on n'ait dépassé les premiers jours de la période d'état. Si l'enfant survit, il garde souvent une intelligence diminuée ou des troubles cérébraux.

Prescriptions hygiéniques. — Dès le début, suppression de tout travail physique ou intellectuel, vie au grand air sans fatigue avant la fièvre, séjour au lit dès que la fièvre éclate. Silence et demi-jour autour du malade. Le régime alimentaire sera réglé d'après la fièvre et l'état des voies digestives.

Prescriptions médicamenteuses :

1°   Huile de ricin . . . .   de 15 à 30 grammes.

Le matin, à jeun, suivant l'âge du sujet; à renouveler tous les trois ou quatre jours suivant le degré de la constipation et de l'état saburral.

ou :

℞   Calomel. . . . . $0^{gr},05$ à $0^{gr},10$

Le matin, à jeun avec de l'eau sucrée ou du lait.

ou encore :

℞   Calomel. . . . . $0^{gr},01$
      Lactose . . . . $0^{gr},50$

En un cachet n° 6 ; un cachet chaque matin à jeun ; ne prendre dans la matinée aucun aliment salé.

2° ℞ Sirop d'écorces d'oranges amères. . 300 grammes.
      Bromure de potassium. . . . . . 10 à 15   —

Deux grandes cuillerées par jour.

℞   Sirop d'écorces d'oranges amères . . 30 grammes.
      Iodure de potassium 15   —

Deux à quatre grandes cuillerées chaque jour.

3° Dans les cas où il y a soupçon d'hérédo-syphilis, faire le traitement spécifique (voy. *Syphilis*, p. 414).

4° Glace sur la tête, comme dans la méningite aiguë.

5° Vésicatoires.

Appliquer dès le début, des petits vésicatoires grands comme des pièces de cinq francs ou des mouches de Milan, d'abord à la nuque, puis aux régions mastoïdiennes, puis sur les parties latérales du cou. On les fera succéder l'un à l'autre à deux ou trois jours d'intervalle.

Si la phase prodromique se prolonge, il est permis d'appli-

quer au bras un vésicatoire permanent pendant quelques semaines.

MUGUET

Tableau clinique. — Cette stomatite est presque toujours
un épiphénomène d'un état général grave, aigu ou chronique :
athrepsie des nourrissons, pneumonie, fièvre typhoïde, cachexie
cancéreuse, tuberculose à la période ultime, diabète, etc., mais
c'est un épiphénomène important par les troubles de déglutition
qu'il détermine. L'examen de la bouche et du pharynx est de
rigueur, dans ces états, même quand le malade ne se plaint pas.
Taches d'un blanc laiteux disséminées sur tous les points de la
muqueuse buccale, linguale, palatine et pharyngée, formant quelquefois de larges nappes d'aspect pseudo-membraneux. Autour
et au-dessous, la muqueuse est rouge et sèche.

Prescriptions hygiéniques. — Supprimer de l'alimentation
tout ce qui est irritant et surtout acide (vinaigre, citron) ; donner
le lait alcalinisé, la fermentation lactique pouvant entretenir le
muguet ; faire rincer soigneusement la bouche et la gorge après
toute ingestion d'aliments.

Prescriptions médicamenteuses :

1º Lotions buccales et gargarismes avec de l'eau de Vals ou de
Vichy ou une solution de bicarbonate de soude à 5/1000, toutes
les trois heures.

2º Promener dans les différentes anfractuosités de la bouche
un pinceau ou un petit tampon d'ouate hydrophile imbibés de ces
mêmes liquides, toutes les trois heures.

3º Toucher quatre à six fois par jour, les points les plus atteints avec un tampon d'ouate imprégné d'un des collutoires suivants :

℞   Miel rosat . . . .   20 grammes.
       Bicarbonate de soude.   4   —

ou bien :

℞   Glycérine . . . .   20 grammes.
       Borax   8   —

MYÉLITES

A) Myélites aiguës.

Tableau clinique. — Le terme de myélite aiguë n'a plus guère cours aujourd'hui. L'analyse clinique et l'anatomie pathologique ont dissocié le groupe confus des lésions inflammatoires aiguës de la moelle épinière et distingué la paralysie infantile, la paralysie spinale subaiguë, la paralysie ascendante aiguë, etc. Mais si l'anatomie pathologique, le diagnostic et le pronostic de ces affections diffèrent notablement de l'une à l'autre, le traitement reste pour toutes à peu près le même, et il est permis au point de vue spécial qui nous occupe de les réunir encore dans une description commune.

Le symptôme dominant des myélites aiguës est une paraplégie plus ou moins complète, plus ou moins étendue, pouvant commencer insidieusement et s'accentuer rapidement, pouvant aussi s'établir d'une façon assez brusque. A cette paraplégie s'associent des troubles sensitifs variés : anesthésie, hypoesthésie, zone d'hyperesthésie à l'union des régions sensibles et des régions insensibles, douleurs articulaires, douleurs fulgurantes. Bientôt après peuvent venir les atrophies musculaires et les troubles trophiques de la peau, des poils et des ongles. Les escharres sacrées sont une complication fréquente et grave (voy. ce mot). Les sphincters sont paralysés.

L'affection guérit quelquefois d'une façon complète ; souvent aussi elle entraîne la mort, soit par l'extension de la paralysie aux muscles de la respiration, soit par les escharres sacrées ou la cystite purulente.

Prescriptions hygiéniques. — Dans les cas aigus, le repos s'impose. Vouloir faire marcher les malades, épuiser en efforts stériles le peu d'activité qui reste dans leurs cellules spinales, serait une imprudence et une faute. Dans les cas très rapides, il faut même observer la diète, comme dans toute infection aiguë.

Par ailleurs, les prescriptions hygiéniques relatives aux soins de propreté, au lit, à la surveillance des escharres seront les mêmes que pour toute paraplégie (voy. ce mot).

Prescriptions médicamenteuses :

1° Traiter l'infection protopathique par les moyens appropriés, et en particulier prescrire:

a) ℞ Calomel . . . . $0^{gr},01$
    Lactose. . . . . $0^{gr},40$
En un cachet n° 6 ; 1 cachet le matin à jeun pendant six jours.

b) ℞ Teinture d'iode. . . . . 5 grammes.
IV gouttes trois fois par jour dans un peu d'eau et de vin.

c) Frictions avec la pommade suivante le long de la colonne vertébrale ou dans un pli articulaire.

℞   Vaseline. . . . . 20 grammes.
    Collargol. 3   —

La friction sera faite lentement et longuement après lavage antiseptique de la peau et renouvelée tous les jours ou même deux fois par jour.

d) Dans certains cas, on pourra tenter la ponction lombaire

suivie ou non d'injection intra-arachnoïdienne de 5 centimètres cubes d'une solution de collargol à 1 100.

Nécessité d'une asepsie méticuleuse.

e) Applications calmantes ou révulsion légère le long du
rachis. Éviter tout ce qui peut irriter fortement la peau et ouvrir
de nouvelles voies à l'infection.

f) Veiller à l'évacuation régulière de l'intestin et de la vessie.

B) **Myélites chroniques**.

Ce nom, trop compréhensif, peut s'appliquer encore au tabes,
à la sclérose en plaques, à la maladie de Friedreich, à la sclérose
latérale amyotrophique, à la syringomyélie et même dans une
certaine mesure à la compression de la moelle et des racines
rachidiennes dans le mal de Pott et le cancer vertébral
(paraplégie douloureuse des cancéreux). Les mêmes réflexions
pourraient être faites à ce sujet qu'à propos des myélites
aiguës.

Le diagnostic des diverses variétés de myélite chronique peut
être fait dans le plus grand nombre des cas par les commémoratifs et par un examen très attentif de l'état des fonctions spinales. Si l'on peut reconnaître comme point de départ une lésion
syphilitique ou une carie des os, le traitement sera celui de la
syphilis cérébro-spinale (voy. ce mot) ou celui du mal de Pott.

Dans les autres cas, il n'y a pas de médication étiologique et
tout se borne alors à une thérapeutique symptomatique dirigée
contre les douleurs, les paralysies, les paraplégies, les contractures, les tremblements, et contre les divers éléments morbides
dont les groupements variés réalisent les divers types des myélites chroniques.

Prescriptions hygiéniques. — Éviter les fatigues physiques,
les excès de coït, l'alcool et le tabac. Dans les phases avancées
du mal, mêmes précautions que pour toute paraplégie.

Prescriptions médicamenteuses :

1° Contre les douleurs à type fixe ou à type fulgurant (voy. : Névrites, névralgies, tabes).

2° Contre les paralysies flasques (voy. Paraplégie).

a) ♃ Sulfate de strychnine. . . . . . . 1/2 milligramme.

En une pilule n° 10 ; 1 pilule matin et soir pendant cinq jours. Renouveler deux fois par mois.

b) Frictions stimulantes matin et soir au baume de Fioraventi ou à l'alcool de lavande sur les membres paralysés.

c) Applications quotidiennes de courants électriques (galvaniques ou faradiques) sur les membres paralysés.

d) Massage méthodique et rééducation des mouvements.

3° Contre les contractures :

a) Pas de courants électriques.

b) Massage léger, effleurage.

c) Bains chauds tous les deux jours pendant un mois.

d) *Solution avec* :

♃   Eau. . . . . 300 grammes.
       Bromure de potassium   20   —

Deux grandes cuillerées par jour.

4° Contre les tremblements :

♃   Hyoscyamine. . . . . 1/2 milligramme.

En une pilule n° 20 ; 1 pilule matin et soir.

ou :

♃   Teinture de jusquiame. . . . . . } àà 5 grammes.
       Teinture de noix vomique . . . }

VI à VIII gouttes deux fois par jour aux repas.

5° Contre les anesthésies :

a) Application de courants faradiques.

b) Application de petits vésicatoires volants, grands comme 5 francs au niveau des régions insensibles.

6º Pour modifier la nutrition, tonifier l'organisme et régulariser les différentes fonctions, on prescrira de l'arsenic, des phosphates et des glycéro-phosphates, de l'ergot de seigle, de l'iodure
de potassium et, même si le sujet n'est pas syphilitique, un traitement spécifique mixte (GRASSET) ; on combattra la goutte,
l'arthritisme ; on fera de la révulsion le long du rachis (ventouses,
pointes de feu) ; on veillera à la régularité des fonctions intestinales et vésicales, avec le souci le plus absolu de l'antisepsie ;
on surveillera les régions exposées aux érythèmes et aux
escharres ; on prescrira, si la chose est possible, des cures à
Lamalou ou à Balaruc.

MYOCARDITE

4) Myocardite aiguë

Tableau clinique. — Affection secondaire, survenant au
cours des grandes infections (variole, fièvre typhoïde, diphtérie,
etc.), dont elle est une des plus graves complications et se carac-
térisant ainsi : faiblesse excessive, respiration rapide sans sentiment d'oppression, pâleur de la face, pouls rapide (110 à 150
et plus) s'accélérant au moindre effort, refroidissement des
extrémités contrastant avec l'hyperthermie centrale, faiblesse
des battements du cœur, atténuation et même disparition du
premier bruit ou bien au contraire cœur fœtal, embryocardie.

Quand la maladie s'aggrave, le pouls devient irrégulier et des
syncopes surviennent annonçant quelquefois la mort subite.

Quand elle guérit, le pouls reste longtemps rapide et instable.
Convalescence très longue, à surveiller.

Prescriptions hygiéniques. — En dehors des précautions
commandées par la maladie primitive, on exigera le repos

absolu, l'immobilité dans la position étendue, la tête très légèrement relevée ; on empêchera les visites, les conversations, les émotions, les efforts ; on veillera à la liberté du ventre tout en évitant les purgatifs violents ; on réchauffera les extrémités.

Prescriptions médicamenteuses :

1° Au début, quand la fibre cardiaque peut encore réagir, donner toutes les deux heures une grande cuillerée de la potion suivante :

℞   Eau distillée ou infusion de tilleul. .   120 grammes.
      Sirop d'écorces d'oranges amères. .   30 —
      Teinture de digitale. . . . .   XXX gouttes.
      Extrait de quinquina. . . . .   4 grammes.

Cesser le remède au bout de deux ou trois jours.

2° Injecter matin et soir un centimètre cube de l'une des solutions suivantes :

a) ℞ Huile d'olive stérilisée . . . .   10 grammes.
       Camphre en poudre. . . . .   1 —
b) ℞ Eau distillée. . . . .   10 —
       Sulfate de strychnine. . . . . $0^{gr},005$ à $0^{gr},01$

Surveiller attentivement les effets de ce dernier remède, pour lequel certains malades ont une intolérance marquée rapidement soit par une recrudescence de la fièvre, soit par du trismus.

3° Application d'un petit sachet de glace sur la région précordiale.

4° En cas de syncope ou de défaillance, injection de caféine ou d'éther ; inhalation d'oxygène, etc. (voir *Syncope*).

Convalescence. — Ne laisser lever le malade que lorsque le pouls est revenu depuis plusieurs jours à 70-80 et ne s'accélère plus par le seul fait de s'asseoir dans son lit et de se recoucher. Donner une alimentation tonique, non excitante, dès que l'état de la maladie primitive le permet. Être très prudent pour

les premières sorties, les déplacements, etc., en raison des syncopes possibles et même de la mort subite. Quinquina, glycéro-
phosphate, etc.

B) **Myocardite chronique**.

Le traitement de la *myocardite chronique* se confond en réalité
avec celui de l'endocardite chronique, de l'hyposystolie, de l'artério-sclérose (voy. ces différents mots).

MYXŒDÈME

Tableau clinique. — Trois formes principales et des formes
frustes.

a. *Myxœdème infantile.* — Arrêt du développement, nanisme
plus ou moins prononcé, face bouffie en pleine lune (GULL), mains
en bêche, jambes cylindriques ; consistance des tissus mollasse,
sans la cupule caractéristique de l'œdème ; cheveux cassants,
peau sèche, dents cariées ; inertie physique et intellectuelle aboutissant à une sorte d'idiotie, parole lente, langue pendante.

La curabilité est subordonnée à la non-soudure des diaphyses,
ce dont on s'assurera par la radiographie avant de commencer
le traitement.

b. *Myxœdème de l'adulte.* — L'affection survient à la suite de
maladies infectieuses ayant compromis la structure du corps
thyroïde, ou quelquefois sans cause connue. Naturellement on
ne constate pas d'arrêt de développement ; mais les troubles de
nutrition de la peau, la cachexie pachydermique, les déformations de la face et des membres sont les mêmes que chez l'enfant.
L'intelligence s'obscurcit, et le malade semble imbécile. Troubles
menstruels et hypothermie fréquents.

c. Myxœdème post-opératoire. — Cette forme n'a de spécial que sa pathogénie ; elle succède à l'extirpation chirurgicale *complète* du corps thyroïde.

d. Myxœdèmes frustes. — Chez les enfants arriérés, chez les adultes demeurés infantiles, on trouve si souvent des signes plus ou moins accentués de myxœdème que l'on a voulu rattacher tous les arrêts de développement à une insuffisance thyroïdienne. Chez les adultes, des symptômes de myxœdème (épaississement des membres, déformation de la face, lenteur de la parole, inertie intellectuelle) se rencontrent avec les phénomènes initiaux de certaines cardiopathies ; on dirait une association anormale du myxœdème avec la maladie de Basedow.

Prescriptions hygiéniques. — Rien de spécial. Régime tonique, aération, exercice modéré, lotions stimulantes. Il faut éviter dans les montagnes le séjour des vallées à endémie goitreuse.

Prescriptions médicamenteuses :

1º *Corps thyroïde frais de mouton* (glande du cornet), $0^{gr},20$ à prendre chaque jour, après l'avoir haché, et étalé en sandwich entre deux minces tranches de pain, ou délayé dans de l'eau sucrée, ou mêlé à de la confiture.

Éviter de le mêler à des liquides trop chauds.

Augmenter les doses progressivement jusqu'à 1 gramme par périodes plus ou moins longues suivant l'âge du sujet.

Continuer la médication pendant deux ou trois mois, puis suspendre pendant le même temps et reprendre (BOURNEVILLE).

En aucun cas, en raison des accidents possibles (tachycardie, fièvre, néphrite, exanthèmes, céphalée, etc.), cette médication ne devra pas être abandonnée au malade ; elle doit toujours être dirigée et surveillée par le médecin.

En cas d'impossibilité de se procurer de la glande fraîche, recourir aux diverses *pastilles, tablettes, capsules, sphérulines,* que l'on trouve dans le commerce et que l'on donnera de telle façon que le malade ingère la quantité voulue de substance thyroïdienne.

2° On prescrira en même temps :

a) ℞ Liqueur de Fowler. . . . . 5 grammes.

III gouttes à chaque repas, avec progression régulière chez l'adulte, de manière à arriver à X gouttes par repas, puis redescendre et supprimer.

ou bien :

b) ℞ Eau distillée. . . . . 10 grammes.
        Méthylarsynate de soude. 0gr,25

X gouttes aux repas pendant dix jours, suspendre pendant dix jours et reprendre.

Cette association de la médication arsenicale à la médication thyroïdienne a pour but de prévenir les accidents que détermine souvent cette dernière (MABILLE). Mais chez certains malades, elle semble plutôt les aggraver.

3° Dans les intervalles de ces médications ne pas négliger les toniques habituels : quinquina, glycéro-phosphates, iodure de fer, etc.

NÉPHRITES ET ALBUMINURIES

A) Néphrites aiguës.

Tableau clinique. — Complication grave d'une grande infection (scarlatine, rougeole, etc.), la néphrite aiguë peut aussi survenir dans la dernière période de la grossesse ou être provoquée par le froid chez un sujet en apparence sain. Elle peut venir comme épisode aigu au cours d'une néphrite chronique ou dans certains empoisonnements (phosphore, sublimé, etc.).

Céphalée, œdèmes disséminés, anasarque, œdème pulmonaire sont les premiers symptômes qui attirent l'attention. A l'examen on trouve alors l'urine rare, foncée, quelquefois sanglante, riche en albumine, chargée de cylindres épithéliaux. Au cœur, bruit de galop.

La néphrite aiguë peut guérir soit par la disparition progressive des symptômes, soit après s'être compliquée de phénomènes graves (anurie, urémie). Compliquée ou non, elle passe fréquemment à l'état chronique.

Prescriptions hygiéniques. — En dehors des précautions nécessaires contre le froid et en dehors de la nécessité du repos, la note dominante du traitement, c'est le régime lacté absolu, tant que l'urine est rare, sanglante et très albumineuse ; régime lacté mitigé, quand l'urine s'est éclaircie et tend à reprendre sa constitution normale.

Si l'albuminurie semble vouloir persister indéfiniment, il est clair qu'il faut céder ; on ajoutera alors au lait des jaunes d'œuf (crème), des fécules, quelques purées. Si la guérison n'est pas radicalement obtenue en un mois, on est sur le chemin de la néphrite chronique.

Dans le cas où le lait ne serait pas toléré par le malade, il faudrait user de tous les artifices pour le lui faire accepter : lait écrémé, lait coupé d'eau alcaline, lait caramélisé, caillé, képhir, lait bulgare, etc. Si malgré tous ces essais, si même après le lavage de l'estomac, il restait réfractaire, il faudrait y renoncer et recourir à des aliments légers. Mais s'il y avait des menaces d'urémie, il ne faudrait pas hésiter à mettre le malade quelques jours à la diète hydrique.

Dans tous les cas, il faut comparer la quantité d'urine rendue à la quantité de lait ingéré, et ne continuer que s'il y a équilibre entre ces deux termes.

Il est inutile d'imposer quatre litres de lait par jour au malade, surtout dans les premières périodes de l'insuffisance rénale. Deux litres suffisent pendant quelques jours à la condition que le malade soit au repos complet.

Prescriptions médicamenteuses :

1° Pas de diurétique, à moins de menaces d'urémie.

2° Lavement purgatif du Codex. A prendre le matin à jeun, et à renouveler de temps en temps en cas de constipation.

3° Ventouses sèches à la région lombaire. S'abstenir de cette prescription dans le cas de grossesse.

Complications. — Troubles oculaires, urémie (voyez ce mot).

Convalescence. — Le malade sera peu à peu ramené à l'alimentation normale, qui devra être très peu salée et très longtemps dépourvue de substances fermentées ou toxiques (poissons salés, crustacés, gibier, fromages fermentés, etc.). Il portera des vêtements chauds, une ceinture de flanelle. Il évitera les refroidissements.

Si la maladie traîne un peu, une saison à Saint-Nectaire (Puy-de-Dôme).

B) **Néphrites chroniques (mal de Bright)**.

Tableau clinique. — Elles ont des formes nombreuses et variées, mais en général répondent à peu près à l'un des types suivants : 1° pâleur des téguments, cryesthésie, doigts morts, migraines, palpitations, urine abondante et claire avec pollakiurie nocturne et peu d'albumine ; 2° urine plus rare et foncée, très riche en albumine et en éléments rénaux, avec œdèmes, cœur mou et dilaté, ce type donnant l'impression d'une néphrite aiguë atténuée et prolongée.

Ces néphrites aboutissent rarement à la guérison ; mais elles sont susceptibles d'être améliorées pendant de longues périodes. Elles peuvent aussi présenter des poussées aiguës sous l'influence du froid, d'une infection intercurrente, d'une application intempestive de vésicatoire, etc. Dans ces conditions on reprendra nécessairement le traitement de la néphrite aiguë. A la fin de leur évolution, l'urémie termine souvent la scène, ou bien le malade est emporté par une maladie intercurrente, toujours grave chez un brightique.

Prescriptions hygiéniques. — Le régime lacté absolu ne peut être imposé à perpétuité à un malade. Hors les phases aiguës, il faudra donc conseiller un régime autre qui est le régime déchloruré, dont voici quelques exemples :

1°
    Pain déchloruré. . . . . 200 grammes.
    Pommes de terre 300   —
    Riz. 100   —
    Sucre. 100   —
    Beurre 25   —

2°
    Pain déchloruré. . . . . 200 grammes.
    Viandes. 200   —
    Légumes 250   —
    Beurre 50   —
    Sucre. 40   —

3°
    Pain déchloruré. . . . . 200 grammes.
    Pommes de terre 700   —
    Beurre 50   —
    Fromage frais. . . . .

On prendra l'un ou l'autre de ces régimes suivant le degré d'intensité du mal. Le second convient aux brightiques qui éliminent bien leur urée ; le premier et le troisième s'adaptent aux malades qui ont de la tendance à faire de la rétention azotée en même temps que de la rétention chlorurée. En général, il faudra faire le repas le plus substantiel à midi, et ne donner que du lait, des laitages, des œufs et des purées le matin et le soir. La privation d'alcool est absolument nécessaire : le vin même est à éviter.

Comme le régime lacté absolu, le régime déchloruré ne peut être d'ailleurs que temporaire, l'organisme ne pouvant supporer indéfiniment la privation de sel.

S'il y a coïncidence d'entérite, si le malade ne digère pas le lait, le régime devra être modifié (voy. *Entérite*).

En dehors du régime, le malade sera soumis à une hygiène sévère : éviter les refroidissements, se couvrir de vêtements chauds et perméables (flanelle légère, tissu à larges mailles, etc.), faire un exercice modéré sans fatigues, frictionner les membres chaque jour à l'eau alcoolisée et au gant de crin, s'abstenir des veillées prolongées, des réunions dans des salles encombrées et mal aérées, des plaisirs vénériens.

Quelques bains chauds avec de grandes précautions peuvent être utiles.

Prescriptions médicamenteuses :

1° Dans le cas d'albuminurie très forte, dépassant 3 grammes par litre, sans symptômes de néphrite aiguë :

Solution avec :

℞   Eau distillée. . . . . 300 grammes.
       Lactate de strontium 20   —

4 cuillerées par jour.

2° Dans les cas de moindre albuminurie :

Solution avec :

℞   Eau distillée. . . . . 300 grammes.
       Chlorure de calcium. 2   —

3° Lorsque la peau est sèche et ne fonctionne pas, appliquer sur la région lombaire un peu de la pommade suivante :

℞   Axonge ou lanoline . . . . 100 grammes.
       Nitrate de pilocarpine . . . . 0^{gr},05

Recouvrir d'ouate et de taffetas gommé et maintenir par un bandage ; renouveler le pansement matin et soir pendant plusieurs jours.

4° Veiller à la régularité des fonctions digestives, et en cas de tendance à la constipation donner un purgatif salin ou huileux ; on prescrira de temps à autre quelques pilules d'aloès (0^{gr},20 à 0^{gr},40 en pilules de 0^{gr},10).

18.

5° Enfin si au cours de la néphrite chronique, la sécrétion urinaire se ralentit au point de faire redouter l'anurie, on fera de l'opothérapie rénale, suivant la formule de RENAUT.

Prendre la substance corticale, d'un, deux ou trois rognons frais de porc (d'un porc proprement nourri, si possible), hacher menu, laver dans l'eau distillée, broyer au mortier dans 450 centimètres cubes d'eau salée à 1 p. 100, décanter après quatre heures de repos dans un endroit frais ; prendre en quatre fois en vingt-quatre heures ; continuer dix jours.

La sécrétion urinaire se rétablit souvent ; en insistant davantage sur le remède, on risquerait de provoquer une congestion rénale et de l'hématurie.

C) Albuminuries d'ordre spécial.

a. *Albuminurie cyclique* (Type TEISSIER-PAVY). — Jeune fille anémique, présentant à la suite d'une maladie infectieuse, une albuminurie qui n'existe que l'après-midi et qui disparaît le reste du temps. Pas d'autres symptômes. L'analyse seule est capable de révéler le mal. Évolution toujours très lente, pouvant rarement aboutir au mal de Bright, pouvant persister indéfiniment, pouvant guérir.

Le régime lacté n'est pas ici de mise. Il convient de soutenir les forces de la malade par un régime fortifiant, mais antitoxique. Surveiller l'élimination des chlorures et éviter les excès de sel alimentaire.

Comme médicaments, prescrire le fer et l'arsenic comme dans la chlorose (voy. ce mot) ; prescrire aussi le glycéro-phosphate de chaux granulé (une cuillerée à café à chaque repas).

Albuminurie orthostatique. — Elle ne survient que lorsque le malade est debout, et disparaît dans la position horizontale.

Pas de traitement connu.

Se borner à conseiller une hygiène générale comme dans le mal de Bright et l'abstention des remèdes et des médicaments capables de léser le rein.

c. *Albuminurie d'origine digestive*. — Il existe un parallélisme étroit entre la toxicité du contenu intestinal et celle de l'urine : quand le malade digère mal et qu'il a de la diarrhée, l'urine devient rare, foncée, chargée d'indican et d'urobiline. De là la nécessité de surveiller le fonctionnement intestinal chez les brightiques et de ne donner, en dehors de toute suggestion d'ordre théorique, que des aliments que le malade digère parfaitement. Si le lait est mal élaboré par l'intestin, non seulement l'albuminurie ne diminuera pas chez le brightique, mais même elle augmentera. En dehors de toute néphrite, une dyspepsie persistante peut engendrer de toutes pièces une albuminurie.

Voir à l'article : *Entérite muco-membraneuse*, les conseils à donner aux malades dans ces conditions.

d. *Albuminurie des tuberculeux*. — Elle relève de diverses causes qui entraînent un pronostic et un traitement différents.

S'il s'agit d'une néphrite tuberculeuse (bacilles de Koch dans l'urine), faire le traitement de la néphrite chronique en insistant cependant sur l'alimentation que l'on fera aussi tonique, aussi fortifiante que possible, en tenant compte de ces deux indications contradictoires : nécessité de suralimenter le malade tuberculeux, impossibilité de le faire sans aggraver l'inflammation du rein.

S'il s'agit d'une albuminurie dépendant d'une entérite tuberculeuse, ce que l'on reconnaîtra à l'absence de bacilles de Koch dans l'urine et au parallélisme qui se manifeste entre l'intensité des troubles digestifs et l'abondance de l'albuminurie urinaire, on fera le traitement de l'entérite sans se préoccuper directement du rein.

Enfin dans quelques cas il semble que l'albuminurie soit le fait d'une intoxication par la tuberculose, soit au cours d'une bacillose en évolution, soit avant les premières manifestations habituelles de cette infection (albuminurie prétuberculeuse de TEISSIER). Les énormes oscillations de l'albumine en pareil cas, sa disparition, ses retours imprévus déjouent tous les calculs du médecin et laissent la thérapeutique livrée au hasard. On fera de la médication purement symptomatique.

e. *Albuminurie de la grossesse.* — Régime lacté absolu. Lavements laxatifs. La question d'un accouchement prématuré peut se poser, mais l'étude de ses indications sort du cadre de cet ouvrage.

NEURASTHÉNIE

Tableau clinique. — Affaiblissement des fonctions du système nerveux central, infidélité de la mémoire, incertitude de la volonté, hésitation à entreprendre une affaire, à commencer une besogne. Le neurasthénique est toujours en retard pour terminer ses travaux, qu'il n'exécute qu'au dernier moment, poussé par la nécessité ; il se croit ou se sent incapable d'accomplir sa tâche. Crainte de devenir aliéné. Insomnie. Céphalée en casque. Fatigue souvent plus grande le matin que le soir. Par les phobies et les obsessions qui la compliquent souvent, la neurasthénie touche aux maladies mentales.

Faible tension artérielle. Faiblesse musculaire. Sensation permanente de fatigue. Complication fréquente de dyspepsie, d'entérite muco-membraneuse et d'entéroptose. Froid aux pieds. Dysménorrhée.

Prescriptions hygiéniques. — Le régime alimentaire sera réglé suivant l'état de l'intestin et de l'estomac ; tonique, si les fonctions digestives sont bonnes ; dans le cas contraire, approprié au genre de dyspepsie.

L'hygiène morale est de la plus haute importance. Inutile de dire au malade de « se secouer » ; il ne le peut pas, et souffre énormément de penser que son entourage ne comprend pas son mal. Il ne faut ni le railler, ni le plaindre, mais faire appel à son énergie et lui tracer un programme d'existence, où les occupations seront distribuées par heures fixes comme pour un éco-

lier. Le neurasthénique n'a pas de volonté : il faut que le programme ainsi réglé le dispense de vouloir. Ne jamais lui dire :
« Faites comme vous voulez. »

Prescrire le repos si le malade est réellement affaibli ; l'entraînement progressif si les forces sont encore conservées ; le repos
intellectuel, la cessation des affaires, dans les cas graves.

Séjour dans les montagnes.

Prescriptions médicamenteuses :

1° ℞ Glycéro-phosphate de chaux . . . . $0^{gr},20$
      Poudre de quinquina jaune . . . . $0^{gr},30$

En un cachet n° 30 ; prendre un cachet à chaque repas.

2° *Solution avec :*

℞   Eau distillée stérilisée . . . . 10 grammes.
     Méthylarsinate de soude . . . . . . $0^{gr},20$ à $0^{gr},30$

X gouttes dans une cuillerée d'eau à chaque repas ; alterner
l'usage de ce remède avec le précédent, et laisser de temps en temps
des périodes de repos.

3° Recourir souvent à la voie hypodermique, en raison du
relèvement de la lésion artérielle que procurent les médicaments
introduits par cette voie et prescrire alors :

℞   Sérum de Chéron. . . . . . . 2 centimètres cubes.
En une ampoule stérilisée n° 10.

ou bien :

Solution avec :

℞   Eau distillée . . . . 1 centimètre cube.
     Cacodylate de soude . . . . . 5 centigr.

En une ampoule stérilisée n° 5 ; une injection hypodermique
chaque jour.

Ne recommencer une nouvelle série qu'après un certain intervalle.

4° Ne prescrire les hypnotiques que d'une main très avare ; le sommeil ainsi produit est en effet peu réparateur, et à la longue tous les hypnotiques quels qu'ils soient finissent par intoxiquer les centres nerveux ou le sang.

On permettra de temps en temps le soir.

℞   Sulfonal. . . . . 0^{gr},50 à 0^{gr},75
En un cachet.

ou bien

℞   Extrait de valériane . . . . , 0^{gr},05
En une pilule.

ou mieux encore

℞   Valérianate d'ammoniaque (Pierlot). Une ou deux cuillerées à café.

Si la chose est possible, l'électricité statique, sous forme de bain statique, est un des meilleurs procédés pour ramener le sommeil.

5° Prescrire aussi en alternance avec les remèdes précédents :

℞   Sirop d'écorces d'oranges amères. . . 300 grammes.
      Formiate de soude 10   —

6° L'hydrothérapie donne d'excellentes ressources contre la neurasthénie. Il faut en adapter les procédés au cas du malade :

a. *Cas légers.* — Si le malade réagit bien, une douche quotidienne froide (20 à 25°) de quelques secondes.

b. *Cas moyens.* — Réaction insuffisante à la douche générale. Se contenter alors de lotions froides sur les pieds et les jambes, suivies de frictions sèches et de promenades, ou d'immersion très courte des pieds dans l'eau froide.

c. *Cas plus intenses.* — Douche tiède toni-sédative, ou douche écossaise, ou douche alternative.

On sera souvent obligé de tâtonner avant de trouver la formule hydrothérapique optima.

7° Massage : à conseiller dans les cas d'atrophie des masses musculaires ou de neurasthénie portant spécialement sur les organes locomoteurs (neurasthénie spinale).

NÉVRALGIE FACIALE

A) Forme commune.

Tableau clinique. — Douleur plus ou moins intense, dans le territoire d'une ou de plusieurs branches du trijumeau, venant par accès bien espacés, quelquefois régulièrement périodiques. Dans les intervalles, la douleur peut être simplement atténuée ou complètement absente. Au moment du paroxysme, douleurs particulièrement vives au niveau des points d'émergence des filets nerveux : point frontal, point malaire, point naso-lobaire, point sous-orbitaire, etc. La branche maxillaire inférieure est rarement intéressée. Larmoiement, salivation.

Diagnostic étiologique. — La clef du traitement est dans un diagnostic précis de la cause de la névralgie. Dans les cas aigus fébriles, il s'agit souvent de manifestations douloureuses dues au paludisme, au rhumatisme, ou à la grippe, ou liées à des inflammations des sinus frontaux ou maxillaires. Dans les cas chroniques, le mal peut dépendre d'une sinusite chronique, d'une sténose des fosses nasales avec lésion de la muqueuse pituitaire, de caries dentaires avec altérations du rebord alvéolaire, quelquefois de périostites syphilitiques avec compression des filets nerveux dans les conduits osseux.

Le traitement de ces affections protopathiques s'impose au premier chef. Quelle que soit d'ailleurs la cause occasionnelle de la névralgie, on devra s'assurer que les sinus sont libres, et faire enlever ou soigner les dents cariées.

Prescriptions hygiéniques. — Éviter les refroidissements, en particulier les courants d'air qui frapperaient les régions endolories. Choisir des aliments tendres, mous ou liquides, qui ne nécessitent pas d'efforts de mastication. Boire tiède.

Traitement médicamenteux :

1° Pour calmer la douleur :

℞   Antipyrine ou pyramidon 0gr,30
En un cachet ; un cachet au moment des crises de douleur ; trois ou quatre cachets au plus par vingt-quatre heures.

2° Pour prévenir le retour des crises,

a) ℞ Valérianate de quinine. 0gr,40
En un cachet deux ou trois fois par jour suivant la violence du mal.

ou bien

b) ℞ Aspirine. 0gr,50
En un cachet : deux ou trois cachets par jour au moment des repas.

B) **Forme grave, tic douloureux.**

Tableau clinique. — Les douleurs deviennent atroces, et en se répétant à chaque instant, font du malade un véritable martyr. Des spasmes cloniques des muscles de la face du côté atteint éclatent à chaque crise et redoublent les souffrances (tic douloureux). Dans ces cas, les douleurs envahissent souvent la branche inférieure du trijumeau, mais elles peuvent aussi se localiser à un des filets de ce nerf.

Souffrant presque continuellement, très gêné pour s'alimenter,

privé de sommeil, le malade tombe dans un état cachectique
et s'isole peu à peu de ses amis et de sa famille.

Diagnostic étiologique. — La recherche de la cause précise
est plus importante que jamais. Chez plusieurs malades, les
crises débutent toujours par un même point, souvent dans une
région limitée du rebord alvéolaire, où la compression de quelques filets nerveux terminaux par une ostéite concomitante
semble déterminer cette sorte d'*aura*. La résection de ce bord
amène souvent une grande amélioration. Comme dans la forme
bénigne, on combattra, suivant les cas, le rhumatisme, la syphilis,
le paludisme par leurs traitements appropriés ; on traitera avec
une rigueur absolue les sinusites et les caries dentaires ; on
aura quelquefois à enlever une tumeur de l'orbite.

Prescriptions hygiéniques. — Les mêmes que pour
névralgie simple, mais plus rigoureuses.

Traitement médicamenteux :

1° Mêmes remèdes que pour la forme simple.

2° En cas d'insuccès de ces remèdes,

a) ℞ Aconitine cristillisée . . . . 1,10ᵉ de milligramme.
En une pilule n° 10 ; 4 pilules par jour à quatre heures d'intervalle.

ou bien

b ℞   Gelsemium sempervirens (teinture), X gouttes par jour
en 2 doses (remède infidèle et dangereux):

3° Si les douleurs sont absolument rebelles, faire soit chaque
soir, soit au moment des crises les plus violentes une injection
d'un centigramme de chlorhydrate de morphine.

4° Enfin à titre palliatif, dans les cas trop nombreux, réfractaires à tout traitement on prescrira :
a) Des potions narcotiques au bromure et chloral.

b) Des injections de sérum phéniqué, suivant la formule suivante :

℞   Acide phénique neigeux. . . . . .   2 grammes.
      Chlorure de sodium.   1   —
      Phosphate de soude . . . . } àà 2   —
      Sulfate de soude . . . . }
      Eau stérilisée. 100   —

que l'on peut pratiquer à la dose de 10 à 15 centimètres cubes chaque jour, pendant plusieurs jours, loin de la région douloureuse et sans accident d'intoxication phéniquée.

Intervention chirurgicale. — La destruction du nerf malade est dans quelques cas une suprême ressource. Elle peut être obtenue par l'un des procédés suivants :

1° Injections d'un centimètre cube de la solution suivante :

℞   Alcool au tiers . . . . 10 centicubes.
      Stovaïne 0gr,10

A l'aide d'une longue aiguille en platine iridié, et en se guidant sur des notions anatomiques très précises, on porte le liquide sur le trajet du filet nerveux le plus douloureux.

L'opération est renouvelée deux ou trois fois à huit jours d'intervalle. Résultats très appréciables.

2° La résection du filet nerveux qui paraît le siège initial de la douleur. Résultats très variables.

3° La résection du ganglion de Gasser. Résultats déplorables.

NÉVRALGIE INTERCOSTALE

Tableau clinique. — La névralgie pure, telle que VALLEIX l'a autrefois décrite, est véritablement rare. Le plus souvent, les

douleurs que les malades éprouvent dans les parois thoraciques
sont en rapport avec une lésion pleuro-pulmonaire (point de côté),
avec une périostose costale (syphilis secondaire), avec une fluxion
rhumatismale des muscles pariétaux (pleurodynie), souvent
aussi avec des troubles cardiaques (péricardite, myocardite, etc).
D'autres fois, elles constituent des douleurs en ceinture, en con-
nexion avec un état pathologique de l'axe spinal ou de l'estomac.
Elles peuvent enfin s'associer au zona (voy. ce mot). Un diagnostic précis fera donc connaître la pathogénie véritable de ces
douleurs costales ou intercostales, qui ne méritent guère le nom
de névralgie, au sens du moins où on l'entendait autrefois, et
que l'on guérira en s'attaquant à leur cause. Néanmoins, comme
ces douleurs peuvent relever d'affections éloignées (utérus en
particulier) et réaliser alors plus ou moins le type connu avec les
points classiques, on pourra leur appliquer directement un traitement.

Prescriptions hygiéniques. — Éviter le froid, la fatigue,
les excès, en un mot toute cause capable de mal influencer les
viscères du thorax et de l'abdomen. Régime tonique pour combattre l'anémie fréquente chez ces malades.

Prescriptions médicamenteuses. — On usera successivement ou simultanément des formules suivantes :

1° ℞ Pilules de Méglin . . . . Nº 20
Une pilule à chaque repas.

2° ℞ Sulfate de quinine. 0gr.20
　　　Antipyrine. 0gr.30
En un cachet nº 10 ; 3 par jour.

3° ℞ Aspirine. . . . . 0gr,25 à 0gr,50
En un cachet nº 10 ; 2 ou 3 par jour.

4° Application de topiques calmants :
a) *Liniment avec :*
℞　　Baume tranquille. . . . . 60 grammes.
　　　Chloroforme. . . . . } ää 10　　—
　　　Laudanum. . . . . }

b) Liniment avec :

℞   Baume de Fioraventi . . . .   100 grammes.
     Chloroforme.   10   —

Faire tiédir ces liniments au bain marie avant de s'en servir.

c) Pommade avec :

℞   Vaseline . . . .   30 grammes.
     Salicylate de méthyle   3   —

d) Applications directes ou stypage à l'aide du chlorure de méthyle.

(Se méfier des érythèmes et des escharres, faciles à provoquer par une application trop énergique.)

e) Petits vésicatoires grands comme une pièce de 5 francs, appliqués chaque semaine, successivement, sur les points les plus douloureux.

f) Injections d'air sous la peau, à l'aide d'une aiguille de Pravaz adaptée à la soufflerie du thermocautère. Stériliser l'air en le faisant passer à travers un tampon d'ouate hydrophile. Injecter assez d'air pour faire autour du point piqué une boule d'emphysème sous-cutané, grosse comme une petite noix. — Asepsie parfaite.

g) En cas de douleurs que les procédés précédents n'ont pas calmées, injection d'un centigramme de chlorhydrate de morphine.

NÉVRALGIE SCIATIQUE (voy. *Sciatique*).

NÉVRITES, POLYNÉVRITES

Tableau clinique. — La névrite type est celle qui résulte d'une plaie d'un nerf ou de l'injection, sous la peau, d'éther, de sublimé, de chloroforme, etc., lorsque ces substances sont portées au contact d'un nerf de moyenne importance. Douleurs et anesthésie dans le territoire de ce nerf, paralysies et atrophies musculaires avec réaction de dégénérescence, et par suite attitudes vicieuses des extrémités (griffes), lésions trophiques variées (glossy skin, bulles pemphigoïdes, hypertrichose et hyperidrose, zona, mal perforant, dystrophie et chute des ongles, peut-être même ostéo-arthropathies, épaississement du tissu adipeux, etc.). Les lésions peuvent se réparer et les symptômes disparaître, ou au contraire se prolonger indéfiniment.

Ce tableau est reproduit et même aggravé dans la névrite lépreuse ; le diabète et le tabes, de même que les gelures, donnent lieu à des névrites qui se rapprochent assez du type précédent. Par contre, le rhumatisme détermine quelquefois des névrites, soit au bras, soit surtout au membre inférieur, où la douleur est un élément tellement prédominant qu'on les confond avec de simples névralgies.

Les maladies infectieuses graves (diphtérie, fièvre typhoïde, grippe, etc.) et les grandes intoxications (arsenic, plomb, phosphore, alcool, etc.) sont souvent suivies de *polynévrites*.

Les malades sont alors rapidement paralysés des membres inférieurs ou même des quatre membres: les muscles s'atrophient, il y a des douleurs articulaires vives et même de vraies arthrites; on peut noter quelques lésions trophiques des extrémités, mais en général moins accentuées que dans la névrite traumatique. La conservation du fonctionnement des sphincters permet de reconnaître que la moelle épinière est hors de cause.

Prescriptions hygiéniques. — Elles ne comportent aucune indication spéciale, et sont relatives aux diverses maladies dont les névrites sont des manifestations (diabète, lèpre, intoxication arsenicale, alcoolisme, etc.). Cependant on ne saurait trop veiller à la propreté des téguments et au maintien de la température normale des membres intéressés, l'oubli de ces précautions suffisant pour amener l'apparition de lésions trophiques que leur observation régulière aurait peut-être permis d'éviter. Si une polynévrite détermine la paralysie des deux membres inférieurs, la paraplégie (voy. ce mot) réclame des soins spéciaux.

Prescriptions médicamenteuses :

1° Le traitement médical comporte d'abord les prescriptions afférentes aux diverses affections qui conditionnent les névrites: diabète, tabes, rhumatisme, empoisonnements, etc. (voy. ces différents mots).

2° Le soulagement de la douleur sera obtenu à l'aide des différentes préparations appliquées aux névralgies (voy. Névralgie faciale, névralgie intercostale, sciatique) ou aux douleurs fulgurantes.

3° Les paralysies et les amyotrophies, les lésions trophiques, les névrites elles-mêmes sont améliorées par l'électrothérapie. Autrefois, les courants continus étaient en faveur. Aujourd'hui les spécialistes préfèrent les courants faradiques à interruptions peu nombreuses. On s'en rapportera sur ce point à leur opinion. D'ailleurs, l'indication de la formule électrothérapique dépendra de l'état des muscles et des nerfs, de la présence et du degré de la réaction de dégénérescence, de la tolérance du malade.

4° Le massage combat efficacement les atrophies musculaires les raideurs articulaires et les douleurs même qui résultent des troubles vasculaires et de l'infiltration des tissus innervés par les nerfs malades.

5° Dans les cas rebelles, on pourra songer à la cautérisation du nerf enflammé par l'alcool à 1/3, faite dans le but de provoquer ultérieurement sa régénération. Mais cette intervention, utile pour certains filets du trijumeau (voy. Névralgie faciale), ne pourrait être appliquée sans danger à des troncs nerveux mix-

tes de gros et de moyen calibre, comme le sciatique, le radial,
le médian, etc.

OBÉSITÉ

Tableau clinique. — Développement excessif du pannicule
graisseux sous-cutané et aussi des masses graisseuses épiploïque,
mésentérique et intra-thoracique. Déformation des membres, du
visage, du cou, du tronc. Essoufflement presque permanent.
Douleurs articulaires aux membres inférieurs, par suite du poids
énorme qu'ont à supporter les jointures. Congestions viscérales
faciles. Hypothermie habituelle. Des troubles cardiaques, par
infiltration ou par dégénérescence graisseuse du myocarde, compliquent souvent l'obésité.

Prescriptions hygiéniques. — L'obésité résultant habituellement d'un surcroît régulier d'alimentation et d'un défaut également régulier de dépenses organiques, c'est par l'hygiène plus
que par tout autre médication qu'on réussira à la combattre. Les
prescriptions suivantes sont celles que le professeur BERGONIÉ
applique avec succès.

a) Régime alimentaire : le matin, une tasse de thé ; à midi, un
repas dont le menu est laissé au choix du sujet, mais d'où sont
exclus les aliments riches en calories, tels que les graisses et le
sucre pur ; pour lequel sont recommandés les légumes verts, les
fruits et le thé léger, sans sucre. Le repas du soir, d'où viennent la
plus grande partie des réserves et l'accumulation de la graisse,
favorisées par le repos de la nuit, est *totalement supprimé*. Le
sujet ne se met pas à table ; il prend tard, dans la soirée, une
tasse de thé léger, ou tout autre infusion à son choix et un
fruit : orange ou pomme.

b) L'exercice sera régulier. A la marche qui fatigue l'obèse,
on substituera la bicyclette ou mieux le tricycle sur piste en plein

air. Cet exercice sera court : de cinq minutes au début à vingt minutes au plus; mais il sera intense, violent même si possible, et sera fait deux fois par jour, aux heures les moins chaudes en été.

c) Pour favoriser la déperdition de chaleur, le vêtement sera léger et perméable. Dans le même but on prescrira les pratiques hydrothérapiques les plus variées, sauf le bain chaud : longues ablutions générales, et en particulier le tub tiède avec friction par le malade lui-même après chaque séance d'exercice.

Traitement électrique. — A ces prescriptions, il convient d'ajouter un *exercice électriquement* provoqué, sous forme de bain électrique général, ou mieux de bain faradique à quatre cellules. Le sujet bien assis et peu vêtu plonge ses bras et ses jambes dans quatre récipients remplis d'eau où arrive un courant faradique rhythmé et ondulé. Des contractions rhythmiques, sans secousse de la plupart des muscles de l'organisme s'en suivent involontaires et indolores. La durée de la séance varie de vingt à quarante-cinq minutes, elle est quotidienne. C'est la partie mécanique du traitement le plus facilement applicable aux obèses cardiaques ou déprimés[1].

Prescriptions médicamenteuses :
Une cure à Brides-les-Bains (Savoie) ou à Marienbad.

OCCLUSION INTESTINALE (voy. *Étranglement interne*).

ŒDÈME AIGU DU POUMON

Tableau clinique. — L'œdème aigu du poumon survient quelquefois chez des individus dont la santé est en apparence

[1] Ce traitement dont les effets sont des plus remarquables a été formulé tout entier par le professeur BERGONIÉ qui en est l'initiateur :

bonne, sous l'influence d'un refroidissement ou d'une cause banale ; il apparaît plus souvent comme complication de lésions aortiques, cardiaques ou rénales. Une dyspnée, d'abord légère, mais croissante et bientôt angoissante, caractérise le mal ; le sujet se sent peu à peu asphyxié, avec ou sans douleur intercostale ; il tousse souvent et expectore une écume abondante, blanche et sanguinolente. A l'auscultation, on trouve un foyer de râles fins limité à un point de l'appareil respiratoire. Mais si le médecin prolonge sa visite, il assiste à l'extension rapide de ce foyer, qui peut en quelques heures occuper un poumon tout entier.

La mort peut survenir dans un très court délai, mais la marche envahissante du mal peut être enrayée, et, après une crise angoissante, le sujet reste accablé, affaibli, mais sauvé. On n'est plus alors en présence que d'une congestion pulmonaire plus ou moins intense et des lésions qui ont amené cette poussée d'œdème.

Les rechutes sont fréquentes.

Prescriptions hygiéniques. — Le malade sera assis sur son lit, appuyé sur des oreillers, ou mieux sur un fauteuil. Le cou sera dégagé, la ceinture desserrée. On évitera tout ce qui peut vicier l'air: présence de trop nombreuses personnes, lampes fumeuses, etc. Les fenêtres seront ouvertes, si la température extérieure le permet.

Pendant la crise, aucun aliment solide, quelques gorgées de liquide chaud ou frais, au gré du malade, s'il a soif.

Prescriptions médicamenteuses. — Elles varieront suivant les circonstances :

1° Si le malade est agité, anxieux, énervé, faire une injection hypodermique d'un centigramme de chlorhydrate de morphine.

il semble de beaucoup plus efficace que tous les autres traitements préconisés antérieurement (HARVEY-BANTING, EBSTEIN, OËRTEL, VOGEL, SCHWENINGER, G. SÉE, DUJARDIN-BEAUMETZ, BOUCHARD, etc.) ; il demande pour être suivi de succès une persévérance parfaite de la part du malade.

19.

2° Si, au contraire, il est prostré, faible, le pouls défaillant, faire une injection de 0 ^{gr}, 20 de caféine.

3° Si l'expectoration est difficile, prescrire :

Potion avec :

℞   Infusion de polygala . . . . 120 grammes.
      Sirop de Desessartz . . . . 30 —
      Acétate d'ammoniaque . . . . . . 3 —

ou potion avec :

℞   Infusion de tilleul . . . . 120 grammes.
      Sirop pectoral. . . . . 30 —
      Oxymel scillitique. . . . . 10 —

Par grandes cuillerées toutes les heures.

4° Si l'asphyxie est imminente, une saignée générale de 200 à 300 grammes, ou quatre à six ventouses scarifiées à la base de la poitrine.

5° Dans tous les cas, ventouses sèches, cataplasmes sinapisés, inhalations d'oxygène.

6° Les jours suivants, si le malade a échappé aux accidents aigus et graves du début, traiter la néphrite ou l'aortite, ou toutes autres lésions qui ont provoqué l'accès d'œdème aigu du poumon.

ŒSOPHAGE (RÉTRÉCISSEMENTS DE L')

Tableau clinique. — Les tumeurs de l'œsophage, la sclérose cicatricielle des parois de ce conduit, à la suite d'un empoisonnement par les caustiques ou d'une ulcération, le spasme des tuniques musculaires sont les causes habituelles de ces rétrécissements. Une fois constitués, ils se caractérisent par l'impossibilité ou la très grande difficulté du troisième temps de la déglutition ; les aliments s'arrêtent dans l'œsophage d'où ils sont bientôt rejetés par un vomissement sans effort. Ils peuvent quel-

quefois s'emmagasiner assez longtemps dans des poches diverti-
culaires formées au-dessus des points rétrécis.

Les antécédents varient suivant là nature de la lésion (cancer,
empoisonnement, névropathie). L'inanition et la cachexie se
produisent fatalement au bout d'un certain temps. L'élément
spasmodique, qui joue un rôle important même dans les rétrécissements organiques, explique la variabilité des symptômes
fonctionnels et les inégalités de la dysphagie à l'égard des divers
aliments.

Le cathétérisme par les sondes et les olives, toujours délicat,
quelquefois dangereux, peut donner d'utiles renseignements pour
le diagnostic. L'œsophagoscopie, si elle est praticable, lui est
certainement supérieure.

Les complications sont fréquentes et graves : hémorrhagies
pleurésie, adénopathies médiastines.

Si un traitement curatif ou palliatif n'intervient pas, la mort
est inévitable.

Prescriptions hygiéniques. — Le régime est d'une importance capitale. Tant que les aliments passent, on nourrira le
malade avec ceux qu'il peut encore déglutir, aliments qui seront
toujours liquides ou crémeux, ou hachés ou en purée, et dont le
choix sera dicté par les sensations mêmes du sujet. Le lait et les
laitages sont acceptés mieux que d'autres mets ; le bouillon et les
potages salés provoquent des spasmes ; on usera volontiers de la
poudre de viande, des gelées de viande, de la somatose, des œufs
délayés dans du lait ou de l'eau ; le vin peut être avalé, mais
souvent au prix d'une assez vive irritation. On devra tenir compte
de ces détails, et proscrire rigoureusement les substances solides
qui, s'arrêtant au niveau du rétrécissement, le compliquent de la
présence d'un corps étranger.

La déglutition des mets en apparence les plus faciles à ingérer
amène quelquefois une recrudescence des spasmes œsophagiens,
comme si une zone spasmogène existait au niveau de la sténose
et entrait en action sous l'influence du moindre contact. Dans
ces cas, comme dans ceux d'un rétrécissement infranchissable,

il faudra sans hésiter renoncer à l'alimentation par la voie buccale et recourir aux lavements alimentaires, qui peuvent, aidés par les injections de sérum artificiel, suffire à soutenir pendant un mois les forces du malade. Si, pendant cette période, on a pu appliquer à la lésion œsophagienne un traitement actif et la supprimer ou tourner l'obstacle, le malade peut arriver à la convalescence et reprendre un régime plus normal. Dans le cas contraire, la mort vient progressivement par cachexie (voy. les formules de lavements alimentaires, aux articles Estomac).

Prescriptions médicamenteuses :

1° ♃ Sirop de limons. . . . .   300 grammes.
    Bromure de potassium   20   —
    Extrait de belladone. . . . . $0^{gr},20$

Une à trois cuillerées par jour, pour atténuer les spasmes de l'œsophage.

2° Sérum chirurgical.

Injecter matin et soir 100 à 250 grammes de ce sérum pour maintenir les forces du malade et calmer sa soif, spécialement quand il est réduit à l'alimentation par voie rectale.

Intervention chirurgicale. — Elle peut être très variée suivant le but qu'elle se propose :

1° La dilatation progressive par des sondes ou des olives de dimensions croissantes peut être tentée dans les cas de rétrécissement cicatriciel, encore peu développés. Elle est dangereuse dans les tumeurs de la paroi œsophagienne.

On peut la faciliter en enduisant sondes ou olives d'une pommade calmante ou vaso-constrictive, telles que les suivantes :

a) ♃ Vaseline boriquée. . . . .   10 grammes.
    Chlorhydrate de cocaïne. . . . . . $0^{gr},10$

b) ♃ Vaseline boriquée. . . . .   10 grammes.
    Solution d'adrénaline à 1/10.000. .   X gouttes.

2° Si la stricture œsophagienne ne laisse passer qu'une simple baleine, tenter la dilatation électrolytique.

3° Si ce moyen échoue ou s'il s'agit d'un néoplasme, pratiquer la gastrostomie et nourrir ensuite le malade par la fistule gastrique.

4° Dans quelques cas très spéciaux, pratiquer l'exérèse de la tumeur œsophagienne.

OREILLONS

Tableau clinique. — Vers le 19ᵉ jour après un contact plus ou moins prolongé avec un sujet atteint de cette maladie, les oreillons débutent par du malaise, de la douleur à la région parotidienne, du gonflement uni ou bilatéral des glandes salivaires, de la fièvre qui peut atteindre un degré assez élevé. Après deux ou trois jours, ces symptômes décroissent et tout rentre dans l'ordre. Mais vers le 7ᵉ ou le 8ᵉ jour, quelquefois plus tôt peut éclater une des complications suivantes :

1° Fièvre violente, état saburral excessif, diarrhée, délire ; on peut se croire au 10ᵉ jour d'une fièvre typhoïde intense. Habituellement guérison rapide.

2° Albuminurie, se présentant sous une forme insidieuse, et qui doit être décelée par des examens systématiques de l'urine.

3° Orchite aiguë douloureuse, intéressant la glande séminale elle-même, cédant après quelques jours, mais pouvant aboutir à l'atrophie testiculaire ; ou bien ovarite aiguë, avec péritonisme cédant aussi assez vite, mais pouvant préparer pour plus tard de la dysménorrhée ou des salpingo-ovarites.

Prescriptions hygiéniques. — Éviter le refroidissement, sans qu'il soit nécessaire de surchauffer les régions parotidiennes. Éviter les fatigues. Diète complète les premiers jours, alimentation très restreinte tant qu'il reste du gonflement glandulaire. Les complications succèdent souvent à la reprise prématurée de l'alimentation.

Prescriptions médicamenteuses :

1° ℞ Sulfate de quinine 0ᵍʳ,25
En un cachet ; deux ou trois par jour suivant l'intensité de la fièvre.

2° *Liniment avec :*

℞   Huile d'olive . . . .   50 grammes.
        Antipyrine   2   —

ou

℞   Huile camphrée . . . .   50 grammes.
        Chloroforme   10   —

Faire tiédir au bain-marie et appliquer deux fois par jour sur les régions parotidiennes. Maintenir par une légère couche d'ouate et un bandeau.

Traitement des complications :
a) *Fièvre secondaire.* — Sulfate de quinine, diète, repos au lit, au besoin glace sur la tête.
b) *Albuminurie.* — Régime lacté absolu, et en cas d'intolérance du lait, diète hydrique pendant un jour ou deux, puis régime déchloruré.
c) *Orchite* ou *ovarite.* — Repos au lit, cataplasmes chauds, diète. En cas de phénomènes péritonitiques ou de douleurs suraiguës, glace.

PALUDISME (voy. *Infection paludéenne*).

PARALYSIE AGITANTE (MALADIE DE PARKINSON).

Tableau clinique. — Le facies immobile et sans expression, les mains tremblant d'une façon rhythmique, même au repos, et faisant automatiquement le geste d'émietter du pain ou de rouler une cigarette, la marche à petits pas précipités et quelquefois plus rapide que ne le voudrait le malade, le corps penché en avant et comme figé, tels sont les traits bien connus de la maladie de Parkinson.

L'intelligence reste souvent intacte, et la maladie une fois constituée se prolonge indéfiniment sans guérir et sans compromettre la vie du sujet qui finit par succomber à une autre affection.

Coïncidence fréquente d'artério-sclérose ou de rhumatisme.

Prescriptions hygiéniques. — Ce sont les mêmes que pour tous les infirmes : soins de propreté, vie régulière, surveillance des évacuations, hygiène morale.

Prescriptions médicamenteuses :

1° Alterner l'usage des toniques du système nerveux.

Pendant quinze jours, une cuillerée à café de glycéro-phosphate de chaux granulé à chaque repas.

Pendant dix jours, X gouttes à chaque repas d'une solution d'arrhénal à 1/50.

Pendant cinq jours, repos thérapeutique.

2° Dans les phases de tremblement plus accentué, donner l'un des deux remèdes suivants :

a) ℞ Ilyosciamine . . . . 1/2 milligramme.

Pour une pilule n° 30 ; 2 à 4 pilules par jour pendant dix jours.

b) ℞ Extrait gras de chanvre indien. . . . . ⎫ āā 0ᵍʳ,01
   Extrait d'opium . . . . ⎭

En une pilule n° 30 ; 2 à 4 par jour suivant la tolérance du malade.

3° Agents physiques et mécaniques :

Application d'électricité statique. Massage des membres et des régions vertébrales. Fauteuil trépidant de CHARCOT et de GILLES DE LA TOURETTE. Eaux de Néris.

PARALYSIE DIPHTÉRIQUE

Tableau clinique. — Vers la fin d'une diphtérie grave, quelquefois aussi après une diphtérie assez légère pour avoir été méconnue, un malade éprouve de la dysphagie, les aliments refluent par les fosses nasales ; en même temps l'articulation de certaines consonnes devient difficile et irrégulière (*b* et *m* en particulier). Les troubles peuvent se borner là ; mais d'autres fois la dysphagie peut arriver jusqu'à l'impossibilité absolue de déglutir, les membres inférieurs se paralysent plus ou moins complètement, de même les membres supérieurs. C'est une polynévrite tout à fait grave, qui par son extension peut même envahir la face et le cou, menacer la respiration et la circulation en s'attaquant au phrénique et au pneumo-gastrique. La mort en est quelquefois la conséquence. Si elle est évitée, les muscles paralysés s'atrophient, et après un temps fort long reprennent leur volume et leur fonction ; quelques-uns restent définitivement frappés d'impuissance. Amblyopie fréquente.

Prescriptions hygiéniques. — Comme toujours, aération, soins de propreté, hygiène corporelle parfaite. Si le cœur est menacé, repos complet au lit, tout mouvement brusque pouvant provoquer une syncope.

Quand le cœur est resté normal ou qu'il l'est redevenu, mouvement et entraînement progressif des muscles paralysés.

Le régime doit être tonique ; malheureusement la dysphagie est telle que le malade ne peut s'alimenter que très péniblement ; il faut alors, ou bien passer régulièrement la sonde œsophagienne deux fois par jour et faire le gavage (œufs délayés, lait, poudre de viande, etc.) ; ou bien, si le cathétérisme œsophagien détermine des spasmes graves, recourir aux lavements alimentaires.

Prescriptions médicamenteuses :

1° Si l'angine est encore en activité, ou si l'on trouve dans la gorge des bacilles virulents, faire quelques injections de 10 à 20 centicubes de sérum antidiphtérique.

2° Si la période infectieuse est passée :

a) Relever la tension artérielle par une série d'injections hypodermiques de 4 à 5 centicubes de sérum de Chéron ;

b) Entretenir la nutrition du système nerveux à l'aide de glycéro-phosphate de chaux granulé (une cuillerée à café à chaque repas) ou d'une solution d'arrhénal à 1/50 (X gouttes à chaque repas).

c) Stimuler la contractilité musculaire et l'excitabilité des nerfs périphériques, par l'usage de la solution suivante :

℞   Eau distillée. . . . . 10 grammes.
      Sulfate de strychnine. . . . . $0^{gr},01$
V à XV gouttes par repas.

et surtout par un traitement électrothérapique précis et persévérant (courants faradiques ou courants galvaniques interrompus), avec application exacte des électrodes aux points d'excitation des muscles et des nerfs paralysés. L'intervention, sinon d'un spécialiste, au moins d'un praticien, initié et habitué à l'électrothérapie, est nécessaire. Le succès dépend de la technique employée.

Ce traitement sera poursuivi de longs mois, avec des intervalles de repos.

3° S'il y a coïncidence d'albuminurie, cette complication sera traitée, comme elle doit l'être ; et quant au traitement de la paralysie, il ne sera modifié en rien, sauf qu'il sera nécessaire de s'abstenir de toute préparation arsenicale.

4° Quand le mouvement sera en grande partie revenu, compléter la cure par l'hydrothérapie, le massage, la gymnastique suédoise, le changement d'air, la rééducation motrice, une saison aux eaux de Bagnères-de-Bigorre, aux eaux sulfureuses, etc.

PARALYSIE FACIALE [1]

Tableau clinique. — Asymétrie de la face, peu sensible quelquefois au repos, mais exagérée par le rire, la mastication, etc. Effacement des rides sur une moitié du front ; du même côté impossibilité de fermer l'œil complètement, épiphora, joue aplatie, déviation du lobule du nez, commissure labiale abaissée, écoulement de salive, bouche en point d'exclamation, déformation oblique ovalaire quand on ouvre fortement la bouche.

Recherche de la cause. — S'il y a hémiplégie du côté opposé du corps, il s'agit d'une hémiplégie alterne (syndrome de Gubler) et par conséquent d'une lésion bulbo-protubérantielle, que l'on traitera suivant sa nature (tumeur, hémorragie, etc.).

L'examen de l'oreille doit toujours être fait : les otites moyennes suppurées, les otorrhées étant très souvent les causes de paralysies faciales et devant appeler sur elles tout l'effort du traitement.

Vérifier enfin s'il n'y a ni tumeur de la parotide ni traumatisme cranien. Dans les cas qui échappent à cette étiologie, rechercher s'il y a eu un refroidissement brusque.

Prescriptions médicamenteuses et électrothérapiques.

1° Frictions stimulantes, matin et soir, sur la moitié paralysée de la face avec :

℞   Baume de Fioraventi. . . . . .50 grammes.

[1] La paralysie limitée au facial inférieur fait partie de l'hémiplégie et n'est l'objet d'aucune considération particulière. Il ne s'agit ici que de la paralysie faciale périphérique.

2° Électrisation quotidienne (ou à jour passé) du nerf facial et des muscles paralysés avec des courants faradiques.

Intervention chirurgicale. — Dans les cas où le nerf facial a été sectionné (exérèse des tumeurs de la parotide) ou paraît dégénéré d'une façon irrémédiable (longues suppurations auriculaires, réaction de dégénérescence, atrophie musculaire), on a proposé d'anastomoser le bout périphérique du facial avec le tronc du spinal ou de l'hypoglosse.

PARALYSIE INFANTILE

Tableau clinique. —. On comprend sous ce nom des accidents paralytiques aigus qui frappent les tout petits enfants et relèvent au point de vue anatomo-pathologique, soit d'une myélite aiguë diffuse, soit d'une polynévrite.

Le petit malade présente d'abord un ou plusieurs accès de fièvre, ou bien il est atteint de diphtérie, d'une fièvre éruptive, en un mot, il est infecté, et comme tel, alité. Puis, quand les phénomènes infectieux fébriles se dissipent, on s'aperçoit qu'il est paralysé, soit d'un membre, soit de deux membres, soit des quatre membres, soit quelquefois d'un ou deux groupes musculaires. Cette paralysie flasque s'accompagne bientôt de l'atrophie des muscles intéressés, avec réaction de dégénérescence. A cette phase progressive, dans laquelle il semble que tout le système musculaire de l'enfant soit irrémédiablement compromis, succède le plus souvent une phase de réparation ; les muscles reprennent leur tonicité, leur nutrition et leurs fonctions normales ; mais quelques-uns d'entre eux restent définitivement paralysés et atrophiés ; en même temps on constate que certains os, troublés dans leur croissance normale, cessent de s'allonger. Ces déformations osseuses, se combinant avec les attitudes vicieuses qui résultent de l'atrophie des muscles, aboutissent à la constitution des divers pieds bots ou mains botes, ou même à la déformation des hanches et du tronc. Les membres inférieurs sont plus souvent et plus gravement pris que les membres supérieurs.

Prescriptions hygiéniques. — Elles varient avec la phase du mal. Au début, ce sont celles qui conviennent à toutes les maladies infectieuses (voy. Diphtérie, Rougeole, Oreillons, etc.). Si l'enfant est en travail de dentition, ce qui est une circonstance favorable à l'éclosion de la paralysie infantile, on surveillera avec soin ses gencives : soins de propreté de la bouche, application de collutoires anodins, au besoin incision des gencives. En un mot, on fera la prophylaxie de la paralysie infantile, en traitant les maladies qui peuvent la provoquer.

Cette paralysie une fois constituée, on se bornera, au point de vue de l'hygiène, pendant les premiers jours, à des mesures de propreté corporelle et à une alimentation en rapport avec la convalescence de la maladie infectieuse.

Puis, quand celle-ci est définitivement éteinte, les lotions stimulantes (alcoolat de lavande, eau de Cologne, etc.) sur tout le corps, les bains stimulants, le changement d'air, la suralimentation pratiquée avec tact et modération sont des moyens véritablement puissants pour reconstituer le système musculaire. Un régime fortement azoté devient alors indispensable.

Prescriptions médicamenteuses :
A) Dans la phase fébrile, s'il y a des douleurs de reins, cataplasmes, et, si la maladie en cause le permet, bains chauds.
B) Au début de la phase paralytique, ne pas faire de traitement direct, attendre au moins un mois avant d'aborder les médications appropriées, et se contenter de toniques variés (phosphates, arsenic, quinquina, etc.). On peut cependant prescrire :

℞   Extrait fluide d'ergot de seigle.
X à XV gouttes 3 fois par jour.

C) Quand le processus aigu est absolument éteint, on commence le traitement électrique (courants galvaniques pour les nerfs, courants faradiques pour les muscles), et on l'associe au massage des membres, à une gymnastique modérée qui ne doit jamais causer de fatigue au petit malade, à l'hydrothérapie, aux bains salés (bains de mer, bains de Salies-de-Béarn, bains salés artificiels (3 à 4 kgr.), etc.

On donne également :

℞   Sulfate de strychnine. . . . .   0^{gr},005
       Eau distillée . . . .   10 grammes.

X à XX gouttes·deux fois par jour, suivant l'âge du petit sujet, pendant vingt jours ; interrompre un mois et recommencer.

Ce traitement devra être suivi des mois et des années avec persévérance.

D) Quant aux déformations des membres ou du tronc, elles réclament le concours de l'orthopédie ou de la chirurgie générale.

PARALYSIE RADIALE

Tableau clinique. — Après un sommeil prolongé en plein air, en état d'ivresse, la tête appuyée sur le bras au niveau de la gouttière humérale où passe le nerf radial, le malade se réveille avec une paralysie plus ou moins complète des extenseurs de la main et des doigts qui pendent en demi-flexion ; le long supinateur est aussi pris.

La compression du nerf radial par des béquilles donne quelquefois des paralysies analogues mais compromettant même le triceps brachial, d'où des difficultés dans l'extension du bras.

Prescriptions médicamenteuses et électrothérapiques,

1° Frictions au baume de Fioraventi ou à l'eau-de-vie camphrée.

2° Application quotidienne du courant faradique.

PARALYSIE SATURNINE

Tableau clinique. — Au cours d'une intoxication saturnine, le sujet qui a déjà souffert de plusieurs atteintes de coliques et qui a le liseré gingival caractéristique, présente plus ou moins rapidement des paralysies de divers groupes musculaires qui s'atrophient rapidement.

La plus fréquente est celle des extenseurs de l'avant-bras ; elle rappelle la paralysie radiale décrite ci-dessus, avec cette différence que les deux avant-bras sont en général pris d'une façon symétrique et que les longs supinateurs sont habituellement respectés.

Prescriptions hygiéniques. — Soustraire le malade aux causes de l'intoxication : suspension temporaire ou abandon de la profession, changement d'habitation, etc. La sobriété est de rigueur, l'alcool favorisant l'action de tous les toxiques et gênant leur élimination.

Prescriptions médicamenteuses et électrothérapiques.

1° Frictions stimulantes au baume de Fioraventi, renouvelées matin et soir ; massage quotidien.

2° *Solution avec :*

℞   Eau . . . . 150 grammes.
      Iodure de potassium   5   —

Une cuillerée à soupe dans une tasse de lait avant les deux principaux repas.

3° Deux bains sulfureux par semaine.

4° Application quotidienne de courants faradiques.

PARAPLÉGIE

Tableau clinique. — Il s'agit d'un syndrome, mais non d'une maladie. Les lésions les plus diverses (myélite transverse, sclérose en plaques, cancer vertébral, carie vertébrale, gommes des méninges spinales, polynévrites, hystérie, etc.) peuvent déterminer la paraplégie, c'est-à-dire la paralysie des membres inférieurs. La paraplégie complète ou incomplète, consiste soit dans un simple affaiblissement des jambes avec impossibilité de se tenir debout et de marcher, soit dans l'impossibilité de déplacer les membres sur le plan même du lit. Les commémoratifs, les douleurs, les plaques anesthésiques ou hyperesthésiques, la dissociation des sensibilités thermique, tactile et douloureuse, l'étude des réflexes, les atrophies et les réactions électriques des muscles, l'adipose sous-cutanée, les lésions trophiques de la peau, des poils et des ongles, les troubles sudoraux et vasculaires, l'état des sphincters, les symptômes concomitants dans d'autres points du système nerveux ou dans d'autres appareils permettront souvent un diagnostic précis; et ce diagnostic donnera la clef des traitements qui varieront suivant la cause et la nature du mal. Il n'y a donc pas, à proprement parler, de traitement de la paraplégie. Cependant ce syndrome commande par lui-même, sinon une médication propre, du moins une série de précautions hygiéniques qu'il est bon de rappeler.

Prescriptions hygiéniques. — Dans les cas de paraplégie complète, la propreté rigoureuse des régions pelviennes et génitales est de toute nécessité. Ces régions seront quotidiennement lavées et *bien séchées*, la macération dans l'humidité étant dangereuse, puis poudrées au talc de Venise plutôt qu'à l'amidon ; les orifices naturels lavés et essuyés, toutes les fois qu'ils sont souillés par les évacuations naturelles.

Le plus souvent, un lit mécanique est nécessaire pour donner tous ces soins, qui sont ainsi largement facilités. On se méfiera des sangles dures, ajustées d'une façon permanente sur un cadre rigide, et qui exercent sur les cuisses et le dos des pressions douloureuses et dangereuses. On veillera à ce que ces sangles soient fixées au cadre par des boucles, que l'on puisse desserrer à volonté. Si le malade a de la rétention d'urine ou de la constipation, on régularisera les évacuations par des cathétérismes réguliers et méthodiques faits avec la plus parfaite asepsie (car la cystite purulente est alors des plus faciles à provoquer et des plus redoutables) et par des lavements. Mais, s'il y a de l'incontinence, il est bien difficile d'éviter les pires complications. L'usage d'un matelas percé d'un large orifice, aboutissant à un canal où s'engagent les déjections et les amènent à un récipient placé sous le lit, s'impose presque fatalement. On ne peut s'y soustraire dans les cas d'incontinence des matières fécales ; et pour l'urine même, malgré les appareils en caoutchouc les mieux combinés, il faut encore y recourir le plus souvent. Triste pis-aller, car le malade a toujours une tendance à s'enfoncer de plus en plus dans le trou pratiqué à travers le matelas.

Pour les cuisses et les jambes, des frictions stimulantes (baume de Fioraventi, alcoolat de lavande et de romarin, etc.) entretiennent le bon état de la peau ; on veillera, à l'aide de bouillottes, à ce que les pieds ne se refroidissent pas.

Dans les cas bénins, le malade pourra reposer sur un matelas ordinaire, recouvert d'une simple alèze ; dans les cas plus sérieux, il faudra le faire étendre sur un coussin de balle d'avoine, ou sur une épaisse couche d'ouate hydrophile ; dans les cas véritablement menaçants, le matelas de caoutchouc gonflé d'air ou de préférence d'eau est une suprême ressource. Si on emploie le matelas d'eau, ne pas oublier que cet appareil contient une quantité relativement énorme de liquide et qu'il doit être rempli sur le lit même du malade ; sinon il risquerait fort de se rompre pendant le transport. Ne pas négliger de le remplir d'eau tiède.

Malgré ces précautions, et quelquefois d'une façon très précoce, on voit survenir des érythèmes aux talons, ou surtout aux fesses et à la région sacrée. On leur appliquera sans tarder le traitement approprié (voy. Érythèmes et Escharres au sacrum.

Couper périodiquement les ongles des orteils, ce qui est souvent difficile par suite de leur épaississement et de leur dystrophie.

Par contre, l'arrêt de leur croissance au cours de certaines paraplégies dispense de cette précaution.

Prescriptions médicamenteuses. — Elles varieront suivant la nature du mal (syphilis, tuberculose, cancer, etc.).

PÉRICARDITE

Tableau clinique. — Ce tableau est essentiellement différent, suivant qu'il s'agit de péricardite sèche ou de péricardite avec épanchement.

Le plus souvent, la péricardite sèche évolue insidieusement au cours d'un rhumatisme articulaire aigu fébrile. Associée ou non à l'endocardite, elle se révèle à peine au point de vue fonctionnel par un peu d'affaiblissement, un peu d'irrégularité des contractions cardiaques ; mais à l'auscultation, on perçoit les frottements caractéristiques. Elle laisse à sa suite des adhérences qui, si elles sont peu étendues, sont sans importance ; mais, si elles portent sur une vaste surface, elles constituent la symphyse cardiaque dont le pronostic est si grave (déformation de la matité précordiale, retrait systolique de la pointe, mouvements ondulatoires apparents à la surface thoracique, et qui aboutit presque toujours à l'asystolie.

La péricardite sèche peut se rencontrer en dehors du rhumatisme, par exemple, dans les phases terminales de l'urémie.

La péricardite avec épanchement a une tout autre allure ; souvent des troubles fonctionnels graves marquent son début et son évolution : douleur pongitive au niveau du cœur, douleur sur le trajet du phrénique comme dans la pleurésie diaphragmatique, irradiations douloureuses rappelant celles de l'angine de poitrine, dysphagie atroce qui a mérité à quelques cas le nom de péricardite hydrophobique. Comme signes physiques : voussure, augmentation de la matité précordiale, encoche de Sibson, affaiblissement des bruits du cœur. Si l'épanchement est assez abondant pour comprimer les oreillettes et les veines caves, le pouls faiblit, des lipothymies surviennent, et le malade meurt en défaillance. L'épanchement peut être séreux, purulent ou hémorrhagique.

Le pronostic est toujours très grave ; cependant la guérison est possible, surtout si le médecin sait intervenir à temps.

Prescriptions hygiéniques. — Le repos au lit est commandé par la maladie dont la péricardite est une complication. On évitera les excitants de toute espèce : alcool, thé, café, etc., à moins qu'une syncope imminente n'en réclame l'usage temporaire.

L'alimentation sera dans tous les cas légère et de facile digestion ; dans les cas intenses, le régime lacté, absolu ou mixte, est de rigueur.

Prescriptions médicamenteuses.

A) DANS LA PÉRICARDITE SÈCHE :

1° Le salicylate de soude sera prescrit ou proscrit suivant les circonstances (voir Rhumatisme articulaire aigu).

2° Applications fréquentes de tout petits vésicatoires à la

région précordiale, ou, dans les cas très bénins, simples applications de teinture d'iode.

3° Si le cœur semble affaibli, le soutenir à l'aide de petites doses de digitale :

℞   Potion gommeuse. . . . .   120 grammes.
        Teinture de digitale . . . .   XV à XXV gouttes.

Une grande cuillerée toutes les deux heures.

4° La période aiguë une fois passée, prescrire *solution avec* :

℞   Eau distillée . . . .   150 grammes.
        Iodure de sodium.   3   —
        Glycéro-phosphate de soude   4   —

Une grande cuillerée deux fois par jour aux repas ou une préparation d'iode organique ou d'huile iodée.

5° Si la symphyse cardiaque est constituée, le traitement ne diffère plus de celui de la myocardite chronique (voy. ce mot), mais il possède alors une efficacité très restreinte. Dans les cas très graves, on a conseillé la rupture chirurgicale des adhérences (cardialyse).

B) Dans la péricardite aigue avec épanchement : .

1° Au début, ventouses scarifiées à la région précordiale, ou même, si la douleur est trop intense, injection d'un centigramme de chlorhydrate de morphine.

2° Ensuite, application, sur les différents points de la région précordiale, de petits vésicatoires placés successivement et ne dépassant pas les dimensions d'une pièce de 5 francs. Ou, application d'un petit sac de glace sur les mêmes points.

3° L'épanchement une fois constitué et diagnostiqué, faire la paracentèse du péricarde, opération délicate qui doit toujours être précédée d'une ponction exploratrice très prudemment faite, et qui doit être pratiquée elle-même avec une technique des plus précises.

4° Si le cœur est défaillant, soit avant, soit après la ponction, faire le traitement de la syncope (voy. ce mot) ; injections de caféine, d'éther, d'huile camphrée, de strychnine.

5° Si le malade arrive à la convalescence, long repos, toniques variés (arsenic, glycérophosphates, iode, quinquina), et plus tard massage de la région précordiale et gymnastique respiratoire très prudente et très lentement progressive.

PÉRITONITE AIGUE

Tableau clinique. — Cette affection est rarement primitive, bien qu'elle semble pouvoir quelquefois se développer à la suite d'un coup de froid. Elle peut débuter au cours d'une infection généralisée (pneumocoques, gonocoques, etc.), et succède le plus souvent à une lésion des organes qu'enveloppe le péritoine (salpingite, métrite puerpérale, cholécystite, appendicite, etc.) ou à une perforation de ces mêmes organes (fièvre typhoïde, ulcère de l'estomac, etc.).

Le tableau clinique, au début surtout, varie avec la pathogénie. Dans la perforation, une douleur aiguë, déchirante, suivie d'un abaissement thermique, d'un collapsus grave, marque l'accident initial ; dans la péritonite par infection générale ou par refroidissement, un frisson et une vive douleur signalent l'invasion du mal ; dans la péritonite par propagation, les symptômes se confondent d'abord avec ceux de la lésion protopathique.

Une fois constituée, les symptômes de la péritonite sont les suivants : douleur abdominale superficielle, exagérée par la pression et même par le simple contact, en un point quelconque du ventre, et surtout au niveau de l'organe où le mal a pris naissance ; ballonnement, immobilité de l'abdomen et du diaphragme, hoquet, vomissements porracés, constipation opiniâtre ; pouls petit, filiforme, filant, de très faible tension, facies grippé, lèvres serrées, yeux fixes, extrémités froides, souvent lucidité complète.

Si la péritonite, au lieu d'être généralisée, reste localisée, les signes varient naturellement en raison de la localisation.

Dans les cas de perforation, la mort peut survenir en quelques heures. Dans les cas très aigus, elle arrive en quelques jours avec refroidissement progressif des extrémités et lipothymies successives ou syncope rapide ; dans les cas moins graves, elle guérit par disparition successive des symptômes ; dans les formes localisées, elle peut guérir par résolution complète ou par formation d'un abcès, qui s'ouvre ensuite à l'extérieur ou dans un organe creux, ou dans un autre point de la cavité péritonéale.

Prescriptions hygiéniques. — Ce n'est pas seulement le repos qui est nécessaire, c'est l'immobilité. Un cerceau devra tenir les couvertures écartées du malade, au-dessus duquel on étendra une large couche d'ouate si l'on redoute le froid. Veiller au réchauffement des extrémités.

Diète absolue, au moins les premiers jours, sauf quelques fragments de glace ou quelques gorgées de limonade gazeuse frappée. Le champagne, si recommandé, est beaucoup trop excitant dans la plupart des cas. Plus tard, quelques gorgées de bouillon froid ou de lait glacé.

Prescriptions médicamenteuses :

1° Pour calmer la douleur et les vomissements :

a) Potion de Rivière.

Une double cuillerée à dessert toutes les demi-heures ou toutes les heures.

b) Glace sur l'abdomen.

La poche sera suspendue au cerceau qui protège le malade : une flanelle sera interposée à la poche et à la peau. La glace sera très régulièrement renouvelée.

c) En cas de douleur très aiguë, injection hypodermique d'un centigramme de chlorhydrate de morphine.

20.

Cette injection devra souvent être renouvelée à plusieurs reprises.

2° Si la douleur est très limitée, persistante et d'intensité moyenne :

Une mouche de Milan ou un tout petit vésicatoire au point douloureux.

3° S'il existe des phénomènes d'infection générale :

a) ℞ Sulfate de quinine . . . . $0^{gr},25$

En un cachet ; 3 à 4 cachets par jour.

ou injection intramusculaire matin et soir d'un ou deux centi-cubes d'une solution à 3/10 de chlorhydrate de quinine.

b) Application sur les fosses iliaques matin et soir d'une pommade au collargol à 3/20. La région sera d'abord lavée à l'eau chaude et à l'alcool, puis doucement essuyée, et la pommade sera alors étalée lentement et recouverte d'ouate.

Ou : injection intraveineuse de collargol ($0^{gr},10$ d'une solution à 20 p. 100).

4° En général, ne pas se préoccuper de la constipation, sauf le cas où le malade éprouve le besoin d'évacuer sans obtenir de résultat.

Dans ce cas, suppositoires simples ou suppositoires à la gly-cérine.

Essayer de faire évacuer les gaz par l'introduction d'une sonde molle dans le rectum.

Si la constipation se prolonge huit à dix jours, lavements simples, lavements huileux ; ne recourir à un purgatif dans la phase aiguë d'une péritonite, que s'il y a une nécessité absolue.

5° Faire le traitement de l'affection primitive : cholécystite, métrite puerpérale, etc.

Intervention chirurgicale. — Dans les cas où une perfo-ration est possible et prévue, être prêt à faire la laparotomie si l'accident survient. On peut sauver le malade, si l'on opère hâtivement dans le délai d'une heure ou deux.

Dans les péritonites aiguës à pneumocoques, dans les péritonites localisées, une laparotomie faite à propos peut guérir un cas en apparence désespéré. Les indications sont encore mal posées ; elles paraissent devoir être plus nombreuses qu'on ne le croyait autrefois.

PÉRITONITE TUBERCULEUSE

Tableau clinique. — Les formes et les complications sont multiples.

a) Dans la forme ascitique, les douleurs sont peu vives, l'épanchement de liquide en général assez abondant est le symptôme dominant, et l'aspect du malade est celui d'un cirrhotique, avec lequel on le confond fréquemment. Tenir compte de la fièvre, dont la présence doit faire incliner le diagnostic vers la péritonite tuberculeuse.

b) Dans la forme fibreuse, le ballonnement du ventre est moins accentué ; les troubles digestifs sont plus importants et très variables ; les anses intestinales durcies, épaissies, adhérentes entre elles, forment des plaques perceptibles à la palpation du ventre, collées à la face profonde de la paroi, souvent douloureuses.

c) La forme mixte, résultant de la combinaison des deux précédentes est très fréquente.

d) La péritonite tuberculeuse peut succéder à des annexites, à des typhlites tuberculeuses ; elle envahit alors lentement la grande cavité abdominale, les phénomènes restant prédominants dans le petit bassin, l'hypogastre et les fosses iliaques, où l'on trouve souvent de gros abcès.

L'évolution de ces diverses péritonites est absolument variable, et sans uniformité. Des épisodes aigus, véritables poussées de péritonite aiguë, en interrompent et en accélèrent le cours. La coïncidence fréquente d'une entérite tuberculeuse en modifie l'aspect clinique et en aggrave énormément le pronostic. La communication anormale de deux anses intestinales entre elles par suite d'ulcération tuberculeuse (fistule bimuqueuse) peut empêcher dans une large proportion l'absorption des matières alimentaires et amener rapidement à l'inanition.

Les complications sont nombreuses et fréquentes : pleurésies, tuberculose des viscères de l'abdomen, méningite tuberculeuse, etc.

En l'absence de ces complications et d'entérite bacillaire, la péritonite tuberculeuse est curable.

Prescriptions hygiéniques. — L'aération est aussi nécessaire que dans la tuberculose pulmonaire ; donc, cure d'air.

Le repos est plus nécessaire encore ; car si le mouvement trouble la nutrition du tuberculeux, il aggrave nettement et immédiatement les lésions abdominales. Donc repos absolu au lit, toutes les fois que la maladie tend à se constituer à l'état aigu ou subaigu. Dans les phases torpides, on permettra quelques promenades, avec la plus extrême prudence et une surveillance minutieuse.

Au point de vue alimentaire, le malade est dans un cercle vicieux : à titre de tuberculeux, il a besoin de suralimentation ; à titre de péritonitique, il a besoin de faire reposer ses organes abdominaux, et par conséquent d'être à la diète. On louvoiera entre ces deux écueils ; on donnera des aliments nourrissants et de digestion facile : lait, œufs, laitages, jus de viande, purées, viandes hachées, poudre de viande. On tiendra compte jour par jour de l'appétit et des facultés digestives du sujet. S'il tolère bien la nourriture, s'il n'a pas de fièvre, si l'urine reste claire, on renforcera les repas, on se rapprochera de la suralimentation ; si les conditions sont inverses, on se rapprochera de la diète. La règle sera de donner au malade ce qui lui plaît et ce qu'il digère.

La propreté des téguments, les soins des muqueuses orificielles seront minutieusement observés.

Prescriptions médicamenteuses :

1° Pour fortifier la nutrition, remèdes toniques donnés à l'intérieur : Phosphate de chaux gélatineux, arsenic, préparations iodées comme dans la tuberculose pulmonaire (voy. ce mot).

2° Pour combattre les douleurs abdominales.

a) Dans le cas de douleurs modérées, continues, avec plaques indurées, badigeonnages quotidiens ou à jour passé avec le mélange suivant :

℞   Teinture d'iode . . . . }
        Laudanum de Sydenham . . . . } àà 10 grammes.

Ou cataplasmes de farine de lin chauds, appliqués sur le ventre, soit trois heures le matin et trois heures le soir, soit en permanence. Dans ce dernier cas, renouveler le cataplasme toutes les quatre ou cinq heures, et laver la paroi abdominale avec de l'eau tiède aseptique.

b) Si la douleur est plus vive, limitée à un point circonscrit de l'abdomen : appliquer tous les cinq ou six jours un petit vésicatoire grand comme 5 francs.

c) S'il y a une douleur très vive, avec phénomènes indiquant une poussée de péritonite aiguë, application de glace au niveau du foyer inflammatoire, et même injection d'un centigramme de chlorhydrate de morphine. Ne pas abuser de ce médicament qui calme très bien, mais augmente la constipation.

3° Pour calmer les vomissements : potion de Rivière, glace, diète.

4° Pour combattre la constipation.
Utiliser les moyens indiqués au traitement de ce syndrome (voy. ce mot) ; mais éviter plus que jamais les purgatifs violents, les massages du ventre, la gymnastique abdominale.

5° Pour combattre la diarrhée.
Voy. Entérite tuberculeuse.

6° Pour combattre la fièvre.

a) Si la fièvre est légère, compter pour la faire cesser sur l'hygiène générale et alimentaire, le repos, les applications locales, le traitement des divers symptômes.

b) Si elle est vive et s'accompagne d'une poussée péritonitique aiguë, appliquer au point malade matin et soir de la pommade au collargol (3 p. 20) en frictions douces et prolongées et donner deux ou trois fois par jour un des cachets suivants :

℞   Salophène.   0^{gr},30
En un cachet n° 30.

Ou bien :

℞   Aspirine . . . .   0^{gr},25
En un cachet n° 30.

7° Dans la forme ascitique, si la maladie ne cède pas aux médications précédentes, faire une laparotomie pour évacuer le liquide et laisser pénétrer de l'air dans le péritoine.

8° Traiter avec le plus grand soin les appendicites, annexites, métrites, etc., qui compliquent quelquefois, qui plus souvent ont causé la péritonite tuberculeuse.

PHLÉBITE

Tableau clinique. — Début insidieux au cours d'une cachexie quelconque (tuberculose, cancer), ou d'une convalescence de maladie infectieuse grave (fièvre typhoïde) ou comme complication d'une plaie contaminée ou d'anciennes varices, ou à la suite d'un accouchement.

Douleur dans le mollet ou dans le triangle de Scarpa ; œdème de la jambe ou de tout le membre inférieur ; cordons durs le long des veines thrombosées, dilatation des veines sous-cutanées.

Poussées successives par envahissement de nouvelles veines, extension de la phlébite d'un membre inférieur à l'autre.

Complication toujours à redouter à ce moment : embolie pulmonaire.

Après de longues semaines, on voit peu à peu l'œdème disparaître, les cordons veineux s'affaissent, et le malade peut se lever.

Pendant très longtemps, l'œdème reparaît par la marche ou la station verticale ; troubles vaso-moteurs avec teinte livide du membre dans les mêmes conditions, raideurs articulaires, faiblesse musculaire ; souvent douleurs névralgiques pendant des mois et des années.

Prescriptions hygiéniques. — Immobilité complète au lit. Cette immobilité devant être prolongée au moins six semaines, il faut prendre des mesures nécessaires pour que le malade reste étendu, sans interruption, même au moment de la miction ou de la défécation. Par conséquent si le sujet est obèse ou difficile à remuer, on le munira d'une gouttière ou d'un lit mécanique. S'il peut être facilement soulevé par des garde-malades, le repos au lit suffira.

Au début, l'immobilité sera absolue ; après trois semaines, on permettra de manger assis, mais le malade ne quittera le lit que *six semaines au moins*, après le début de la dernière poussée de phlébite. L'embolie pulmonaire est en effet survenue plusieurs fois, le jour où le malade se levait prématurément.

Dans les premiers jours, il restera quelques heures étendu sur une chaise longue, puis assis sur un fauteuil, puis fera quelques pas, enfin après de longs tâtonnements, il reprendra ses occupations.

Pendant la période aiguë, le régime alimentaire sera très léger ; à mesure que le malade pourra se mouvoir davantage, on reviendra à une alimentation plus tonique. Le régime sera d'ailleurs réglé avant tout par la maladie dont la phlébite est une complication.

Surveiller l'aération de la chambre où le patient est forcément confiné.

Prescriptions médicamenteuses :

1° Si la phlébite est septique, avec une assez vive réaction fébrile, appliquer, à l'aide d'une onction extrêmement douce et en évitant de malaxer les cordons veineux un des topiques suivants :

a) ♃ Onguent napolitain . . . . 10 grammes.

b)   Vaseline 10   —
         Collargol . . . . 1^{gr},50

Pour quatre applications (une chaque jour) ; recouvrir ensuite le membre d'ouate.

2° Si la douleur est vive, appliquer les mêmes pommades en y ajoutant :

♃   Extrait de belladone . . . . . . 1 ou 2 grammes.

ou l'un des topiques suivants :

a) ♃ Baume tranquille . . . . 20 grammes.

b)   Vaseline . . . . 20 grammes.
         Salicylate de méthyle 2   —

Ces liniments et ces pommades ne tardent pas à laisser sur le membre une couche grasse et poisseuse, qui empêche la peau de fonctionner et constitue une gêne et même un inconvénient sérieux pour le malade. Il faudra de temps en temps laver le membre à l'eau savonneuse que l'on étalera à l'aide d'un tampon d'ouate hydrophile, ou mieux d'un vulgaire blaireau à barbe, et que l'on épongera doucement sans frotter.

3° En cas de fièvre, prescrire :

a) ♃ Sulfate de quinine . . . . 0^{gr},25
      En un cachet n° 2 à 4.

si la fièvre est septique ;

b) ♃ Salicylate de soude . . . . 0^{gr},50
      En un cachet n° 2 à 4.

si l'on soupçonne une influence rhumatismale.

4° Veiller à la liberté du ventre, à l'aide de laxatifs légers (rhubarbe, magnésie, podophyllin, etc.), ou de lavements. Au début, éviter les purgatifs qui en provoquant des selles multiples, exigent trop de déplacements.

5° Quand le malade a recommencé à marcher et que tout danger d'embolie a disparu, le *massage* est utile pour régulariser la circulation, résoudre les empâtements du tissu conjonctif et les raideurs articulaires.

6° Application de courants galvaniques, pour combattre les paralysies vaso-motrices et les atrophies musculaires que la phlébite laisse si souvent après elle.

7° En cas de persistance de ces accidents consécutifs, suppléer au défaut d'élasticité de l'appareil vasculaire du membre malade par des bandes (crêpe Velpeau ou bandes de caoutchouc) ou des bas élastiques.

8° Saison à Bagnoles (Orne) ou à Barbotan (Gers). Bains à domicile aux sels de Bagnoles.

PHTISIE PULMONAIRE (voy. *Tuberculose pulmonaire*).

PLEURÉSIE AIGUE AVEC ÉPANCHEMENT

A) Épanchement séreux.

Tableau clinique. — La pleurésie débute par un point de côté, de la dyspnée, des frissons, de la fièvre, de la toux sèche. Dans les premiers jours, frottements pleuraux; bientôt après, matité, obscurité du murmure respiratoire à la base ou même silence complet, souffle aigre et voilé au-dessus et en dehors de la région silencieuse, égophonie, pectoriloquie aphone, matité dans la partie inférieure à limite supérieure courbe (courbe de DAMOISEAU, angle de GARLAND), affaiblissement ou absence des vibrations thoraciques, signe du sou (PITRES, SIEUR). Bruit skodique sous-claviculaire. Dénivellement de la matité dans les changements de position.

Dans les grands épanchements, déplacement des organes voisins (foie, estomac, cœur). Dans presque tous les cas, immobilité complète ou relative de l'hémithorax du côté malade ; et du même côté, défaut de fonctionnement du diaphragme.

La pleurésie une fois constituée, tous ces signes persistent avec des variations en plus ou en moins, pendant environ six semaines. Il est rare, quel que soit le traitement employé, que la durée soit plus courte. Puis les signes fonctionnels s'amendent, les signes physiques disparaissent peu à peu ; l'obscurité respiratoire, la matité et les frottements persistent de longues semaines. Déformation thoracique fréquente et définitive, avec abaissement de l'épaule, quand l'épanchement a été abondant.

Complications fréquentes. — Congestion pulmonaire, pleuro-pneumonie, insuffisance cardiaque, syncopes. La mort subite ou rapide est à redouter.

La convalescence est toujours longue, soit que la pleurésie soit *fonction de tuberculose* ce qui est le cas le plus fréquent ; soit qu'elle complique une maladie infectieuse ou un état pathologique quelconque, ou surtout une cardiopathie ou une lésion aortique. De là des indications importantes et très différentes.

Prescriptions hygiéniques. — Les mouvements brusques sont dangereux ; ils peuvent amener la mort subite par syncope, à la suite du déplacement du liquide contenu dans la poitrine. Le malade devra donc rester au lit, le haut du corps relevé sur des oreillers. Les mouvements nécessaires pour les repas, les évacuations ou pour les examens médicaux seront lents, faits sans effort avec l'assistance d'un aide, aussi rares, aussi peu étendus que possible ; il est dangereux pour le malade de se coucher sur le ventre. Ces prescriptions devront être d'autant plus rigoureusement observées que la dyspnée est plus forte et plus angoissante.

La chambre sera aérée, en évitant les courants d'air et les refroidissements très fâcheux chez les pleurétiques. En cas de tuberculose concomitante, la cure d'air demande à être suspendue si la température extérieure est froide.

Le régime alimentaire doit être léger ; on tiendra compte de l'état des voies digestives et du degré d'activité de la sécrétion urinaire. Lait en abondance.

Prescriptions médicamenteuses :

1° Pour combattre le point de côté et la dyspnée au début, pratiquer une injection hypodermique d'un centimètre cube de solution stérilisée de chlorhydrate de morphine, si la douleur est très violente, ou mieux encore deux ventouses scarifiées.

2° Application tous les quatre ou cinq jours pendant deux semaines de petits vésicatoires volants. — Ces vésicatoires seront petits (4 à 5 centimètres de côté) — pansés aseptiquement. Il est absolument inutile de leur donner des dimensions plus grandes et de chercher à couvrir toute la surface de l'épanchement. On n'appliquera un nouveau vésicatoire qu'après la guérison du précédent, pour éviter de créer de larges espaces exulcérés qui sont difficiles à panser et à protéger, causent au patient d'insupportables douleurs et sont des voies ouvertes à des infections secondaires.

Les emplâtres vésicants seront saupoudrés de camphre et recouverts d'une mince feuille de papier de soie huilé. Le jour de leur application, prescrire l'ingestion d'eau de Vals ou de Vichy (Célestins).

ou bien *Potion avec :*

℞	Eau distillée.	120 grammes.
	Sirop diacode	30 —
	Bicarbonate de soude	3 —

Par cuillerées à soupe toutes les deux heures.

La coïncidence de furoncles, d'anthrax, de plaques sphacé-
liques ou diphtéroïdes sur les précédents vésicatoires, et surtout
de l'albuminurie, quelle qu'en soit la cause, interdit d'une
façon absolue l'usage des emplâtres cantharidés.

3° Pour combattre la dyspnée, soutenir le cœur souvent
défaillant et entretenir la diurèse, prescrire :

Potion avec :

℞   Eau distillée. . . . .   120 grammes.
      Sirop diacode.   30   —
      Teinture de digitale . . . .   XXV gouttes.

Par grandes cuillerées toutes les heures.

4° Veiller à la liberté du ventre, à l'aide de lavements d'eau
bouillie additionnée de deux cuillerées de glycérine, administrés
tous les deux ou trois jours — ou de petites purgations salines
— telles qu'eau d'Hunyadi-Janos (un verre) ou eau de Rubinat-
Llorrach (un verre à bordeaux), le matin à jeun, deux fois par
semaine.

5° Si au bout de trois semaines, on voit diminuer les signes
physiques et fonctionnels, on se relâche peu à peu de la sévérité
des premières prescriptions ; on continue à faire une légère
révulsion, par des badigeonnages de teinture d'iode sur la région
malade tous les deux jours, et on arrive progressivement à la
convalescence dont le traitement va être indiqué plus bas.

6° La ponction évacuatrice (*paracentèse de la plèvre, thora-
centèse*) doit être faite pour répondre aux indications suivantes :
   a) Dyspnée intense ; menaces d'asphyxie.
   b) Abondance considérable, constatée par la très grande étendue des signes physiques, et par le déplacement très marqué des
organes qui entourent l'épanchement.
   c) Déplacement du cœur avec intermittences et défaillances
du pouls.
   d) Persistance de l'épanchement, sans diminution, après une
durée de trente jours environ.

La ponction n'est qu'une manœuvre palliative, un traitement symptomatique. Il semble même que dans les cas de tuberculose pulmonaire, il y ait intérêt à attendre, l'évolution de la bacillose pulmonaire semblant souvent plus rapide et plus fâcheuse après les ponctions.

La ponction sera faite dans les conditions suivantes :

α) Lavage de la poitrine à l'eau chaude et au savon, puis avec une solution phéniquée à 1 p. 100 ou une solution de sublimé à 1 p. 1000 également chaudes, puis à l'alcool ou à l'éther.

β) Lavage complet des mains de l'opérateur.

γ) Asepsie et stérilisation parfaite des instruments.

Avant la ponction évacuatrice, pratiquer une ponction exploratrice à l'aide d'une seringue de Pravaz ou de Luer, armée d'une assez longue aiguille. Si le résultat est positif, évacuer l'épanchement à l'aide d'un trocart de Dieulafoy ou de Potain.

Au lieu des appareils à aspiration si ingénieux, mais à maniement un peu compliqué, on commence aujourd'hui à se servir tout simplement d'un tube de caoutchouc de 0^m,40 à 0^m,50 de longueur ajusté sur le trocart. L'écoulement du liquide est même trop rapide ; on l'interrompt de temps en temps en comprimant le tube entre deux doigts.

Retirer le trocart, si l'écoulement s'arrête de lui-même, malgré les déplacements qu'on imprime à la canule, si l'extrémité de celle-ci frotte contre le poumon et provoque de la douleur, si le malade est pris d'une toux quinteuse, si son pouls faiblit.

On ne fait guère plus d'injections iodées ou antiseptiques dans la plèvre.

La canule une fois retirée, application d'un petit tampon d'ouate imbibé de collodion riciné sur la piqûre, pansement à l'aide d'un bandage de corps et d'une feuille d'ouate ; immobilité, le buste un peu relevé ; ingestion d'un peu de liqueur ou d'une potion stimulante ; bouillon et lait.

Les suites sont généralement simples, sauf un incident rare mais redoutable : la congestion pulmonaire avec expectoration albumineuse. Si elle survient, ventouses sèches, quelques ventouses scarifiées, inhalations d'oxygène et au besoin saignée générale, potions calmantes.

Après une première ponction, l'épanchement se reproduit très souvent. On recommence l'opération, toutes les fois que les indications de le faire se reproduisent. Se rappeler que la plus légère faute contre l'antisepsie expose à la transformation purulente de l'épanchement.

7° Pour le traitement des *complications*, voir pneumonie, congestion pulmonaire, syncope, etc.

Convalescence. — Chez les candidats à la tuberculose, dès que l'épanchement a disparu, commencer le traitement de la tuberculose au premier degré (voir p. 433) : cure hygiéno-diététique et toniques, et le poursuivre pendant de longs mois, même en l'absence de signes confirmés de bacillose.

Chez les cardiaques, instituer aussi sans tarder le traitement de l'insuffisance cardiaque, par le régime et les médicaments appropriés (voir. myocardite endocardite, etc).

B) **Variétés de pleurésie :**

1° PLEURÉSIE DIAPHRAGMATIQUE :

Tableau clinique. — Elle se différencie au début de la pleurésie simple par les signes suivants : Orthopnée, point de côté atroce, douleurs le long des attaches du diaphragme, bouton diaphragmatique de Guéneau de Mussy (à l'extrémité de la 8e côte), douleur au niveau du diaphragme, provoquée par la compression du phrénique au devant du scalène.

Après ce début dramatique, peut se développer une pleurésie très grave, par son abondance, par sa tendance à la suppuration, par la violence des troubles fonctionnels ; quelquefois aussi les choses évoluent plus simplement sous forme de pleurésie vulgaire.

Prescriptions médicamenteuses :

1° Injection hypodermique d'un centigramme de chlorhydrate de morphine.

2° Trois ventouses scarifiées, à la base de la poitrine.

3° Inhalations d'oxygène.

4° Les jours suivants, renouveler le même traitement si les symptômes conservent leur acuité.

S'ils sont atténués, prescrire :

Dix ventouses sèches, matin et soir.

Un petit vésicatoire grand comme 5 francs le long des dernières côtes, à renouveler jusqu'à trois fois de deux en deux jours.

2° PLEURÉSIES ENKYSTÉES, INTERLOBAIRES :

Ces pleurésies se manifestent par des signes physiques, qui sont insuffisants en raison de la localisation des épanchements. La matité suspendue (DIEULAFOY) permet quelquefois de soupçonner une pleurésie interlobaire. Le diagnostic est le plus souvent impossible. Tant qu'il n'est pas porté, on fait le traitement symptomatique (morphine, ventouses, vésicatoires). Lorsqu'on a réussi à le porter d'une façon ferme, on peut recourir à l'intervention chirurgicale (ponction ou pleurotomie).

C) Épanchement hémorragique.

Le tableau clinique est d'abord le même que celui de l'épanchement séreux, le diagnostic ne pouvant être fait qu'au moment de la ponction.

La pleurésie hémorragique est la plupart du temps une complication de la tuberculose ou du cancer pleuro-pulmonaire. Elle sera traitée de la même façon que la pleurésie séreuse ; les ponctions seront pratiquées pour répondre aux mêmes indications. Le médecin doit en outre traiter la tuber-

culose ou le cancer, causes pathogéniques de l'épanchement san-
glant.

D) **Pleurésie purulente**.

Tableau clinique. — Les différences avec la pleurésie séro-
fibrineuse sont trop légères, pour permettre de poser un diagnostic ferme ; on peut soupçonner la suppuration de la plèvre parce
que le point de côté a été particulièrement violent, parce que
la fièvre est plus forte et plus tenace, parce que le malade se
cachectise vite sans présenter des signes de tuberculose, parce
que la pleurésie a succédé à une pneumonie ou vient compliquer une maladie infectieuse grave (scarlatine, fièvre puerpérale, etc.). L'œdème de la paroi thoracique au niveau de l'épanchement est un signe précieux, mais rare. En réalité, le
traitement de la pleurésie purulente ne commence que le jour
où une ponction a permis d'affirmer le diagnostic. L'évacuation
du pus par vomique ou par écoulement à l'extérieur comporte
une série d'indications thérapeutiques qui seront étudiées à part
(voy : vomique pleurale).

Prescriptions hygiéniques. — Repos. Aération parfaite.
Régime alimentaire très fortifiant, toute suppuration étant une
cause d'épuisement pour l'organisme.

Prescriptions médicamenteuses :

1° ℞ Vin de quinquina au malaga . . .   500 grammes.
    Glycéro-phosphate de chaux. . . .   5   —
Deux verres à bordeaux par jour, à prendre aux repas.

ou bien : *Potion avec :*

℞ Eau distillée. . . . .   90 grammes.
  Sirop d'écorces d'oranges amères. .   30   —
  Extrait mou de quinquina   3   —
  Lacto-phosphate de chaux . . . . .   0^{gr},50
Une grande cuillerée toutes les deux heures.

2° En cas de fièvre et de frissons :

℞ Sulfate de quinine. . . . . 0^{gr},25

En un cachet n° 12 ; deux à quatre cachets par jour suivant la violence de la fièvre.

3° ℞ Suc glycériné pulmonaire. . . 10 centimètres cubes.

En une ampoule stérilisée ou en un petit flacon soigneusement bouché ou stérilisé n° 10 ; une dose chaque jour dans un demi-verre d'eau. Après dix jours, interrompre la médication pendant cinq jours, puis la reprendre dans les mêmes conditions.

Ce médicament doit être surtout prescrit après la pleurotomie. Avant cette opération, il ne donne que des résultats douteux.

Noter que le suc pulmonaire amène souvent au début le mélange de sang avec l'écoulement purulent, qui devient ensuite plus séreux, plus clair et se tarit peu à peu. Noter aussi que ce suc, pour donner de bons résultats, doit être préparé récemment et avec le plus grand soin, d'après la technique du professeur FERRÉ (thèse de BRUNET, Bordeaux, 1896).

Intervention chirurgicale. — Dans la pleurésie purulente, le traitement médical est insuffisant. C'est aux interventions chirurgicales qu'il faut recourir, en se conformant aux indications suivantes :

a. *Pleurésie à pneumocoques.* — On peut essayer deux ou trois ponctions simples, qui dans quelques cas heureux ont suffi sans qu'il soit besoin de recourir à l'empyème.

b. *Pleurésie à streptocoques.* — Dès que le diagnostic est posé et que l'épanchement s'est reproduit après une première ponction, pratiquer la pleurotomie, avec l'antisepsie la plus rigoureuse.

L'opération faite, introduire deux gros drains dans la plèvre, panser aseptiquement une, deux ou trois fois par jour suivant l'abondance de l'écoulement.

Les lavages ne sont utiles que si des débris pseudo-membraneux séjournent dans la cavité et ne sont pas expulsés.

Le point important est d'assurer le libre et régulier écoule-

21.

ment du pus en plaçant l'incision au point le plus déclive et en pratiquant s'il le faut des contre-ouvertures.

S'il existe des poches multiples, des cavités anfractueuses, dés adhérences anormales, des lésions costales, les interventions deviennent beaucoup plus compliquées, et leur étude sort du cadre limité de cet ouvrage.

Dans les cas simples, si l'écoulement du pus est bien assuré, si une asepsie parfaite prévient bien exactement les contaminations secondaires, la suppuration diminue progressivement; il faut alors raccourcir les drains d'un centimètre tous les deux ou trois jours et les retirer dès que l'écoulement est clair, leur maintien trop prolongé amenant la formation de véritables trajets fistuleux d'une curabilité difficile et douteuse.

c. *Pleurésie tuberculeuse avec association de microbes pyogènes.* — C'est un des cas les plus fâcheusement compliqués et les plus embarrassants. Se guider sur les principes suivants.

Retarder la pleurotomie le plus longtemps possible pour épargner au malade les mauvaises chances d'une suppuration bacillaire ouverte toujours facile à infecter et toujours difficile à fermer.

Éviter la septicémie en évacuant le pus dès qu'il s'est reformé à l'aide de ponctions très fréquemment répétées.

Modifier la surface de la cavité suppurante par des injections antiseptiques, faites après les ponctions :

Solution avec :

℞   Eau distillée . . . . 150 grammes.
      Teinture d'iode . . . . 50 —
      Iodure de potassium . . . . Q. s.

Injecter par le trocart même qui a servi à l'évacuation du pus, laisser séjourner quelques minutes dans la plèvre et réaspirer.

Le retrait du liquide ainsi injecté n'est pas toujours facile, et il n'est pas cependant sans danger de l'abandonner dans la plèvre.

Pour éviter les embarras auxquels se trouve alors exposé le praticien, il est préférable de procéder ainsi :

Solution avec :

℞   Eau distillée. 0ᵍʳ,80
     Teinture d'iode. 0ᵍʳ,20
     Iodure de potassium. . . . . Q. s.

En une ampoule stérilisée n° 10.

Injecter tous les deux jours le contenu d'une de ces ampoules dans la plèvre à l'aide d'une seringue de Pravaz et l'y abondonner.

Enfin injection d'oxygène ou d'air iodé comme dans le pneumothorax (voy. p. 376).

E) **Vomique pleurale.**

Tableau clinique. — Au cours d'une affection aiguë de la poitrine, dont le diagnostic est souvent resté incertain entre pleurésie, pneumonie, splénopneumonie, pleurésie enkystée, etc., le malade est pris d'accès de toux sèche, puis expectore des crachats sanguinolents et finit par rejeter, comme par une sorte de vomissement, des quantités plus ou moins abondantes de matières purulentes, soit inodores, soit fétides. Ce rejet de pus se continue par crises, que séparent des intervalles plus ou moins longs ou se poursuit d'une façon régulière. La guérison spontanée n'est pas rare, mais il peut arriver aussi que le malade épuisé par l'abondance des crachats succombe aux progrès de la cachexie et à la septicémie.

Prescriptions hygiéniques. — Les mêmes que dans la pleurésie purulente :

Prescriptions médicamenteuses :

1° *Potion avec :*

℞   Eau distillée. . . . . 120 grammes.
     Sirop de punch 30   —
     Extrait mou de quinquina. . . . . . · 3   —
     Lacto-phosphate de chaux. 0ᵍʳ,50

Une grande cuillerée toutes les deux heures.

2° ♃ Sulfate de quinine. 0ʳ,25

En un cachet; deux cachets par jour.

Si le malade présente de la fièvre. — Interrompre cette médication tous les quatre ou cinq jours.

3° *Solution avec :*

♃ Eau distillée . . . .   10 centicubes.
Sulfate de strychnine 0ʳ,01

Injecter un demi-centicube dans l'hypoderme matin et soir, si la faiblesse générale est très accentuée et si le pouls est faible.

4° ♃ Suc pulmonaire glycériné. .   10 centimètres cubes.

En une ampoule stérilisée n° 10 ; une ampoule chaque jour dans un demi-verre d'eau ; suspendre la médication après cette première série ; la reprendre au bout de cinq jours et ainsi de suite.

Intervention chirurgicale. — Si malgré le traitement la cachexie progresse ou si seulement le rejet de pus sous forme de vomique se répète encore après deux ou trois mois de traitement, l'intervention chirurgicale sera l'*ultima ratio*. Elle ne pourra être réalisée que si des ponctions exploratrices à résultat positif, ou des radiographies bien nettes dont l'étude sera en plein accord avec le résultat de l'examen clinique permettent de préciser avec exactitude le foyer de la suppuration ; et elle consistera à ouvrir et à drainer le foyer, opération de grande chirurgie dont l'exécution est des plus difficiles et dont les résultats sont incertains.

Empyème de nécessité. — L'écoulement spontané à l'extérieur, à travers un espace intercostal, du contenu purulent de la plèvre est quelquefois un moyen de guérison naturel. Mais il ne faut pas y compter ; car le plus souvent cet incident est le signal d'accidents septicémiques mortels.

Outre les prescriptions hygiéniques et médicamenteuses, utiles dans la pleurésie purulente, il faudra recourir sans hésiter et sans tarder à l'intervention chirurgicale (débridement des trajets sinueux, large ouverture de la plèvre, contre-ouverture au point déclive si l'orifice naturel est mal placé, etc.).

PNEUMONIE FRANCHE (A PNEUMOCOQUES)

Tableau clinique. — Début brusque ou au cours d'un coryza. Frisson violent et prolongé. Point de côté très douloureux. Dyspnée. Vomissements fréquents chez les enfants et les vieillards. Le lendemain, crachats rouillés et visqueux ; fièvre 39° à 40° ; râles crépitants et matité, puis souffle tubaire. Persistance des phénomènes locaux et d'un mauvais état général pendant six à onze jours, avec rémission assez habituelle, mais trompeuse vers le quatrième jour. Il est rare que le point de côté dure au delà de ce délai.

Si la maladie guérit, défervescence brusque, disparition en quelques heures des phénomènes fonctionnels, transformation rapide des crachats rouillés en crachats muco-purulents, disparition progressive et plus lente des signes physiques. Crise urinaire.

Mort fréquente par suppuration du lobe enflammé (hépatisation grise) ; dans ce cas, crachats jus de pruneaux, adynamie, phénomènes septicémiques. Mort fréquente par myocardite (lipothymie, syncope). Veiller toujours sur le cœur.

Complications : méningite, pleurésie métapneumonique, ictère.

Prescriptions hygiéniques. — Repos, silence, demi-jour. Diète absolue tant que dure l'état nauséeux. Boissons tièdes ou fraîches au gré du malade. Plus tard bouillon et lait, puis alimentation plus réparatrice. Éviter le froid, mais renouveler l'air.

Prescriptions médicamenteuses :

a. *Contre le point de côté*. — Suivant son intensité, cataplasmes sinapisés, petit vésicatoire grand comme cinq francs, ou mieux encore deux ventouses scarifiées (procédé excellent), ou injection hypodermique d'un centigramme de chlorhydrate de morphine.

b. *Contre la dyspnée.* — Elle est presque toujours soulagée par les prescriptions précédentes; si elle est menaçante et fait redouter l'asphyxie, une saignée de 250 à 300 grammes. Cette saignée est le remède de l'asphyxie, mais non de la pneumonie.

c. *Contre la fièvre.* — Sulfate de quinine, par cachets de $0^{gr},25$ deux ou trois cachets par jour, pendant les premiers jours.

Plus tard, simplement :

Potion avec :

℞   Eau . . . . 90 grammes.
     Sirop diacode 30   —
     Extrait mou de quinquina 3   —

Par cuillerées toutes les deux heures.

d. *Si l'expectoration est difficile :*

Potion avec :

℞   Infusion de polygala . . . . 120 grammes.
     Sirop diacode. 30   —
     Kermès minéral. . . . . $0^{gr},10$ à $0^{gr},20$

Par cuillerées toutes les deux heures.

Lorsqu'en même temps existe un état saburral avec nausées, il est bon de prescrire un vomitif :

℞   Poudre d'ipéca. . . . . $1^{gr},50$
     Tartre stibié. . . . . $0^{gr},05$

Divisez en trois paquets ; un paquet de dix en dix minutes dans un demi-verre d'eau tiède ; un demi-verre d'eau tiède après chaque vomissement abondant.

e. *Contre les défaillances cardiaques.* — L'état du cœur doit être constamment surveillé. Si le premier bruit est moins bien frappé, si le pouls dépasse 108, s'il est faible, inégal, irrégulier, se hâter de prescrire la digitale.

Ajouter XXV à XXX gouttes de teinture de digitale à l'une des potions précédentes, qui devra être prise en vingt-quatre heures.

f. *En cas d'hépatisation grise :*

Insister sur le quinquina, l'alcool et la caféine, comme dans la complication d'adynamie (voy. ci-dessous).

Asepsie parfaite des muqueuses.

Renouvellement de l'air.

Faire évaporer dans la chambre, à feu doux, de l'eau où l'on a plongé des feuilles d'eucalyptus.

Injection hypodermique d'un centimètre cube d'essence de térébenthine, pour provoquer un abcès de fixation.

Complications :

A) DÉLIRE ALCOOLIQUE.

Potion avec :

℞   Eau . . . . 90 grammes.
    Sirop de punch. 30   —
    Cognac ou rhum. 40   —
    Laudanum de Sydenham 2   —

Par cuillerées toutes les heures ou toutes les deux heures.

B) MÉNINGITE PNEUMOCOCCIQUE.

Glace sur la tête (voy. *Méningite.*

C) ADYNAMIE ET COLLAPSUS CARDIAQUE

a) *Potion avec :*

℞   Eau . . . . 90 grammes.
    Sirop de punch. 30   —
    Rhum 20   —
    Extrait mou de quinquina 4   —

b) Injection sous-cutanée de caféine, d'après la formule suivante.

℞   Eau distillée . . . . 10 grammes.
    Caféine 2   —
    Benzoate de soude . . . . Q. s.

Injecter un centimètre cube et renouveler deux, trois ou quatre fois par jour.

c) Asepsie parfaite de la peau et des muqueuses ; nettoyer fréquemment la bouche qui est sèche et fuligineuse, prévenir le muguet par des lotions alcalines.

D) ALBUMINURIE. — Régime lacté absolu pendant quelques jours.

E) ICTÈRE, CONGESTION HÉPATIQUE. — Régime lacté absolu ou mitigé, suivant l'importance du cas.

Calomel à doses fractionnées, suivant la formule ci-jointe.

℞   Calomel. 0gr,04
     Lactose 0gr,50

En un cachet n° 10 ; de deux à quatre cachets par jour dans du lait.

F) PLEURÉSIE MÉTAPNEUMONIQUE. — Quelquefois la résolution se fait spontanément en quelques jours. Ne pas y compter.

Si l'épanchement persiste, ponction précoce. Le liquide est presque toujours purulent. S'il est franchement pneumococcique on peut essayer successivement deux ponctions, avant de recourir à l'intervention chirurgicale. S'il est streptococcique, ne pas hésiter, dès qu'il s'est reproduit, à pratiquer la pleurotomie aseptique (voy. *Pleurésie purulente*).

Convalescence. — Quand la défervescence est normale, quand le malade n'a pas été anémié par une maladie trop prolongée ou trop souvent hélas ! par des abus thérapeutiques (saignées ou vomitifs répétés, antithermiques, etc.), la convalescence est souvent d'une rapidité surprenante. Il est bon néanmoins pendant cette période de réparation de surveiller les organes antérieurement malades ou qui ont été le siège de complications inflammatoires et de prescrire des traitements appropriés. Dans tous les cas, air pur, quinquina, phosphates.

PNEUMOTHORAX

Tableau clinique. — Au cours d'une tuberculose pulmonaire, en traitement ou ignorée, et en général peu avancée, le malade éprouve dans la poitrine une douleur vive et subite, aussitôt suivie d'une sensation d'angoisse et de suffocation : une petite cavité tuberculeuse communiquant avec les bronches vient de s'ouvrir dans la plèvre, et l'air envahissant la cavité pleurale a refoulé le poumon vers le médiastin. Si aucune adhérence ne retient le poumon à la paroi costale, l'organe s'affaisse complètement, la dyspnée est immédiatement très grave, si grave même que la mort peut survenir très rapidement (*pneumothorax total*). S'il y a des adhérences, le refoulement est moins complet (*pneumothorax partiel*); le malade présente alors de la dyspnée, de l'angoisse, de la faiblesse du pouls (le cœur est déplacé si la lésion est à gauche). Après quelques jours d'une situation assez critique, l'apaisement se fait, et alors la maladie évolue d'après l'un des deux modes suivants : 1° l'épanchement gazeux intrapleural persiste, et la tuberculose pulmonaire semble enrayée dans le poumon ainsi refoulé, si bien qu'on traite quelquefois aujourd'hui certains tuberculeux par l'injection de gaz (azote) dans la plèvre; 2° un épanchement séreux, séro-purulent ou plus souvent franchement purulent, se fait dans la plèvre ainsi perforée (*hydro* ou *pyopneumothorax*), et la maladie finit par marcher comme une pleurésie purulente tuberculeuse.

Les signes physiques du début (sonorité exagérée, souffle amphorique, bruit d'airain, tintement métallique) se combinent avec ceux de l'épanchement liquide (succussion hippocratique) et finissent par disparaître peu à peu pour céder complètement la place à ces derniers (matité, absence des vibrations, silence ou souffle, égophonie, pectoriloquie aphone, signe du sou).

Prescriptions hygiéniques. — Elles sont les mêmes que pour la pleurésie simple, mais doivent être observées avec la plus extrême rigueur (voy. Pleurésie). La diète sera à peu près absolue, ou du moins l'alimentation réduite à un peu de lait ou de bouillon jusqu'au moment où la douleur initiale se sera atténuée; à partir de ce moment, on réglera l'alimentation d'après l'état de la plèvre et de la tolérance gastrique.

Prescriptions médicamenteuses. — Elles sont les mêmes que dans la pleurésie (voy. ce mot) et sont commandées par la douleur, la dyspnée ou la toux (injections de morphine, potions calmantes, ventouses sèches ou scarifiées, petits vésicatoires, etc.).

Le seul point important consiste dans l'opportunité de la ponction.

Ponction pleurale :

1° *Au début*, la suffocation, l'asphyxie imminente peuvent commander une ponction d'urgence. On enfoncera un trocart de moyen calibre, dont on armera ensuite le pavillon d'un tube de caoutchouc stérilisé de 15 à 20 centimètres. L'extrémité de ce tube plongera dans un vase plein d'eau stérilisée, à travers lequelle on verra sortir les bulles de gaz. On ne fera pas d'aspiration, ce qui forcerait le poumon à se dilater et rouvrirait la perforation pleuro-pulmonaire.

Si le pneumothorax est ouvert, c'est-à-dire si une communication existe librement entre les bronches et la plèvre, la ponction n'amène aucun soulagement. S'il est fermé ou à soupape, la dyspnée diminue ; mais il est possible que l'on soit amené à multiplier les ponctions. On a même laissé quelques jours une canule à demeure, en entourant son orifice libre d'ouate stérilisée. L'asepsie la plus complète est de rigueur.

2° *Si le pneumothorax reste simple*, et si la dyspnée est modérée, attendre la résorption lente de l'air introduit dans la plèvre. Si cette résorption est trop rapide et si la tuberculose semble reprendre sa marche, on pourra au besoin introduire dans la plèvre un peu d'azote ou d'oxygène, comme dans le cas suivant.

3° *S'il se forme un épanchement séro-purulent ou purulent*, l'intervention sera commandée par les circonstances suivantes : déplacement excessif du cœur avec tachycardie et faiblesse du pouls, dyspnée d'intensité préoccupante, fièvre et frissons indiquant un état infectieux de la plèvre et de tout l'organisme ; alors on ponctionnera sans aspiration, mesurant très exactement la quantité d'air ou de liquide qui s'écoule ; on interrompra de temps en temps l'écoulement, et on remplacera le volume des fluides enlevés à la cavité pleurale par un volume un peu moindre, environ les 2/3 d'air stérilisé, d'oxygène, d'azote ou d'air iodé, de manière à empêcher la dilatation brusque du poumon et la réouverture de la fistule, à atténuer cette compression pour modérer la dyspnée, à laisser le poumon suffisamment refoulé pour enrayer la marche de la tuberculose, à soustraire du pus pour diminuer les causes d'infection et de septicémie, et à assainir les parois de la cavité pleurale en remplaçant les fluides septiques par des gaz stérilisés et antiseptiques.

POULS LENT PERMANENT

Tableau clinique. — Cette affection, connue aussi sous le nom de maladie de Stokes-Adams, présente comme phénomène essentiel une lenteur remarquable du pouls. Le nombre des pulsations tombe à 50, 40, même 30 : elles sont souvent régulières, mais assez fortes. A ce ralentissement des mouvements cardiaques se rattachent des symptômes d'anémie cérébrale et bulbaire : vertige, céphalée, marche titubante, défiance de soi-même, crainte incessante de tomber ou de défaillir, si l'on fait le moindre mouvement, et cette crainte n'est pas vaine, car trop souvent on voit survenir au cours de la maladie de véritables attaques syncopales, apoplectiformes, peut-être même épileptiformes. Par contre, certains malades semblent très peu incommodés par ces troubles si importants des fonctions cardiaques.

L'examen stéthoscopique démontre souvent une notable dilatation du sinus aortique, les deux artères radiales ne battent pas avec la même intensité ; mais on ne saurait affirmer que ces lésions soient constantes.

Cette maladie, qu'il ne faut pas confondre avec la simple lenteur du pouls datant de l'enfance chez quelques sujets sains, frappe surtout les vieillards. Ceux-ci finissent par succomber soit à la multiplicité des attaques qu'ils subissent, soit à une maladie intercurrente, la pneumonie en particulier.

Prescriptions hygiéniques. — La modération en tout est absolument nécessaire, car il importe d'éviter tout ce qui peut augmenter le travail du cœur et fatiguer l'aorte. Donc régime léger, comme dans l'artério-sclérose ; pas de mouvements brusques, pas de veillées, pas de plaisirs vénériens, pas d'émotions, pas d'affaires.

Éviter les refroidissements, les salles surchauffées, les températures extrêmes.

Prescriptions médicamenteuses :

1° Dans les périodes de calme, médication iodurée et glycérophosphatée, comme dans l'artério-sclérose ; et si les antécédents du malade l'exigent, médication antisyphilitique.

De temps à autre, prescrire :

℞   Extrait de belladone. . . . . } ââ 0^{gr},01
       Poudre de belladone. . . . . }

En une pilule n° 20 ; 2 ou 3 pilules par jour, pendant une semaine.

dans le but de modérer l'action du pneumo-gastrique.

2° Dans les périodes de crises épileptiformes ou syncopales, soumettre temporairement le malade au régime lacté et prescrire :

a) Pendant les crises mêmes, inhalation de V à VI gouttes de nitrite d'amyle ; injections hypodermiques de caféine (0,20), d'éther sulfurique (un centicube), ou d'huile camphrée à 1/10, (un centicube).

b) Après la crise, si le malade présente de l'hypertension :

℞   Solution alcoolique de trinitrine à
       1/100. . . . . L gouttes.
       Eau distillée . . . . 10 grammes.

X gouttes trois fois par jour.

ou injection hypodermique de V à VI gouttes de la même solution deux fois par jour.

Cette médication pourra être continuée pendant une semaine.

c) Soumettre le malade pendant quelques jours au régime lacté et revenir ensuite progressivement à la médication des périodes calmes.

PYLORE (RÉTRÉCISSEMENTS DU) (voy. *Cancer et dilatation de l'estomac*).

RACHITISME

Tableau clinique. — Le gonflement des épiphyses, la déformation des os longs, le ramollissement des os plats donnent les caractéristiques du rachitisme. Chez un enfant de deux à cinq ans, quelquefois même moins âgé, le mal se développe. L'attention est attirée par les nœuds qui semblent se constituer autour des jointures; mais, en étudiant le sujet, on voit que souvent tout le squelette est compromis. La tête est brachycéphalique, les bosses frontales saillantes, les fontanelles élargies, l'occiput ramolli (craniotabes) ; la voûte palatine est ogivale ; les dents évoluent en retard ; l'intelligence est d'ailleurs normale ; la colonne vertébrale se dévie, le plus souvent en cyphose ; le thorax se déforme en 8 renversé, le sternum s'enfonce, les nodosités costales forment le chapelet rachitique ; les os iliaques perdent leur symétrie et forment un bassin dont les détroits anormaux préparent pour plus tard à la femme des cas de dystocie plus ou moins graves. Aux membres, les jointures sont nouées, et les diaphyses se courbent, courbures dont les déviations et les associations variées amènent les déformations les plus bizarres et les troubles fonctionnels les plus imprévus. Les désordres prédominent aux membres inférieurs (*coxavara*, *genu valgum*, etc.)

Au lieu d'être généralisé, le rachitisme peut être partiel.

La nutrition générale est en souffrance. L'entérite qui a précédé le rachitisme persiste et peut s'aggraver; les forces sont déprimées.

La vie n'est pas directement menacée; mais le rachitique est une proie désignée à l'avance pour toutes les maladies infectieuses, qui, chez lui, sont plus graves. Le mal peut guérir, mais lentement, et à la suite des prescriptions hygiéniques les plus sévères et d'un traitement médicamenteux suivi avec persévérance.

Les complications sont fréquentes, les fractures spontanées ou presque spontanées, en particulier; fréquentes aussi les associations morbides (anémie, pseudo-leucémie, scorbut infantile, etc., etc.)

Prescriptions hygiéniques. — La prophylaxie consiste à éviter, à soigner les entérites ; à surveiller le sevrage, à empêcher qu'il ne soit fait brutalement, par une température trop chaude, à un moment où l'enfant est fatigué.

Si le rachitisme est constitué, on ordonnera, le plus tôt possible le séjour à la campagne, et de préférence aux bords de la mer. La cure marine, *thalassothérapie*, a une supériorité incontestable sur tous les autres traitements et peut suffire à elle seule quelquefois.

Si l'enfant est âgé de moins de deux ans, il prendra des bains d'eau de mer tiédie et même mitigée d'eau douce; mais plus tard, surtout après quatre ou cinq ans, il pourra prendre des bains de mer froids très courts, de trois à quatre minutes, soit en eau calme (Arcachon), soit à la lame (Berck, Saint Trojan, Biarritz Cette, Cannes, etc.).

Le séjour à l'air sera aussi prolongé que possible; la peau vivifiée par des frictions excitantes.

Au point de vue des mouvements, on ne laissera l'enfant marcher ou courir que lorsque les os auront repris leur solidité et leur rectitude normales. — La nuit, matelas durs de crin ou de varech.

La question du régime est des plus importantes : l'entérite étant un des symptômes précurseurs les plus habituels du rachitisme, on devra prescrire le régime approprié à cette affection (voy. *Entérite*). Si le tube digestif fonctionne normalement, on alimentera l'enfant d'une façon normale, sans le suralimenter et en insistant sur les végétaux riches en phosphates (légumineuses), les œufs, les cervelles, les ris de veau. Conseiller aussi les sardines à l'huile et le beurre.

Prescriptions médicamenteuses :

1° Huile de foie de morue : deux cuillerées (à café, à dessert ou à soupe) par jour suivant l'âge de l'enfant.

Interrompre le traitement tous les 20 ou 25 jours et le reprendre après un intervalle de 8 à 10 jours.

L'interrompre complètement en été.

Tenir compte de la tolérance ou de l'intolérance du sujet.

L'huile de foie de morue peut aussi être employée en frictions.

2° ℞ Huile de foie de morue . . . .   500 grammes.
    Phosphore . . . . $0^{gr},05$
Une à deux cuillerées par jour.

Cette formule remplacera de temps en temps l'huile de foie de morue simple.

Éviter de faire préparer d'avance de trop grandes quantités d'huile phosphorée, le métalloïde pouvant s'accumuler dans certains points et être ainsi donné, sans qu'on le sache, à des doses dangereuses.

3° Si l'huile de foie de morue simple ou phosphorée est mal tolérée, on peut prescrire, suivant la formule de TROUSSEAU :

℞   Beurre très frais. . . . .   300 grammes.
      Iodure de potassium. . . . . $0^{gr},15$
      Bromure de potassium. . . . . . . $0^{gr},50$
      Chlorure de sodium . . . .   5 grammes.
      Phosphore. . . . . $0^{gr},01$
A prendre en neuf repas.

Mais la dose prise chaque fois est mal déterminée et la formule n'est pas sans inconvénient.

4° Phosphate de chaux, iode, iodure de fer, arsenic, comme dans le traitement de la tuberculose.

5° Si l'enfant ne peut être envoyé au bord de la mer, on prescrira une ou plusieurs cures dans une station chlorurée sodique (Salies-de-Béarn, Salins-du-Salat, Salins-Moutiers, etc,), ou, à défaut de ces cures, des séries de 10 à 20 bains à domicile, ainsi composés : 3 kilos de sel commun pour 100 litres d'eau chaude, additionnés, s'il se peut, d'un flacon d'eaux-mères de Salies-de-Béarn, ou de sels de stations similaires. Durée des bains : 10 à 15 minutes.

Intervention chirurgicale. — Les fractures, spontanées ou non, les courbures exagérées des os demandent l'intervention du chirurgien, pendant la période d'activité du rachitisme ; mais c'est surtout, quand le rachitisme est guéri et que les déformations sont définitives, que le chirurgien entre en scène pour restituer au squelette sa forme normale (ostéoclasie, ostéotomie, etc).

RECTUM (CANCER DU)

Tableau clinique. — Le début est souvent insidieux : selles fréquentes, glaireuses, sanguinolentes, simulant une dysentérie chronique ; écoulement involontaire de mucosités par l'anus ; par intervalles, matières fécales moulées, mais déformées, aplaties. L'état général, bon au début, finit par péricliter et aboutit à la cachexie. La palpation abdominale ne donne généralement aucun résultat, sinon la constatation de ballonnements irréguliers ou de matières intestinales retenues dans les côlons. Le toucher rectal fait le diagnostic.

Les complications sont fréquentes et graves : quelquefois des hémorrhagies ; souvent la formation de tumeurs secondaires, en particulier dans le foie ; les accidents d'obstruction intestinale sont possibles, mais ils appartiennent surtout aux tumeurs de l'S iliaque ou de la partie la plus élevée du rectum. Il y a presque toujours coïncidence d'entéro-colite.

Prescriptions hygiéniques. — Le régime, si bien combiné qu'il soit, est absolument incapable de guérir ou même d'améliorer un cancer du rectum. Mais comme, inversement, un mauvais régime peut entraîner de grands accidents, cette question est de la plus haute importance. On évitera les mets résistants et coriaces, on les dépouillera de tout ce qui peut faire de véritables corps étrangers (écailles de poissons, peaux de poulets, peaux de fruits, pépins, légumes secs en grains, etc.), et on ne permettra que des aliments liquides, mous, très tendres (ris, cervelles), ou bien hachés ou en purées, de telle façon que, même mal digérés, ils ne puissent constituer des obstacles mécaniques au niveau du point rétréci. La mastication devra être parfaite. Quant à la nature des aliments : jus et poudres de viande, fécules, pâtes alimentaires, beurre et graisses, elle sera déterminée par la tolérance du malade pour ces diverses substances. S'il y a entérite concomitante, on prescrira le régime approprié.

Prescriptions médicamenteuses. — Il n'y a pas de médication spécifique curative. Tout se borne à un traitement palliatif.

1° L'inappétence, les ballonnements, les flatulences seront combattus comme dans toutes les dyspepsies (voy. ce mot).

2° S'il y a de la constipation, on tâchera d'éviter les purgatifs qui irritent toujours plus ou moins fortement l'intestin malade et préparent des complications ultérieures ; on cherchera à obtenir des selles par l'emploi de suppositoires simples ou glycérinés ou par l'usage de lavements huileux ou glycérinés donnés avec précaution. Si les matières sont retenues au dessus de la tumeur, on usera d'une longue canule souple que l'on poussera très doucement au delà du néoplasme, si on le peut. Enfin, dans le cas où les laxatifs sont nécessaires, on prendra les plus doux de ces remèdes : huile de ricin et belladone soufre et magnésie, manne en larmes (30 à 50 gr.) et on évitera les drastiques et surtout l'aloès, (voy. constipation).

3° On ne confondra pas la diarrhée véritable avec l'expulsion fréquente de mucosités sanglantes et fétides, qui traduisent simplement l'entérite et qui peuvent coïncider avec une véritable constipation. L'entérite sera combattue par le traitement qui lui convient. L'état infectieux de la partie inférieure du rectum sera traité par des lavages faits avec du sérum artificiel légèrement tiédi ou avec de l'eau bouillie additionnée de 1/10 d'eau oxygénée neutralisée à 12 volumes. Ces lavages seront faits à l'aide d'une sonde à double courant.

Dans les cas de diarrhée véritable, on évitera le sous-nitrate de bismuth, les préparations fortement opiacées, les astringents puissants qui peuvent amener les formations de scybales au-dessus de la tumeur et provoquer ainsi de graves accidents; on usera seulement de poudres absorbantes, comme :

℞   Charbon végétal 0gr,40
      Peroxyde de magnésium 0gr,10

En un cachet; prendre chaque jour 2 à 4 cachets semblables.

ou de la potion suivante :

℞   Décoction blanche de Sydenham. .   120 grammes.
      Elixir parégorique. . . . .   XX gouttes.

Une grande cuillerée toutes les heures.

4° Les douleurs, les hémorrhagies seront combattues par les moyens déjà indiqués à d'autres articles.

Intervention chirurgicale. — L'extirpation complète de la tumeur est rarement possible, et d'ailleurs les récidives sont fréquentes. Il ne faut jamais négliger d'ailleurs de poser la question.

Dans les cas où l'on redoute l'obstruction complète du rectum, ou même en dehors de cette circonstance, quand on veut mettre en repos la partie de l'intestin où siège la tumeur, on dérive le cours des matières intestinales en créant au-dessus de l'obstacle un anus artificiel. Cette opération est actuellement en faveur chez les chirurgiens.

RHUMATISME.

A) Rhumatisme articulaire aigu généralisé.

Tableau clinique. — A la suite d'un violent refroidissement, la maladie débute souvent par une angine légère ou grave, par des troubles intestinaux ; puis bientôt survient une fièvre violente (39°, 40° et même plus) et plusieurs grandes jointures deviennent gonflées et douloureuses. La douleur est excessive, spontanée, aggravée par le moindre contact ou le moindre mouvement. Symptômes variés suivant les diverses localisations articulaires. Mobilité des phénomènes qui se manifestent tantôt sur un point, tantôt sur un autre. Urines rouges et rares, sueurs abondantes, persistance de cet état pendant un temps indéterminé, de dix jours à un mois et même au delà.

La convalescence se fait lentement par la disparition progressive des symptômes locaux et généraux ; elle est longue, en raison de l'anémie et de l'amaigrissement tout particulier du malade, elle est souvent incomplète en ce sens que le sujet peut garder des raideurs articulaires ou des atrophies musculaires. Les récidives sont fréquentes. Le passage à l'état chronique l'est aussi.

Complications :

1° L'endopéricardite est de règle quand la fièvre arrive à 40°

et s'y maintient quelques jours. Résolution presque toujours incomplète. Lésions valvulaires consécutives.

2° La pleurésie est fréquente ; elle passe souvent inaperçue en raison de l'immobilité forcée du malade, et de la difficulté qu'on éprouve à l'ausculter. Terminaison fréquente par résolution.

3° Rhumatisme cérébral. Il s'annonce par l'insomnie, la céphalée, le délire, la diminution ou la disparition des arthralgies, et prend souvent les caractères d'une véritable méningite. Gravité excessive.

4° Congestion hépatique et rénale : Teinte subictérique. Urines bilieuses ou chargées d'urobiline. Albuminurie.

Prescriptions hygiéniques. — Immobilité absolue au lit. Dans les cas graves ou très douloureux, utilité d'un lit mécanique. Revêtir le malade de chemises ou de gilets de flanelle ouverts en arrière pour faire les changements de linge avec le moins de mouvements possible. Essuyer fréquemment les sueurs qui baignent le malade et tout en évitant le froid ne pas surchauffer le malade par un excès de couvertures. Souvent un cerceau est nécessaire pour les empêcher de peser sur les jointures malades ; celles-ci seront alors recouvertes au-dessous du cerceau d'une épaisse couche d'ouate. Boissons tièdes. Régime : bouillon léger, potages, lait, laitages, tant que la fièvre dure.

Prescriptions médicamenteuses.

1° *Potion avec :*

℞	Eau distillée.	90 grammes.
	Sirop thébaïque	30 —
	Salicylate de soude.	3 à 5 grammes suivant l'âge.

Par cuillerées à soupe toutes les heures.

ou

℞	Salicylate de soude.	0gr,50

En un cachet n° 10 ; un cachet toutes les deux heures.

Le médicament sera renouvelé pendant cinq ou six jours, puis diminué progressivement et supprimé à mesure que la maladie cédera.

2° L'enveloppement simple des jointures douloureuses et tuméfiées avec de l'ouate, de la gutta-percha et une bande Velpeau amène pendant quelques jours une sorte sudation locale et un notable soulagement ; on peut aussi appliquer les topiques suivants :

a) ℞ Salicylate de méthyle . . . .   2 grammes.
Étaler sur de l'ouate et placer sur les points douloureux.

b) Pommade avec :

℞   Vaseline . . . .   20 grammes.
Salicylate de méthyle.   4   —

c) Liniment avec :

℞   Huile d'amandes douces . . . . }
Essence de térébenthine . . . . } ââ 40 grammes.
Chloroforme   20   —

d) Liniment avec :

℞   Huile de jusquiame . . . . :   60 grammes.
Laudanum de Sydenham.   10   —

Tous ces pansements calment le malade, mais ils sont souvent délicats en raison des mouvements douloureux que leur renouvellement impose au malade.

3° Dans les cas très douloureux, il est nécessaire de pratiquer une ou deux fois par jour une injection hypodermique d'un centigramme de chlorhydrate de morphine.

4° Enfin dans les cas très aigus, faire à deux ou trois reprises une injection hypodermique d'électrargol de 10 centimètres cubes.

Complications :

1° *Endo-péricardite.* — Il n'est pas question ici du traitement de l'endopéricardite qui a déjà été exposé ailleurs, mais des

22.

modifications que cette complication oblige d'imposer au traitement du rhumatisme aigu.

La coïncidence d'une endo-péricardite aiguë entraine la suppression du salicylate. En dehors des prescriptions que l'on fera dans le but de combattre l'inflammation des enveloppes du cœur, on devra donc ordonner contre le rhumatisme même l'un des remèdes suivants, qui sont d'ailleurs moins actifs que le salicylate.

a) ♃ Sulfate de quinine, 2 à 4 cachets de 0gr,25 chaque jour.

b)   Poudre de Dover . . . . 0gr,20 à 0gr,40 en un cachet.
2 à 4 cachets par jour.

c) ♃ Potion gommeuse . . . . 120 grammes.
   Bicarbonate de soude . . . . . 10 à 15   —
A prendre par grandes cuillerées toutes les heures.

d) Enfin l'électrargol pourra être utilisé comme précédemment.

2° *Pleurésie aiguë.* — Elle ne commande aucune modification du traitement indiqué et doit être traitée par la ponction, si l'épanchement devient trop abondant.

3° *Rhumatisme cérébral.* — Son éclosion commande la suppression du salicylate de soude et de la quinine et sera combattue par :

. *a*) La réfrigération cranienne, comme dans la méningite (voir ce mot).

b) Le bain froid, comme dans la fièvre typhoïde.

c) Les abcès de fixation (voir pour le détail p. 302)

4° *Congestion hépatique et rénale.* — Régime lacté absolu ; au besoin, ventouses scarifiées au niveau du foie ou de la région lombaire.

Convalescence. — Nourriture variée et de plus en plus tonique à mesure que l'urine s'éclaircit et que l'on s'éloigne des derniers accès de fièvre. Quinquina, phosphates, iode.

Faire lever le malade, lui permettre de sortir sont des points

à bien examiner, car des mouvements ou un refroidissement
prématurés peuvent amener une rechute ; par contre une trop
longue immobilité détermine des raideurs ou des ankyloses.
On procédera donc avec prudence, avec persévérance, mais sans
obstination, reprenant les précautions déjà abandonnées, si l'on
voit qu'elles sont encore nécessaires.

Le massage, l'électricité seront conseillés, comme dans le
rhumatisme chronique, mais quand l'état aigu sera déjà guéri
depuis longtemps. La question des eaux minérales se résout
d'après les mêmes données que dans le rhumatisme chronique,
mais en tenant compte scrupuleusement de l'état du cœur. La
plupart des cardïopathies contre-indiquent l'envoi aux stations
thermales (voy. *Endocardite*).

B) **Rhumatisme articulaire aigu localisé.**

Tableau clinique. — Ce n'est pas l'ensemble du système
articulaire qui est frappé, mais seulement les jointures d'un
seul membre ou même une seule articulation : genou, hanche,
épaule. Les douleurs sont très aiguës, même au repos ; elles s'accompagnent souvent d'irradiations au-dessus et au-dessous
de la jointure prise, montrant que les nerfs de la région
sont eux même atteints par le rhumatisme (névralgie du plexus
brachial, sciatique, etc.). La fièvre est bien moins vive que
dans la forme précédente ; elle peut, ainsi que les douleurs elles-
mêmes, affecter le type intermittent. Pas de complications
cardiaques.

Durée très variable ; convalescence longue ; guérison complète
ou avec raideur. Atrophies musculaires consécutives à évolution
lente, durables.

Prescriptions hygiéniques. — Éviter les mouvements, la
fatigue et le froid. Régime alimentaire léger.

Prescriptions médicamenteuses :

1° ℞ Aspirine. 0ᵍʳ,50

En un cachet ; deux à quatre cachets semblables chaque jour à intervalles égaux (se méfier des sueurs profuses que ce remède provoque chez quelques personnes).

2° Mêmes applications topiques que pour la forme aiguë (ouate et gutta-percha, liniments, etc., voir p. 389).

3° Si ce traitement est insuffisant, prescrire :

℞ Sulfate de quinine. 0ᵍʳ,25

En un cachet ; deux à quatre cachets semblables chaque jour et en outre appliquer successivement sur les points les plus douloureux de l'articulation malade une série de mouches de Milan ou de petits vésicatoires grands comme une pièce de 5 francs (de trois en trois jours).

4° Les suites et la convalescence se traitent comme dans le rhumatisme chronique.

C) **Pseudo-rhumatismes infectieux.**

Tableau clinique. — Ce groupe d'affections est trop complexe, formé de cas trop disparates pour se prêter à une brève description d'ensemble. Il comprend en effet, à côté du rhumatisme blennorragique, dont la physionomie est nettement caractérisée, les rhumatismes post-dysentériques et post-scarlatineux dont l'évolution est beaucoup moins précise, et enfin les arthropathies parfois si graves et si facilement purulentes que déterminent les infections du sang par le staphylocoque ou le streptocoque. On ne peut donc poser ici que les principes généraux du traitement sans entrer dans le détail des ordonnances.

a. *Rhumatisme blennorragique.* — Repos. Régime léger (lait, œufs, potages, purées, viandes blanches, ni vin pur, ni liqueur, ni bière). Supprimer toute médication susceptible d'enrayer l'écoulement, et tâcher de le faire revenir à l'aide de boissons émollientes (graine de lin).

Le salicylate de soude, l'aspirine, le bicarbonate de soude, la quinine même peuvent être prescrits comme dans les formes précédentes, mais sans grand espoir de succès.

Localement, on appliquera les topiques calmants, on fera les injections hypodermiques péri-articulaires de salicylate comme précédemment, mais ici le repos ne suffit pas le plus souvent, il faut l'immobilité dans un appareil platré ou silicaté, en raison de la tendance rapide à la suppuration, à l'usure et au déplacement des surfaces articulaires.

La méthode de Bier paraît donner d'assez bons résultats et peut-être même prévenir l'ankylose. On sait que ce traitement consiste à comprimer doucement et longuement la cuisse ou le bras au-dessus des articulations malades, à l'aide d'une bande élastique enroulée autour du membre revêtu d'ouate. Les séances de compression durent de 20 minutes à 4 ou 5 heures.

Dans les arthrites blennorragiques suppurées, la ponction et même l'incision aseptique donnent des succès remarquables.

b. *Rhumatisme dysentérique et scarlatineux*. — En dehors des prescriptions à faire contre la maladie primitive, leur traitement ne comporte rien de spécial et doit être combiné comme celui des formes aiguës, localisées ou généralisées, suivant les circonstances. Le régime lacté, s'il est supporté, est utile pour l'élimination des toxines.

c. *Rhumatisme des infections streptococciques et staphylococciques*. — Le premier point à déterminer, si on le peut, c'est la recherche de la porte d'entrée du virus dans l'organisme : une plaie insignifiante, une écorchure méconnue et entretenue par le grattage et la saleté, une ulcération ancienne de la bouche ou des gencives constituent peut-être la fissure par où le poison pénètre chaque jour. Donc examen minutieux de toutes les surfaces cutanées et muqueuses et traitement antiseptique des moindres effractions de la cuirasse tégumentaire. Cela peut quelquefois suffire.

Sinon, si les germes morbides colonisent dans le sang et s'y reproduisent sans avoir besoin de se renouveler par de nouveaux apports venus de l'extérieur, on aura recours au salicylate de soude, à la quinine, mais surtout à l'un des procédés suivants :

α) Inhalation d'essence de térébenthine à l'aide d'un flacon à deux tubulures, ou simplement suspendre au-dessus du lit du malade un linge imprégné de térébenthine, (se méfier du feu).

β) Injections hypodermiques de sérum térébenthiné, (voy. gangrène pulmonaire).

γ) Abcès de fixation.

D) **Rhumatisme musculaire**.

Tableau clinique. — Tous les muscles peuvent être frappés par le rhumatisme, mais quelques-uns le sont plus particulièrement et les symptômes qui en résultent sont tellement frappants que l'ancienne médecine a donné un nom spécial aux rhumatismes musculaires les plus fréquents : torticolis, lombago, pleurodynie. La douleur spontanée, et accrue au moindre mouvement, par suite une attitude spéciale dans laquelle le malade s'immobilise caractérisent ces affections. Durée indéterminée. Terminaison habituellement favorable.

Prescriptions hygiéniques. — Repos et douce chaleur.

Prescriptions médicamenteuses :

1° Aspirine, *ut supra*.

2° Liniments calmants.

3° Badigeonnages avec :

a) ♃ Tucmarène.

b)   Mésotane. . . . . } parties égales.
       Huile d'olives . . . . }

4° Après la période des douleurs aiguës, massage et application d'ouate simple.

E) **Rhumatisme chronique**.

Tableau clinique. — Le rhumatisme chronique ne devrait

pas se contenter d'une description unique ; les lésions qui le constituent prédominent tantôt dans les ligaments et les synoviales
(rhumatisme fibreux), tantôt dans les extrémités articulaires
elles-mêmes (rhumatisme osseux). Elles se groupent de façons
différentes, se limitant chez l'un à une grande jointure (arthrite
sèche), envahissant chez l'autre toutes les petites jointures des
extrémités (rhumatisme déformant) et constituent ainsi un
grand nombre de types et de formes. Mais malgré leur diversité
toutes ces variétés ont des caractères communs qui les rattachent
les unes aux autres et en font une maladie bien constituée. Ces
caractères sont les suivants : douleurs articulaires permanentes
avec exacerbations provoquées par le mouvement, la fatigue et
le froid (le rhumatisant chronique est toujours frileux), limitation des mouvements par les déformations autant que par la
douleur, dystrophies articulaires, atrophies musculaires, infirmité, incapacité de travailler. Des poussées avec le caractère de
rhumatisme aigu interrompent souvent la lente évolution de ce
mal qui dure des années.

Les complications cardiaques sont rares ou ne viennent qu'à
un âge où elles sont attribuables autant à la sénilité qu'à la
cachexie rhumatismale.

Le rhumatisme chronique ne guérit que rarement, mais il
peut présenter des améliorations considérables et persistantes.

Prescriptions hygiéniques. — Elles sont d'une importance
capitale et doivent viser les trois ordres de causes qui provoquent et entretiennent le rhumatisme chronique : l'action prolongée du froid humide (logements malsains, professions) le
ralentissement de la nutrition et les infections chroniques.

Contre le froid conseiller de ne pas habiter le rez-de-chaussée,
surtout s'il n'y a pas de caves, de fuir les maisons aux murs sal-
pêtrés, d'éviter les chambres mal aérées et exposées au nord, de
s'éloigner des régions marécageuses et brumeuses. Un changement de profession s'imposera quelquefois. Enfin le malade se
prémunira contre les refroidissements, surtout s'il transpire. Il
aura des vêtements chauds. La flanelle si vantée autrefois, un

peu décriée aujourd'hui peut ne pas convenir tant que le malade
a la force et la souplesse suffisantes pour agir, circuler et faire
un peu de chaleur ; elle devient nécessaire, lorsqu'il est immo-
bilisé par ses arthropathies et ne peut se défendre contre le froid
qu'à l'aide d'artifice de chauffage et de vêtements.

Le régime alimentaire sera dirigé à la fois contre le ralentissement de la nutrition et contre les infections chroniques ; il
sera essentiellement antitoxique, c'est-à-dire qu'il ne comprendra
aucun aliment fermenté ou conservé (salaisons, conserves, con-
fits, gibiers, fromages forts, etc.), ou facile à altérer (poissons
de mer, crustacés, etc.) ; il comprendra le lait, les laitages, les
viandes fraîches, les légumes frais, les œufs, les légumes secs.
Les aliments riches en purines, tels que les viandes rouges, seront
donnés avec parcimonie. Cependant le rhumatisant est souvent
faible et a besoin d'être bien nourri.

Prescriptions médicamenteuses. — Dans les phases aiguës
on recourra au traitement du rhumatisme articulaire aigu ; dans
les périodes de véritable chronicité, on prescrira :

1° ♃ Teinture d'iode. . . . . 10 grammes.

Prendre III gouttes à chaque repas dans de l'eau et du vin ou dans
de la tisane de riz sucrée ; augmenter d'une goutte tous les quatre
jours : arriver ainsi, si le malade le supporte, jusqu'à XV gouttes
par repas, puis redescendre ; s'arrêter un ou deux mois, et recommencer.

On peut aussi prescrire les huiles iodées ou les diverses préparations d'iode organique qui se sont multipliées ces temps derniers.

2° Si l'iode est mal supporté, on conseillera :

♃ Eau. . . . . 100 grammes.
Iodure de sodium. 10   —

Une grande cuillerée à chaque repas dans un peu de lait ou d'eau
alcaline ; à continuer un an ou deux, à raison de vingt ou vingt-
cinq jours par mois.

3° De temps à autre des toniques (phosphates, arsenic, quinquina), seront utiles pour maintenir la nutrition défaillante.

4° Sur les points malades, badigeonnages de teinture d'iode deux fois par semaine, ou application de coton iodé. L'usage de ces topiques sera interrompu de temps en temps, et la peau savonnée et séchée restera exposée à l'air pour lui permettre de se bien reconstituer pendant une assez longue période.

Bains et eaux minérales :

1° Dans le rhumatisme chronique des petites articulations, on conseillera les eaux de Royat, ou bien à domicile les bains arsenicaux, suivant la formule suivante :

℞   Carbonate de soude. . . . .   100 grammes.
       Arseniate de soude . . . .   1 à 4   —

Pour un bain ; trois bains semblables par semaine.

2° Aux malades, dont le rhumatisme chronique s'accompagne d'un état catarrhal des bronches ou d'autres organes on conseillera les eaux sulfureuses de Barèges, Luchon, Cauterets, Ax, Aix-les-Bains. Le massage sous la douche est un adjuvant excellent du traitement thermal. Pour suppléer à l'action des sources thermales on prescrira à domicile le bain de Barèges artificiel :

℞   Monosulfure de sodium. . . . . . {
       Chlorure de sodium . . . . { à à 60 grammes.
       Carbonate de soude.   30   —

Pour un bain, trois fois par semaine.

3° Dans le rhumatisme fibreux avec raideur, chez les malades à température basse, outre les eaux sulfureuses déjà indiquées, les eaux chaudes de Dax, Néris, Chaudesaïgues, conviennent très bien.

4° Dans ces diverses stations le traitement comprend non seulement les bains, mais les douches. Qu'il s'agisse des uns ou des autres, que ces pratiques hydrothérapiques soient faites à domicile ou dans les stations, le médecin n'oubliera pas qu'elles ne doivent être prescrites que dans des conditions d'installation absolument confortables, qu'un refroidissement après le bain ou la douche constitue un véritable danger, qu'un repos d'une heure ou deux est nécessaire à leur suite.

Traitement mécanique et physique :

1° En cas de raideur articulaire, prescrire le massage, les mouvements artificiels, la gymnastique suédoise.

Ces manœuvres sont quelquefois douloureuses ; elles doivent être pratiquées avec douceur, être arrêtées à la limite même où le malade commence à souffrir d'une façon un peu aiguë, et interrompues si la douleur persiste plusieurs heures après qu'on les a terminées.

Le malade aidera l'action de ces traitements en se livrant à un exercice modéré. L'intervention de la fièvre, du gonflement articulaire, d'une douleur persistante commanderont le repos.

2° Contre les atrophies musculaires, massage, courants faradiques ou galvaniques interrompus.

Intervention chirurgicale. — Les ankyloses vicieuses, les déformations excessives, irréductibles par les moyens de douceur exigent l'intervention du chirurgien.

ROUGEOLE

Tableau clinique. — Début progressif par inappétence, conjonctivite, coryza, laryngite, bronchite ; quelquefois début brusque par laryngite à caractère striduleux, toux férine. Au bout de trois à quatre jours apparaît l'éruption, formée de simples tâches, isolées ou confluentes, sur la muqueuse palatine, puis la face, le cou, la poitrine, les membres supérieurs, généralement plus discrète et en même temps plus foncée sur les membres inférieurs.

La fièvre précède l'éruption, augmente avec elle 39°-40°,

diminue quand les tâches pâlissent vers le 5e ou 6e jour. La broncho-pneumonie avec ses signes classiques ou la bronchite capillaire sont des complications dont l'intervention modifie naturellement le cycle thermique.

Convalescence souvent très simple, souvent aussi traversée d'incidents graves : diphtérie, coryza ulcéreux, adénites, otites, éruptions eczémateuses; albuminurie plus rare que dans la scarlatine, quelquefois anurie.

L'adénopathie médiastinale, la coqueluche, la tuberculose peuvent se développer après la rougeole.

Prescriptions hygiéniques. — Repos au lit, sauf pour les tout petits enfants qui se font porter sur les bras. Température modérée de la chambre. Éviter à la fois le froid et le surchauffage, aussi dangereux l'un que l'autre ; à moins de sensation de froid, laisser le malade couvert dans son lit comme il l'est habituellement.

La langue saburrale, la légère diarrhée que l'on observe habituellement ne doivent pas être traitées par des purgations, dangereuses au moment des périodes d'invasion et d'éruption. Elles réclament seulement un régime léger : bouillon et lait, que l'on maintiendra tant que l'urine sera rare, épaisse, chargée de dépôts blanchâtres. Boissons abondantes, tièdes, sucrées.

Soins aseptiques de la bouche.

Prescriptions médicamenteuses :
Elles sont inutiles, si la maladie évolue en un type moyen ou léger.

1° Dans les cas de fièvre forte, on peut prescrire :

℞   Sulfate de quinine. 0gr,25
En un cachet n° 10; prendre deux, trois ou quatre cachets par jour.

2° Si la bronchite est forte, la toux fatiguante, on formulera :

Potion avec :

℞   Eau stérilisée. . . . .   90 grammes.
        Sirop de laitue.   30   —
        Alcoolature d'aconit   1   —
        Oxyde blanc d'antimoine.   1   —

ou bien.

Potion avec :

℞   Eau stérilisée. . . . .   90 grammes.
        Sirop diacode.   30   —
        Benzoate de soude   2   —

Par grandes cuillerées toutes les heures ou toutes les deux heures.

3° Si l'éruption sort péniblement, et que le malade, avec quelques taches très espacées, présente de la dyspnée, de l'angoisse précordiale et une fièvre intense, on prescrira :

Potion avec :

℞   Eau stérilisée. . . . .   90 grammes.
        Sirop d'éther.   30   —
        Acétate d'ammoniaque   2   —

et surtout la révulsion cutanée avec des cataplasmes sinapisés en arrière de la poitrine, ou mieux encore des frictions très étendues sur le dos et les membres avec un paquet d'orties (urtication, procédé de Trousseau). Cesser ces prescriptions dès que l'éruption paraît en équilibre avec la fièvre.

Complications :

A) Bronchite capillaire et broncho-pneumonie (voir ces mots).

B) Otite. — Instillation dans l'oreille quatre fois par jour de cinq ou six gouttes de glycérine phéniquée tiède à 1/30.

C) Angine diphtérique. — Se hâter d'injecter le sérum antitoxique, cette complication étant extrêmement grave.

D) Albuminurie et anurie. — Régime lacté absolu. Tisane de queues de cerises ou de pariétaire, ventouses à la région lombaire ; ventouses scarifiées dans les cas très graves.

Convalescence. — La rougeole est une maladie anémiante, à la suite de laquelle le sang reste longtemps avant de reprendre sa composition absolument normale. Pendant cette période on évitera avec soin le contact du malade avec les sujets atteints d'affections contagieuses ; et on le tonifiera de la façon la plus variée (alimentation, arsenic, phosphates, etc.).

RUBÉOLE

Tableau clinique. — Fièvre éruptive, le plus souvent épidémique. Peu ou pas de prodromes. Engorgement ganglionnaire en arrière du sterno-mastoïdien et de l'oreille. Peu ou pas de phénomènes inflammatoires du côté des muqueuses de la face. Fièvre assez vive coïncidant avec une éruption qui sur certains points du corps rappelle la rougeole boutonneuse et, sur d'autres, la scarlatine. Évolution rapide ; guérison en quelques jours, le plus souvent sans desquamation.

Prescriptions hygiéniques. — Les mêmes que dans la rougeole (voy. p. 399).

Prescriptions médicamenteuses. — En général inutiles, sauf les lavages antiseptiques de la bouche et de la gorge.

Convalescence. — Éviter les refroidissements, tant que la guérison n'est pas absolument complète. Examiner plusieurs fois l'urine en raison d'une albuminurie toujours possible.

SCARLATINE

Tableau clinique. — Angine à début brusque avec rougeur violente et souvent forte desquamation épithéliale simulant la

diphtérie ; ganglions sous-maxillaires douloureux ; fièvre de 39°
à 40°. Le lendemain, éruption en nappe uniforme ou grani-
tée sur le cou, puis sur la face, les épaules, la poitrine, les plis
inguinaux, les doigts: La fièvre persiste quatre ou cinq jours
et tombe rarement d'une façon brusque, plus souvent en lysis.
En même temps l'éruption pâlit, et la desquamation commence
par larges écailles ; elle se complète en vingt-cinq ou trente
jours.

Formes frustes ou anormales très fréquentes. Scarlatine
maligne à type méningitique, scarlatine hémorragique.

Complications. — Souvent un peu d'albuminurie au début.
Plus souvent néphrite aiguë, survenant en pleine convalescence,
avec œdème, anasarque, anurie, hématurie, parfois même urémie
rapide à type comateux, convulsif ou délirant. Rhumatisme
articulaire subaigu, très douloureux, présentant une certaine
tendance à la chronicité. Pleurésie et même péricardite purulentes.

Prescriptions hygiéniques. — Éviter le refroidissement,
mais éviter de surchauffer les malades, ce qui est également dangereux. Boissons tièdes ou fraîches, gazeuses ou acidulées. Lait
écrémé, coupé d'eau alcaline. Lavages fréquents de la bouche
et des orifices naturels. Ne reprendre l'alimentation ordinaire
que très prudemment, à mesure que la convalescence se confirme.

Prescriptions médicamenteuses :

1° *Gargarismes avec :*

℞	Décoction de feuilles de ronces . .	250 grammes.
	Miel rosat.	40 —
	Borax.	8 —
	Chlorhydrate de cocaïne.	0^{gr},25

Faire tiédir deux ou trois cuillerées de ce mélange au bain-marie
et se gargariser ainsi de 4 à 6 fois par jour.

2° Éviter les antithermiques analgésiques ; permettre seulement de temps en temps :

℞   Sulfate de quinine. 0gr,25
En un cachet.

Traitement des complications :

a. *Scarlatine maligne à type méningitique*. — Glace sur la tête, affusions froides ; bains froids, comme dans la fièvre typhoïde.

b. *Néphrite aiguë*. — La dépister en prenant soin de faire la recherche de l'albumine, au moins tous les deux jours. Au premier indice, régime lacté absolu, ou même en cas d'intolérance du lait, diète hydrique pendant un ou deux jours. Puis suivant les événements, au bout de quelques jours, régime lacté et retour graduel au régime commun ou bien traitement de l'urémie (saignée, sangsues, drastiques, etc.) (voir urémie).

c. *Rhumatisme scarlatin*. — Régime lacté. Aspirine (deux ou trois cachets de 0gr,50 par jour). Enveloppement des jointures douloureuses avec ouate et gutta-percha.

d. *Pleurésie purulente*. — (Voy ce mot).

Convalescence. — Elle doit être très surveillée, en raison de la possibilité des néphrites tardives, plus graves que les néphrites précoces. Éviter les refroidissements. Les anciens médecins ne laissaient sortir le malade qu'au bout de quarante jours. Cette sévérité était peut-être excessive. Cependant il est bon de ne faire baigner le malade que vers le 25e ou le 30e jour ; et en raison de la contagion possible, de le maintenir isolé jusqu'à la fin de la desquamation.

SCIATIQUE

Tableau clinique. — Douleurs suivant le trajet des branches du nerf sciatique et se manifestant spécialement à certains points déterminés : point fessier, point trochantérien, point poplité, point péronier, etc. La douleur est intermittente, elle vient par crises périodiques ou irrégulières ; elle est souvent nocturne, elle est exagérée par les mouvements. La névralgie sciatique succède souvent à l'action du froid, à la position assise prolongée sur un terrain humide ou froid ; elle peut être de nature rhumatismale ou blennorragique.

Par un abus de langage, ou plutôt par suite d'un diagnostic insuffisant, on appelle souvent sciatique, dans le langage courant, des douleurs irradiées au membre inférieur, même au territoire du crural, et dépendant de lésions articulaires ou osseuses du voisinage ; il serait sage de ne pas se laisser aller à cette trop grande facilité d'appellation.

Si la sciatique affecte une forme chronique, elle est souvent en rapport avec une lésion du bassin (néoplasme utérin, tumeur rectale, tumeur de l'os iliaque, etc.), ou une cystite chronique, ou une lésion du rachis, de la moelle épinière ou de la queue de cheval, ou une intoxication persistante (diabète en particulier).

Avant d'aborder le traitement, le praticien devra toujours chercher à se rendre un compte exact de la pathogénie de la sciatique et faire très exactement ce qu'il convient pour combattre la cause (cystite, diabète, myélite, etc.). Procéder autrement serait exposer le malade, en ne lui appliquant qu'une médication palliative antinévralgique à un prolongement immérité de ses douleurs.

Prescriptions hygiéniques. — Le malade restera évidemment au repos, ou du moins ne fera que les mouvements incapables de raviver la douleur. Dans les cas très aigus, le repos au lit sera nécessaire. Le membre inférieur sera chaudement enveloppé d'ouate ou de flanelle. L'hygiène générale et le régime alimentaire seront appropriés aux maladies primitives du sujet.

Prescriptions médicamenteuses :

1° Prendre chaque jour, dans les premières périodes :

a) ℞ Salicylate de soude. 0ᵍʳ,50
En un cachet n° 8 ;

    ou

b)   Acétanilide 0ᵍʳ,40
En un cachet n° 2.

    ou

c)   Phénacétine. 0ᵍʳ,50
En un cachet n° 2.

2° Appliquer matin et soir, l'un des liniments suivants :

a) ℞ Vaseline. . . . .   20 grammes.
       Salicylate de méthyle   4   —

b)   Badigeonnage à l'ulmarène ou au mésotane.

c)   Huile d'amandes douces. . . . . . ⎞
        Essence de térébenthine . . . . . ⎠ ââ 25 grammes.

3° Si la douleur est vive, atroce, comme elle l'est dans quelques cas assez rares :
Faire une ou deux fois par jour une injection hypodermique
d'un centimètre cube de la solution suivante :

℞   Eau distillée . . . .   10 centicubes.
     Chlorhydrate de morphine. 0ᵍʳ,10
     Sulfate neutre d'atropine 0ᵍʳ,005

L'injection sera faite profondément au voisinage du point le
plus douloureux.

4° Lorsque la douleur persiste en restant très aiguë, appliquer de cinq en cinq jours des vésicatoires grands comme une
pièce de 5 francs au niveau des points les plus douloureux, ou
quelques vésicatoires en forme de rubans longs de 8 à 10 centimètres et larges de 2 ou 3, ou bien appliquer chaque semaine

                                                        23.

une série de 30 à 50 pointes de feu sur le trajet des filets nerveux.

5° Quand les crises névralgiques se prolongent, il devient
nécessaire de faciliter la circulation et de prévenir les raideurs
musculaires et articulaires que favorise une longue immobilité
par l'une des prescriptions suivantes :

a) Manœuvre de Lasègue : le malade étendu sur le dos, le
médecin fixe le bassin avec une main et de l'autre relève le
membre inférieur, la jambe restant étendue sur la cuisse, jusqu'au point de provoquer une vive douleur. Ce mouvement doit
être exécuté avec force, mais sans violence ni brusquerie. Dès
que la douleur est intolérable on laisse reposer le membre.
Recommencer les jours suivants. Toute autre élongation du nerf
doit être proscrite,

b) Massage régulier et quotidien de la peau (effleurage) et des
masses musculaires (pétrissage).

6° Enfin dans la convalescence, et s'il n'y a pas contre-indi-
cation par suite d'une maladie protopathique, on prescrira les
bains de vapeur, les saisons hydrominérales (Dax, Barèges,
Cauterets, Luchon, Ax, Aix, Dax, etc.), et l'électrothérapie pour
combattre les douleurs trop tenaces et l'atrophie musculaire.

SCORBUT INFANTILE (Voy. *Maladie de Barlow*).

STOMATITE MERCURIELLE

Tableau clinique. — Accident d'intensité très variable, survenant fréquemment au cours des intoxications mercurielles
professionnelles, thérapeutiques ou criminelles. Début par une

salivation intense, avec goût métallique nauséeux très pénible, puis chaleur et tuméfaction de la muqueuse buccale. Bientôt ulcérations disséminées sur les gencives, la face interne des joues, les bords de la langue ; gonflement de ce dernier organe qui est projeté entre les mâchoires et empêche l'occlusion des lèvres. Impossibilité ou grande difficulté de mâcher et de déglutir.

Après quelques jours, tout rentre peu à peu dans l'ordre ; mais souvent les dents restent ébranlées et tombent. De graves complications sont possibles si l'absorption du mercure n'est pas aussitôt supprimée ou si les doses déjà absorbées sont trop fortes, complications locales (gangrène de la bouche ou de la langue, infection des voies aériennes) et complications éloignées (entérite, néphrite, etc) ; ces dernières dépendent non pas de la stomatite, mais de l'intoxication générale.

Prescriptions hygiéniques. — Soustraire le malade si la chose est possible, aux causes de son intoxication : changement de milieu, changement de profession, suppression des préparations mercurielles.

Régime lacté absolu, pendant les premiers jours. Lavages réguliers de la bouche et des dents, autant que le permet la tuméfaction de la muqueuse, après chaque ingestion d'aliments.

Prescriptions médicamenteuses :

1° ♃ Potion gommeuse. . . . . 120 grammes.
    Chlorate de potasse 4   —

Une grande cuillerée toutes les heures.

2° Lavages de la bouche de 4 à 8 fois par jour avec une des préparations suivantes :

a) *Solution avec :*

♃   Eau distillée. . . . . 250 grammes.
    Chlorate de potasse. 10   -

b) *Mélange avec :*

℞   Eau bouillie. . . . .   250 grammes.
     Eau oxygénée neutralisée à 12 volumes, deux ou trois cuil-
        lerées par jour.

c) *Gargarisme avec :*

℞   Décoction de feuilles de ronces. . .   250 grammes.
     Miel rosat.   40   —
     Borax.   8   —

3° Quand l'état local s'améliore, continuer les mêmes prescriptions, en espaçant les cuillerées de potion et les lavages, et si
les ulcérations persistent, les toucher 3 ou 4 fois par jour avec un
tampon d'ouate hydrophile imbibé de jus de citron ou du collutoire suivant :

℞   Glycérine. . . . .   20 grammes.
     Acide phénique. . . . .   0^{gr},30 à 0^{gr},40

STOMATITE ULCÉRO-MEMBRANEUSE

Tableau clinique. — La maladie affecte généralement des
enfants ou des jeunes gens, réunis en trop grand nombre dans
des locaux étroits et malsains (casernes, pensionnats, etc). Après
deux ou trois jours de fièvre, survient une douleur dans la bouche. Les gencives, spécialement celles du côté gauche, s'enflamment et une ulcération se forme, couverte d'une plaque jaune
adhérente. Salivation. Haleine fétide. Engorgement des ganglions
sous-maxillaires. Anorexie. Soif vive. D'autres ulcérations apparaissent bientôt à la face interne des joues, aux amygdales, au
bord de la langue.

Livrée à elle-même, la maladie peut durer très longtemps ;
bien traitée, elle guérit en quelques jours après réparation très

rapide des pertes de substance et sans chute des dents qui ont pu sembler très menacées.

Prescriptions hygiéniques. — L'isolement est nécessaire, aussi bien dans l'intérêt du malade que de ses voisins. Les objets de table et de toilette qui lui servent seront fréquemment désinfectés et réservés exclusivement à sa personne. Le personnel qui le soigne se désinfectera après l'avoir pansé.

Régime : lait, laitage, bouillons, potages, œufs délayés, jus de viande, jus d'orange et jus de citron frais ; en un mot, alimentation fraîche, liquide et anti-toxique. Veiller à la liberté du ventre.

Prescriptions médicamenteuses :

1° *Potion avec :*

℞ Potion gommeuse . . . . 120 grammes.
   Chlorate de potasse. . . . . 2 à 3 —
Une grande cuillerée toutes les deux heures.

2° *Gargarisme avec :*

℞ Décoction de feuilles de ronces. . . 250 grammes.
   Miel rosat. . . . . 40 —
   Chlorate de potasse . . . . 8 —
Quatre à six fois par jour.

3° Dans les cas intenses, on alternera ce gargarisme avec les lavages à l'eau oxygénée, que l'on diluera de la façon suivante :

℞ Eau oxygénée neutralisée à 12 volumes. . . . . 200 grammes.
Verser deux cuillerées dans un verre d'eau chaude ; ajouter quelques gouttes de jus de citron.

4° Si la maladie se prolonge, on touchera les ulcérations avec un tampon d'ouate hydrophile imbibé d'un des collutoires suivants :

a) ℞ Miel rosat . . . . 20 grammes.
   Chlorate de potasse . . . . 8 —

b) ℞ Glycérine . . . . } āā 10 grammes.
      Teinture d'iode. . . . . }

c) *Solution avec :*

℞   Eau distillée. . . . . 15 grammes.
       Permanganate de potasse . . . . .   0^{gr},10

d) *Solution avec :*

℞   Eau distillée . . . . 50 grammes.
       Nitrate d'argent   1   —

e) Si des dents sont déchaussées et entretiennent ainsi dans la bouche de véritables foyers septiques, elles seront arrachées sans retard.

SUETTE MILIAIRE

Tableau clinique. — La maladie est toujours épidémique. Dans les cas bénins, tout se borne à quelques malaises, à des sueurs abondantes et à l'éruption caractéristique. Dans les cas moyens, après des courbatures, du malaise, des frissons, les sueurs apparaissent ; ou bien elles surviennent brusquement, la nuit sans prodromes. Céphalalgie intense, fourmillements caractéristiques au bout des doigts, contraction épigastrique, palpitations. Bientôt sueurs profuses, d'une abondance parfois extraordinaire. La fièvre s'établit quelquefois rémittente, quelquefois sans courbe régulière. La maladie se complète par des éruptions, soit la miliaire rouge, soit de simples sudamina. Dans un délai de dix à douze jours, la convalescence s'établit, mais le malade garde longtemps des palpitations, des vertiges, de la diarrhée.

Dans les cas graves, la mort peut survenir par syncope dans les premiers jours, plus tard par des complications cérébrales (délire, coma, convulsions), plus tard encore par des hémorrhagies ou des complications thoraciques.

Prescriptions hygiéniques. — Éviter de couvrir le malade avec excès et de favoriser des sueurs qui n'ont rien de critique. Chambre bien aérée. Linge de corps très propre et fréquemment renouvelé. Soins de propreté réguliers. Lotions fraîches de tout le corps, et en particulier de la face et des régions génitales. Bouillon et lait.

Prescriptions médicamenteuses. — Il n'existe pas de médication spécifique.

1° Si la fièvre a un caractère rémittent :

℞   Chlorhydrate de quinine. 0gr,25
En un cachet ; 3 cachets par jour.

2° Si la fièvre est très violente et accompagnée de désordres cérébraux, bains froids comme dans la fièvre typhoïde.

3° Si les sueurs sont très abondantes ;

Potion avec :

℞   Eau distillée, ...   120 grammes.
        Sirop simple   30   —
        Perchlorure de fer. . . . .   XX gouttes.
Une grande cuillerée toutes les heures.

Complications. — Les complications cérébrales, thoraciques et cardiaques doivent être traitées comme dans toutes les pyrexies.

Convalescence. — Surveiller les voies digestives, et nourrir le malade autant que leur état le permet. Toniques (quinquina, phosphates). Changement d'air.

SYNCOPE

Tableau clinique. — Perte de connaissance, avec arrêt ou ralentissement excessif des mouvements cardiaques et respiratoires. Le malade pâle, décoloré, les yeux clos ou les pupilles dilatées, se laisse tomber ; la résolution musculaire et l'anesthésie sont complètes ; la parole manque, c'est la mort apparente, qui simule et peut d'ailleurs précéder la mort réelle. Quand la syncope cesse, le retour à la vie s'annonce par la réapparition des réflexes, des mouvements du cœur et de la poitrine, par les réactions pupillaires, etc.

Les syncopes incomplètes sont nommées *lipothymies*.

Ces accidents toujours graves peuvent survenir chez les sujets sains à la suite d'émotions violentes, de traumatismes, de grandes hémorragies ou au début des inhalations chloroformiques, dans l'asphyxie oxy-carbonique. Ils surviennent plus souvent au cours des maladies aiguës comme conséquence d'une myocardite infectieuse ou d'une hémorragie viscérale ou enfin dans l'évolution des lésions cardiaques, des lésions de l'orifice aortique en particulier. Ils peuvent marquer le dénouement fatal d'une angine de poitrine.

La connaissance exacte des causes entraîne une série de précautions prophylactiques et commandera le traitement consécutif.

Prescriptions hygiéniques. — Dès le début d'une syncope, se hâter de dégager le col et de desserrer la ceinture, étendre le malade à plat sur le dos, la tête à peine relevée, ou même dans les cas graves maintenue en position déclive, de manière à favoriser le cours du sang vers le bulbe dont l'anémie subite quand le cœur est arrêté, entretient et prolonge la syncope.

Relever et renverser un malade en syncope peut amener sa mort ; dans les pneumonies graves, dans les pleurésies avec déplacement de l'organe central de la circulation, toutes les fois que, suivant l'expression si juste de HUCHARD, le mal est à la poitrine et le danger est au cœur ; dans ces conditions il faut s'abstenir de faire asseoir le malade pour l'ausculter par derrière.

Ouvrir les fenêtres, donner de l'air, éventer le malade rhythmiquement.

Prescriptions médicamenteuses :

1° Faire respirer au malade quelques gouttes d'acide acétique ou d'alcool ou même d'éther, sans insister sur ce dernier liquide dont les inhalations un peu prolongées aboutissent à l'anesthésie. Ampoules de nitrite d'amyle.

2° Frictionner les tempes avec de l'alcool pur ou de l'eau des Carmes.

Appliquer un sinapisme à la région précordiale, ou le marteau de Mayor.

3° Si le malade peut avaler, lui faire glisser entre les dents une cuillère à dessert de la potion suivante, tous les quarts d'heure, puis toutes les demi-heures :

Potion avec :

℞   Infusion de thé . . . . 120 grammes.
      Sirop de punch. . . . . 30 —
      Acétate d'ammoniaque . . . . . . 4 —
      Teinture de cannelle. . . . . 1 —

ou si l'on estime que la préparation de cette potion demande trop de temps (car il importe d'agir vite), mettre dans un grand verre d'eau :

℞   2 cuillerées à soupe de sirop d'éther.
      1 cuillerée à café d'eau des Carmes.

Et faire prendre au malade une grande cuillerée de ce mélange tous les quarts d'heure puis toutes les demi-heures.

4° Dans les cas graves, faire une injection hypodermique d'un centimètre cube de la solution suivante :

℞   Eau stérilisée . . . . 10 grammes.
      Caféine . . . . 2 —
      Benzoate de soude . . . . Q. s.

Et renouveler l'injection deux heures après si le malade reste défaillant.

5° Inhalations d'oxygène ; respiration artificielle ; tractions rhythmées de la langue, massage du cœur.

Nous ne parlons ici que du massage indirect du cœur à travers la paroi thoracique, mais dans les syncopes survenant au cours des grandes opérations, on peut faire le massage du cœur, par une incision donnant accès sur l'organe même ou à travers le diaphragme.

SYPHILIS

Tableau clinique. — Le diagnostic est facile, quand il s'agit d'une syphilis classique ; il est difficile et ne se fait quelquefois que par l'épreuve du traitement, dans les cas de syphilis anormale.

a. *Période primaire*. — Chancre induré, consistant en une ulcération souvent unique, peu suintante, reposant sur une base indurée ou parcheminée, souvent méconnu quand il est extragénital. Ganglions durs, volumineux, indolores, en pléiade, dans la région lymphatique correspondant au chancre ; bilatéraux, si cette ulcération occupe une région médiane. Le phagédénisme complique rarement le chancre dur, qui guérit peu à peu, quel que soit le traitement, en laissant longtemps après lui un épaississement assez marqué du tégument dans les points qu'il a occupés. Les ganglions disparaissent aussi lentement.

b. *Période secondaire*. — Si le chancre paraît environ trois semaines après le contact suspect, les accidents secondaires viennent en moyenne six à sept semaines après le chancre et sont les suivants : roséole, occupant surtout le tronc ; alopécie ; adénopathies multiples et indolores ; plaques muqueuses buccales, pharyngées, anales, vaginales, exceptionnellement conjonctivales, axillaires, interdigitales ; gonflement du foie et de la rate, anémie, asthénie.

Ces accidents peuvent s'atténuer, puis reparaître, et se poursuivre ainsi pendant plusieurs mois, mais en se modifiant peu à peu. A la roséole simplement exanthématique succèdent des syphilides avec infiltration dermique et avec distribution plus ou moins caractéristique et moins généralisée (syphilide en corymbes, syphilide circinée, etc.). Les plaques muqueuses peuvent récidiver indéfiniment aux mêmes points.

Au bout de quelques mois, peuvent survenir des accidents oculaires graves : iritis, irido-choroïdite ; et aussi d'une façon plus ou moins précoce des ulcérations du cuir chevelu, avec croûtes et plus tard petites cicatrices indélébiles.

c. *Période tertiaire*. — Après deux ou trois ans, et quelquefois après un délai beaucoup plus long, même après une période de guérison apparente, aux dermatoses exanthématiques et résolutives des premières phases succèdent des dermatoses ulcéreuses : syphilides tuberculeuses, gommes cutanées, puis les gommes sous-cutanées, venant généralement par groupes sur un membre ou sur une région du thorax ou de l'abdomen. Les gommes évoluent en trois stades : crudité, ramollissement, ulcération. A tous ces stades, elles peuvent rétrocéder sous l'influence du traitement ; mais, si elles ne sont pas soignées, elles peuvent persister indéfiniment sous forme d'ulcérations sanieuses et bourbillonneuses.

La syphilis ulcéreuse du pharynx et du larynx aboutit à des mutilations de ces organes ou à des rétrécissements avec troubles graves des fonctions de phonation, de respiration et de déglutition. Elle peut aussi provoquer dans ces organes et au voile du palais la formation de gommes, suivies de destructions et de perforations.

A la langue et aux lèvres, les lésions spécifiques n'aboutissent pas habituellement à de pareils désordres ; mais, par contre, il est bien avéré que les langues ravagées par la syphilis, que les lèvres qu'elle a revêtues de plaques leucoplasiques sont des terrains remarquablement favorables pour l'évolution des épithéliomas. Il existe une très grande variété de glossites syphilitiques.

L'épididyme est souvent touché dès la période secondaire ; il peut l'être encore à la phase tertiaire ; le testicule, quelquefois frappé d'anesthésie, péut être le siège de gommes ou d'inflammation scléreuse ; à cette même période se rattache la syphilis osseuse avec les exostoses, les douleurs ostéocopes du tibia, les arthrites et arthropathies spécifiques, les hyperostoses craniennes donnant lieu quelquefois à des symptômes de compression qui simulent la syphilis cérébrale.

Syphilis viscérale. — La syphilis n'épargne pas les viscères, elle peut les atteindre dès la période secondaire, plus souvent pendant la phase tertiaire, quelquefois même plus tard à la période quaternaire. Si elle se manifeste sous forme de gommes, le diagnostic est quelquefois difficile à poser, les gommes du poumon, du foie, des reins ayant une symptomatologie mal établie et pouvant se confondre avec d'autres lésions de ces organes. Les gommes des méninges provoquent des accès d'épilepsie jacksonnienne, qui, joints aux commémoratifs, permettent souvent le diagnostic. Malgré leur gravité, les gommes viscérales comportent un pronostic relativement bon, car elles sont susceptibles d'être améliorées ou guéries par le traitement.

Mais si la syphilis se manifeste dans les viscères sous forme d'inflammation scléreuse (cirrhose spécifique, sclérose pulmonaire d'origine syphilitique (?), néphrite syphilitique (?), tabes, paralysie générale), alors le pronostic est franchement mauvais. Nées sous l'influence de l'infection par le spirochète, ces scléroses semblent, comme on dit à Montpellier, émancipées de leur cause, c'est-à-dire qu'une fois constituées, elles évoluent comme des scléroses vulgaires et restent réfractaires au traitement spécifique.

Syphilis bénigne. — Le tableau qui vient d'être tracé s'applique aux syphilis graves. Heureusement pour l'espèce humaine, elles ne marchent pas toutes ainsi. Dans beaucoup de cas, la maladie s'éteint sans avoir présenté les symptômes du tertiarisme ; et bien des sujets ont été contaminés dans leur jeunesse, qui n'en ont pas moins fourni une longue carrière, sans retour de phénomènes infectieux spécifiques.

Syphilis héréditaire. — Cependant les enfants nés ou conçus
de parents en puissance de syphilis sont trop souvent exposés à
des accidents graves. Un grand nombre n'arrivent pas au terme
normal de la vie intra-utérine et meurent : d'où les avortements
si nombreux des mères syphilitiques. D'autres naissent avec des
lésions caractéristiques : pemphigus suppuré des pieds, plaques
syphilitiques sur le corps, fissures des lèvres, etc. D'autres aussi,
nés en état de bonne santé apparente, voient des éruptions spécifiques ou des lésions viscérales se développer vers le troisième
ou le quatrième mois. Mais les syphilis héréditaires se manifestent quelquefois bien plus tardivement : dans l'enfance, sous
forme de fausse méningite tuberculeuse, dans l'adolescence sous
forme d'exostose, de nécroses osseuses, de gommes, ou tout au
moins par la triade connue : dents d'Hutchinson, demi-surdité,
kératite interstitielle.

On ne croit plus que le rachitisme soit une forme de la syphilis
héréditaire ; mais il est possible que cette maladie amène la
naissance d'enfants dégénérés ou porteurs de malformations
congénitales.

Prescriptions hygiéniques. — Le régime alimentaire sera
tonique sans être excitant ; on évitera tout ce qui peut irriter la
muqueuse bucco-pharyngienne, l'abus des condiments tels que
le poivre et le vinaigre. L'alcool sera sévèrement proscrit : les
syphilis « arrosées » sont souvent plus malignes que les autres,
et l'alcoolisme aggrave toutes les lésions spécifiques.

Au point de vue plus spécial de l'hygiène buccale, on interdira
absolument de fumer, le tabac étant pour les plaques muqueuses
de la langue, des lèvres et de la gorge une cause incessante de
récidives, et préparant pour plus tard des désordres graves
(persistance indéfinie de l'infection spécifique, cancer des
fumeurs). Les dents seront l'objet de soins minutieux, d'abord
parce que les gingivites peuvent être l'origine de stomatites
mercurielles, en second lieu parce que les irrégularités de leur
bord libre peuvent blesser les bords de la langue et y déterminer
la formation incessante de plaques ulcéreuses, et plus tard

d'épithéliomas. Il faudra limer les pointes acérées ou enlever les dents à bords cassés et coupants.

Les soins de propreté des orifices naturels, des creux axillaires, des espaces interdigitaux, du cuir chevelu, de tout le tégument doivent être pris avec la plus grande exactitude et sont les meilleurs préservatifs contre les plaques syphilitiques.

L'état moral du malade fera l'objet de la surveillance la plus attentive. Si beaucoup de malades sont indifférents à leur mal, quelques-uns, réellement syphilophobes, se croient perdus à tout jamais, déshonorés, indignes et incapables de se marier. Il importe de réconforter de pareils sujets, la dépression morale étant de nature à aggraver le pronostic. De même, on engagera le malade à restreindre ses tracas d'affaires, ses préoccupations et ses ambitions, la neurasthénie pouvant ouvrir la porte à la syphilis cérébro-spinale.

Au début de l'évolution du mal, les rapports sexuels seront rigoureusement interdits, puisqu'ils pourraient aboutir à la contamination d'un sujet sain ou à la procréation d'enfants malades ou mort-nés. Mais, quand il peut être considéré comme guéri, le mariage doit être permis, et de nombreux syphilitiques ont ainsi réussi à créer des familles saines. Malheureusement il n'y a pas de critériums certains de la guérison ; on admet généralement avec Fournier qu'un syphilitique peut se marier après trois ou mieux quatre ans, à la condition qu'il ait été régulièrement traité, que la syphilis n'ait ni affecté une forme maligne ni compromis le système nerveux, que le sujet n'ait présenté aucun accident spécifique depuis deux ans, le traitement ayant été suspendu pendant la dernière année.

Les syphilitiques qui se marient en observant toutes ces conditions ont les plus grandes chances de ne pas contaminer leur conjoint et d'avoir des enfants sains. Mais on peut voir survenir, quoique par exception, des cas de syphilis conjugale et de syphilis héréditaire dans des ménages où toutes ces conditions ont été réalisées. Quant à la prophylaxie de la syphilis par l'application sur les organes génitaux d'une pommade au calomel après les coïts suspects (Roux et Metchnikoff), elle est encore fort incertaine.

Prescriptions médicamenteuses :

A) Règle générale du traitement [1]. — On est généralement d'accord pour commencer le traitement mercuriel dès que le chancre est diagnostiqué.

[1] Le dogme du traitement systématique et de l'action préventive du mercure est si bien accepté de l'immense majorité des médecins que je n'ai pas cru pouvoir me dérober à l'obligation morale d'exposer dans ses grandes lignes la médication antisyphilitique, telle qu'elle est préconisée partout. Je ne puis cependant m'empêcher de faire à ce sujet les réserves suivantes :

1° Le nombre des cas de syphilis, qui n'ont été soumis à aucun traitement mercuriel ou qu'à un traitement dérisoire et qui cependant évoluent favorablement, est considérable.

2° Les statistiques ne portent le plus souvent que sur les syphilis qui ont mal tourné, et laissent forcément de côté les cas bénins ; les malades qui sont guéris ne viennent plus, en effet, se montrer au médecin et ne sont pas portés sur les statistiques, mais on conçoit combien cette omission forcée fausse les pourcentages établis.

3° Le mercure n'est pas un médicament inoffensif dont on puisse abuser, en se disant que, s'il ne fait pas de bien, il ne fera pas de mal. Les accidents légers ou graves, temporaires ou définitifs, dus à la médication mercurielle, ne se comptent pas, surtout lorsqu'on emploie la voie hypodermique pour l'introduction du médicament dans l'organisme.

4° Il ne semble pas conforme aux lois de la pathologie générale de soumettre à une règle unique et fixe tous les cas d'une maladie aussi variable, aussi inégale dans ses manifestations que la syphilis. S'il y a des véroles graves, malheureusement trop nombreuses, véroles qui sont réfractaires à l'emploi préventif du mercure, et résistent même souvent à son action curative, il en est d'autres heureusement plus nombreuses qui semblent n'avoir nul besoin d'être rigoureusement attaquées et qui marchent bien d'elles-mêmes. Pourquoi les traiter de la même façon ?

5° Diday pensait, d'après ses observations personnelles, que le seul bénéfice à retirer d'un traitement précoce consiste dans un léger retard de l'apparition des accidents secondaires. Ses observations nous semblent conserver encore toute leur valeur. Elles sont d'ailleurs confirmées par une publication récente des hôpitaux de Stockholm (*Tribune médicale*, 10 octobre 1908).

D'après ce travail, on ne saisit pas de différence appréciable dans

B) TRAITEMENT SYSTÉMATIQUE. — Le traitement systématique doit comprendre :

Pendant la 1re année . . . 8 mois de traitement mercuriel.
    —   2o   —   . . . 6   —   —   —
.   —   3e et 4o années. 4   —   —   —
   —   7o et 8o   —   . 4   —   —   —

et, en outre :

Pendant la 3o année. . . 4 traitements iodurés de six semaines.
   —   4o — . . . 3   —   —   —
   —   5o — . . . 2   —   —   —

Les formules à appliquer peuvent être les suivantes :

1o Dès le début de l'évolution du chancre, faire le traitement abortif suivant les règles indiquées plus bas (p. 422).

2o Le chancre une fois guéri, on prescrira le traitement par voie hypodermique ou par voie gastrique, en fixant son choix d'après une série de circonstances, telles que la docilité du malade, la gravité du cas, la tolérance de l'estomac et de l'intestin, etc.

a) Pour les injections, on peut choisir une des méthodes suivantes :

Injection intramusculaire une fois par semaine de deux à cinq gouttes d'huile grise (nouveau Codex) par série de six à huit injections, de manière à réaliser le nombre de mois de traitement indiqués pour chaque année.

Ces injections sont faites en plein muscle fessier avec toutes les précautions voulues pour éviter les complications septiques

l'évolution des syphilis traitées systématiquement par le mercure et de celles qui ont été soustraites à cette médication.

En résumé, la syphilis est à mes yeux, une maladie tantôt grave et tantôt bénigne, comme toutes les maladies infectieuses. Le mercure est un médicament excellent (non infaillible, d'ailleurs) contre les manifestations apparentes de ce mal. Est-il capable de les prévenir ? La réponse est affirmative pour la plupart des médecins. Elle n'est pas, à mon sens, définitive. La réaction de Wassermann donnera peut-être un jour un critérium précieux.

et surtout l'entrée du médicament dans une veine et les embolies capillaires qui en sont la conséquence.

Ou bien, injections quotidiennes d'un centimètre cube d'une solution huileuse ou aqueuse de biiodure d'hydrargyre.

α) ℞ Huile d'olive. . . . . 1 centicube.
Biiodure de mercure. . . . . . . 0^{gr},01 ou 0^{gr},015
Gaïacol. . . . . 0^{gr},03

β) ℞ Eau distillée. . . . . 1 centicube.
Biiodure de mercure. . . . . . . 0^{gr},01 ou 0^{gr},015
Iodure de potassium. . . . . . . 0^{gr},01
En ampoule stérilisée.

Ces injections seront faites par série de 25, répétées huit fois dans le cours de la première annéé, six fois pendant la seconde, etc.

b) Si l'on choisit la voie gastrique, on prescrira :

℞ Protoiodure de mercure. . . . . 0^{gr},025
En une pilule n° 60 ; 2 pilules par jour pendant un mois. A répéter huit mois pendant la première année, six mois la seconde, etc.

ou bien :

℞ Sublimé . . . . 0^{gr},01
En une pilule n° 30 ; 1 pilule par jour. Renouveler de la même façon.

Il est superflu, je pense, d'indiquer que le plus souvent le traitement ne peut être suivi régulièrement pendant toutes les périodes indiquées : des accidents d'ordre mercuriel obligent à l'interrompre ; la résistance, plus commune qu'on ne le croit, des accidents spécifiques à la médication oblige, au contraire, à le prolonger ou à le renforcer ; des maladies intercurrentes, l'albuminurie, le diabète, etc., viennent poser des contre-indications formelles à l'emploi du mercure, etc.

3° Quand vient le moment des cures iodurées (voir plus haut, p. 420) on prescrira pendant les périodes indiquées :

℞ Eau distillée. . . . . 150 grammes.
Iodure de potassium . . . . 10 —
Deux grandes cuillerées par jour dans du lait avant les repas.

Ou bien, si les traitements mercuriels et iodurés doivent être simultanés, on pourra formuler :

℞   Sirop de Gibert . . . . 500 grammes.
Deux cuillerées par jour à prendre avant les repas.

D'ailleurs, malgré sa rigueur apparente, ce traitement ne suffit pas toujours à faire même pâlir la syphilis qu'il a la prétention d'éteindre, et la plupart des manifestations de cette maladie réclament des soins spéciaux qui vont être indiqués ci-dessous.

Chancre induré :

1° L'excision du chancre peut être tentée, à la condition qu'elle ne puisse entraîner ni mutilation, ni cicatrice désagréable ; qu'elle soit faite dans les dix ou douze premières heures de l'apparition de l'ulcère spécifique, et surtout que celui-ci ne s'accompagne d'aucun engorgement ganglionnaire — et cela avec les chances les plus vagues de succès.

2° Chaque semaine, pendant un mois et demi ou deux mois, injection intra-musculaire dans la fesse avec :

℞   Huile d'olive . . . . 1 centicube.
     Calomel. . . . . 0^{gr},05
En une ampoule stérilisée.

3° Pansement du chancre avec :

α) ℞ Poudre d'amidon. . . . . } àà 5 grammes.
     Poudre de calomel. . . . . }

ou bien :

β) ℞ Pommade avec vaseline . . . . . . 20 grammes.
     Calomel 1   —

4° Si le chancre est phagédénique, le saupoudrer d'iodoforme.

5° S'il est sous-préputial et s'accompagne de phimosis, faire simplement des lavages sous-préputiaux avec de l'eau boriquée chaude à l'aide d'une seringue armée d'une canule conique ; ou dans les cas rebelles et graves, pratiquer la circoncision.

Si le chancre est mixte, s'abstenir de cette intervention que suivrait fatalement l'inoculation du virus du chancre mou sur les lèvres de la plaie opératoire.

Plaques muqueuses. — Le traitement local qu'on leur oppose est aussi important que le traitement général qui naturellement doit leur être opposé en première ligne.

a) Plaques muqueuses buccales et pharyngées :

Suppression de toutes causes d'irritation, tabac, alcool, dents gâtées, aliments épicés, etc.

. Lavages réguliers de la bouche après les repas.

Gargarismes ou lotions buccales avec une solution de résorcine à 5 p. 100.

Cautérisation deux fois par semaine au nitrate d'argent.

Se méfier de la stomatite et de la gingivite mercurielles qui masquent, simulent ou entretiennent quelquefois les plaques muqueuses.

b) Plaques muqueuses ano-génitales :

Soins de propreté minutieux.

Continence absolue.

Saupoudrer les plaques avec :

℞   Poudre d'amidon. . . . . ⎫
     Poudre de calomel. . . . . ⎭ parties égales.

Cautériser deux fois par semaine au nitrate d'argent.

c) Plaques muqueuses axillaires, inguinales, interdigitales :

Lavages deux fois par jour avec de la liqueur de Van Swieten dédoublée.

Bien sécher. Poudrer au calomel et à l'amidon.

Isoler les surfaces malades par des bandelettes de gaze stérilisée ou des lames d'ouate hydrophile.

En cas de plaques humides et très végétantes, cautériser au nitrate d'argent.

Syphilides papuleuses et papulo-squameuses. — A la condition que l'éruption soit sèche et ne présente pas de surfaces érosives, par lesquelles l'absorption serait trop facile, on prescrira avec avantage :

Solution avec :

℞   Eau. . . . . 250 grammes.
     Sublimé.   12   —
     Alcool . . . .   Q. S.

Pour un bain ; 2 ou 3 bains semblables par semaine pendant un mois.

Syphilides ulcéreuses, gommes, exostoses, périostoses. — Malgré leur apparence grave, ces lésions cèdent souvent au traitement avec une grande facilité.

Le traitement général mixte (mercure et iodure) sera d'abord appliqué avec une certaine intensité ; l'iodure notamment sera porté à la dose de 3 ou 4 grammes par jour. En outre, on agira localement en prescrivant, suivant les circonstances, un des topiques suivants :

a) Emplâtre de Vigo, à renouveler tous les deux ou trois jours.

b) Pommade au calomel à 1/20.

c) Badigeonnages à la teinture d'iode ou applications locales d'huile iodée.

d) Bains au sublimé (voy. ci-dessus).

En outre, asepsie absolue des téguments, lotions générales, etc.

Syphilis cérébrale et cérébro-spinale (gomme)[1]. — Le traitement doit être intensif et rapide :

a) Injection chaque semaine d'un centimètre cube de calomel ($0^{gr},05$, ou même pour les premières fois $0^{gr},10$) en suspension dans l'huile d'olive.

---

[1] Les accidents oculaires et pharyngo-laryngés de la syphilis comportent des indications spéciales dont l'étude sort du cadre de ce *Précis*.

b) Solution avec :

℞   Eau distillée . . . .   300 grammes.
     Iodure de potassium.   20   —

Chaque cuillerée contient 1 gramme de substance active ; donner
d'emblée 3 cuillerées et arriver rapidement à **5** ou **6** par jour ; à
prendre dans du lait ou dans une infusion au moment des repas.

c) Si la céphalée est très vive, glace sur la tête.

d) Deux fois par semaine environ, une purgation saline (sulfate de soude, eau d'Hunyadi-Janos, de Rubinat, etc.).

Syphilis viscérale gommeuse. — Quel que soit le siège
des gommes viscérales, foie, rate, reins, poumons, etc., le traitement est le même que celui des gommes cérébro-spinales ;
mais il est rare qu'on l'applique opportunément, en raison de
la difficulté du diagnostic.

Syphilis viscérale scléreuse. — Par contre, chez un grand
nombre de vieux syphilitiques, les viscères sont atteints de
scléroses plus ou moins diffuses ou systématisées : néphrites
scléreuses, cirrhose syphilitique, paralysie générale, tabes, etc.
Contre ce groupe d'affections *parasyphilitiques*, le traitement
spécifique semble absolument impuissant. On pourra l'essayer
au début de ces affections pour tâter le terrain ; dès que son
impuissance sera démontrée, on le suspendra ; car, s'il n'est pas
utile, il devient franchement nuisible.

Syphilis rebelle et invétérée. — Malgré le traitement le
plus régulier, ou en l'absence de traitement, certaines syphilis
se prolongent indéfiniment et font à chaque instant réapparaître
leurs manifestations, tantôt sur différents points de l'économie,
tantôt dans les mêmes régions. Le mercure perd souvent chez
ces sujets une partie de son efficacité, peut-être à cause de la
mithridatisation subie par plusieurs d'entre eux. Dans ces cas,
on revient aux anciens dépuratifs : décoction de salsepareille
(2 tasses par jour, pendant un mois), ou on s'adresse à des
médicaments nouveaux, comme l'atoxyl.

a. *Solution avec :*

℞   Eau distillée . . . .   150 grammes.
     Atoxyl   2   —

Une cuillerée à dessert, matin et soir pendant dix jours.

b. *Solution avec :*

℞   Eau distillée. . . . .   50 grammes.
     Atoxyl   5   —

Injecter 5 centimètres cubes de cette solution, soit $0^{gr},50$ d'atoxyl, et recommencer au bout de quelques jours.

(Se méfier de ce médicament encore mal connu, qui semble s'accumuler, et pour lequel l'organisme ne manifeste son intolérance qu'un peu tardivement.)

Chez ces mêmes malades, saturés de mercure, et qui ont cependant besoin de nouvelles cures hydrargyriques, on prescrira avec avantage une cure sulfureuse à Luchon ou à Uriage. Aulus avec ses sources laxatives leur conviendra aussi.

Saint-Christau a une réputation justifiée pour le traitement des vieilles leucoplasies; Lamalou, pour celui du tabes.

Syphilis héréditaire :

a) La prophylaxie consiste à ne permettre le mariage d'un sujet syphilitique que lorsqu'il peut être considéré comme guéri, c'est-à-dire lorsque sa syphilis est vieille d'au moins trois ans, et, de préférence, de plus d'années encore; lorsqu'il a passé dix-huit mois sans manifestation diathésique; lorqu'il a été régulièrement traité; et à la condition que le système nerveux semble ne pas avoir été touché par l'infection (voy. Prescriptions hygiéniques).

Dans de telles circonstances, on peut espérer que les enfants naîtront sans être contaminés; on ne peut jamais en être certain.

b) Si une femme devient enceinte dans des circonstances où

on a le droit de redouter la contamination du produit, on prescrira suivant la formule de PINARD :

℞   Biiodure d'hydrargyre. 0gr,10
        Iodure de potassium. . . . .   10 grammes.
        Sirop simple ou eau distillée. . . .   250   —
        Sirop ou eau de menthe.   50   —

et on donnera du sirop, deux cuillerées à entremets, de la solution aqueuse, deux cuillerées à soupe par jour pendant toute la
grossesse.

Lorsque la chose est possible, il est bon de faire précéder la
conception d'une cure de six mois.

c) Si l'enfant naît de parents en puissance de syphilis active,
et s'il paraît sain, on ne lui fera pas de traitement, mais on le
surveillera très attentivement, et on évitera absolument qu'il
soit confié à une nourrice mercenaire qu'il contaminerait peut-
être ultérieurement. Il sera allaité par sa mère ou élevé au
biberon.

d) Si le nouveau-né ou le tout petit enfant présentent des
phénomènes de syphilis héréditaire, on prescrira :

℞   Solution aqueuse de sublimé à 1/1000.   40 grammes.
        Eau distillée. 160   —
                                        (LACAPÈRE.)

Chaque cuillerée à café contient 1 milligramme de sublimé et on
donnera 1/2 milligramme par kilogramme de poids de l'enfant chaque
jour.

Ce traitement suffit dans les cas très bénins ; dans les cas de
syphilis très grave, surtout dans ceux qui affectent la forme de
méningite, il est insuffisant et devra laisser la place aux injections intra-musculaires d'après la formule suivante ;

℞   Benzoate d'hydrargyre. 0gr,10
        Sérum isotonique . . . .   50 grammes.

On injectera 1/2 milligramme de substance active ou même de
temps en temps 1 milligramme par kilogramme de poids de l'enfant.

Après quinze jours de traitement, on interrompra la médication ; puis, après une égale période de repos, on la reprendra, suivant les circonstances.

e) Les accidents à forme tertiaire demandent simultanément l'iodure de potassium, qui sera donné à la dose de 2 centigrammes par jour et par kilogramme, pendant quinze à vingt jours chaque mois (EMERY et CHATIN).

f) Lotions antiseptiques (sublimé à 1/5000), poudre de talc, pommade au calomel à 0,50 pour 30, légères cautérisations au nitrate d'argent.

g) Enfin l'hygiène générale sera plus surveillée que jamais. Allaitement très régulier. Surveillance des fonctions intestinales. Bains quotidiens, etc.

h) Dans les cas de syphilis héréditaire tardive, les doses seront modifiées suivant l'âge du sujet ; et le traitement prescrit sera mercuriel ou mixte, selon l'aspect secondaire ou tertiaire des accidents à combattre.

TABES

Tableau clinique. — Pendant de longues années, quinze, vingt ans, et même davantage, la maladie évolue avec quelques variétés, mais en suivant en général le type suivant :

α) *Période préataxique* : douleurs fulgurantes, crises viscérales, rachialgie, paralysie de la 3e paire, céphalée, vertiges, quelquefois arthropathies précoces, anesthésie plantaire, abolition du réflexe rotulien, signe d'Argyll-Robertson, atrophie papillaire.

β) *Période d'incoordination motrice* : mouvements désordonnés, chutes fréquentes, persistance et aggravation des troubles de la période précédente.

γ) *Période paralytique* : le malade est réduit à l'immobilité par la paralysie de plusieurs de ses muscles ; amaigrissement excessif, impuissance génitale, paralysie de la vessie, amaurose, cachexie, tuberculisation, cystite chronique et néphrite ascendante.

Cette longue évolution ne se fait pas d'une façon uniforme : tantôt le mal est stationnaire, et le patient, résigné à des troubles oculaires, vésicaux ou moteurs, qui sont permanents, semble être plutôt un infirme qu'un malade ; tantôt le mal progresse avec vivacité, les symptômes déjà établis s'aggravent, de nouveaux symptômes apparaissent successivement. L'intervention thérapeutique doit être différente suivant les circonstances.

La syphilis est le plus habituellement notée dans les antécédents.

Prescriptions hygiéniques. — L'hygiène du tabétique doit être absolument sévère. Le régime alimentaire sera simple et fortifiant : bouillons et potages gras ou maigres, viandes grillées et rôties, poissons frais, œufs, légumes frais ou secs, pâtes, lait et laitages, fruits, biscuits, confitures, pain rassis, eau rougie. On exclura de sa table les épices, les salaisons, les sauces, le gibier, les crustacés, les vins purs, les liqueurs.

Le froid sera soigneusement évité ; les fatigues physiques et morales seront écartées ; les plaisirs vénériens, très réduits ou prohibés suivant les cas.

Prescriptions médicamenteuses :

1° Contre le tabes même, on a renoncé à la plupart des médications soi-disant spécifiques, telles que le nitrate d'argent. Quant au mercure, qui a trompé ici tant d'espérances, il ne doit pas être prescrit au hasard chez tous les sujets ; mais, en présence d'un tabes en voie d'évolution rapide, on pourra faire une ou deux cures d'injections mercurielles sous-cutanées, suivant la formule suivante :

℞   Huile d'olive stérilisée. . . . . 1 centicube
      Gaïacol 0gr,03
      Biiodure de mercure. 0gr,01
En une ampoule stérilisée n° 15.

Faire une injection hypodermique chaque jour; s'arrêter après la 15° injection, et, après une interruption de quinze jours, faire une nouvelle série si le résultat est favorable.

2° En convalescence d'une poussée aiguë ou au début d'une période torpide, faire une cure à Lamalou, à Balaruc, à Gastein, à Néris.

3° En dehors de ces cures spéciales mercurielles ou hydrominérales, le traitement du tabes est malheureusement symptomatique, et rien de plus.

a) Contre les douleurs fulgurantes :

℞   Acétanilide.   0^{gr},50
En un cachet; 2 à 4 cachets par jour.

ou :

℞   Aspirine . . . .   0^{gr},30
En un cachet; 2 à 4 par jour.

ou, dans les cas les plus violents :
Injection hypodermique d'un centigramme de chlorhydrate de morphine.

b) Contre la rachialgie :
Mêmes prescriptions que ci-dessus;
Ou révulsion sous forme de petits vésicatoires grands comme 5 francs ou de séries de 50 à 80 pointes de feu appliquées le long de la colonne vertébrale ; à renouveler chaque semaine pendant un mois.

c) Contre les crises gastriques :
Faire le traitement de l'hyperchlorhydrie (voy. ce mot). Continuer le régime approprié, longtemps après la cessation de la crise.

d) Contre les incoordinations motrices :
Suspension suivant les procédés de Charcot et Raymond.
Rééducation motrice, suivant la méthode de Faure.

e) Contre les troubles urinaires :

℞   Seigle ergoté fraîchement pulvérisé. . . . . .   0^{gr},20
En un cachet n° 12 ; 3 cachets chaque jour pendant quatre jours,

à renouveler de semaine en semaine pendant un mois ou même davantage.

f) Contre l'impuissance et l'anesthésie testiculaire :

℞   Suc testiculaire glycériné à 1/10.   .   10 centicubes.

Prendre le matin à jeun une dose semblable dans un demi-verre d'eau pendant quinze à vingt jours.

g) Contre la dénutrition, l'atrophie musculaire, la cachexie, on prescrira les phosphates et l'arsenic, le quinquina, etc., suivant les formules habituelles.

TUBERCULOSE PULMONAIRE

A) **Forme aiguë**.

Tableau clinique. — La forme la plus aiguë simule une fièvre typhoïde avec prédominance des symptômes thoraciques, sans taches rosées lenticulaires et enlève le malade en quelques semaines. Souvent aussi elle peut guérir (fièvre typho-bacillaire de LANDOUZY) ou du moins aboutit à une convalescence incomplète qui sert de préface à l'évolution d'une phtisie chronique à marche plus ou moins rapide.

La forme pneumonique présente au début l'aspect d'une pneumonie ou d'une broncho-pneumonie aiguë avec crachats fortement teintés de sang ; mais cette pneumonie se prolonge au delà du terme habituel, les signes physiques persistent et s'aggravent, en même temps que l'expectoration se modifie, et on arrive ainsi rapidement à un état qui ne diffère en rien, au point de vue clinique, d'une phtisie vulgaire (pneumonie caséeuse).

Prescriptions hygiéniques. — Au point de vue de l'aération et du repos, elles ne diffèrent pas de celles qui vont être

indiquées plus bas à propos de la phtisie chronique. Quant à
la suralimentation, elle est non seulement impraticable, mais
dangereuse. Dans ces cas véritablement infectieux, le régime,
comme dans les grippes et les fièvres typhoïdes, devra se borner à des liquides alimentaires : bouillon, lait, eau vineuse ;
lorsque la maladie se prolonge, on ajoutera des œufs, des pâtes
alimentaires, au besoin du jus de viande. Vouloir forcer le
malade à ingurgiter d'abondantes quantités de substances nutritives serait l'exposer à des indigestions et à des intoxications
graves.

Prescriptions médicamenteuses. — La plupart des médicaments échouent ou sont dangereux. Les antithermiques (antipyrine, pyramidon, cryogénine, phénacétine. etc.) si souvent
employés donnent l'illusion de la chute de la fièvre, et en réalité déglobulisent le sang. Les seules prescriptions acceptables
actuellement sont les suivantes :

1° ♃ Sulfate de quinine 0ᵍʳ,25
En un cachet ; 2 cachets par jour pendant une semaine.

2° *Potion avec :*

♃   Sirop d'écorces d'oranges amères . 100 grammes.
     Glycérine   50   —
     Tanin à l'alcool   5   —
                                          (LEMOINE.)
Une cuillerée à soupe après les repas.

3° Les badigeonnages sur des surfaces très limitées du thorax
(10 centimètres de côté) avec le mélange ci-dessous :

♃   Glycérine . . . . } àà 10 grammes.
     Gaïacol . . . . }
Recouvrir ensuite d'ouate et de gutta-percha.

Avec le gaïacol pur, étendu sur une vaste région, on peut
avoir un refroidissement intense suivi d'un collapsus dangereux.

4° Les lotions fraîches, le drap mouillé, comme dans la fièvre typhoïde.

B) **Forme chronique**.

Tableau clinique. — La phtisie chronique vulgaire peut succéder à la tuberculose aiguë dans les conditions citées plus haut ; elle peut se développer chez des alcooliques, chez des individus épuisés par toutes les cachexies, par toutes les causes de dénutrition (diabète en particulier), et surtout chez les jeunes sujets pâles, amaigris, débilités, qu'on a si justement nommés candidats à la tuberculose. La période dite prétuberculeuse, est en somme extrêmement variable d'allures, suivant les circonstances.

Lorsqu'elle frappe une personne jusqu'alors à peu près bien portante, la tuberculose débute soit par le « rhume négligé », bronchite d'apparence vulgaire, qui ne guérit pas, se localise aux sommets et finit par présenter les signes classiques de la phtisie ; soit par une pleurésie séreuse qui semble d'abord guérir, mais aux signes physiques de laquelle on voit peu à peu succéder dans le haut du poumon, du même côté, ceux de la tuberculose, soit enfin par une hémoptysie.

La maladie évolue alors en suivant ses trois stades ; mais comme de nouveaux foyers peuvent se développer en un point, alors qu'en un autre, les anciens continuent à évoluer, il en résulte que le même malade peut présenter des lésions à toutes les phases.

Premier degré. — Affaiblissement et amaigrissement progressifs, survenant insidieusement. Petite toux sèche. Essoufflement à la moindre ascension. Douleurs vagues dans les épaules ou entre les épaules. Petite fièvre vespérale. Appétit irrégulier. A l'examen stéthoscopique, affaiblissement du murmure inspiratoire à l'un des sommets (signe de Grancher), plus tard submatité, expiration prolongée ; plus tard encore, craquements secs, ou dans d'autres cas restes de pleurésie à la base ou signes de congestion au point où s'est faite la rupture vasculaire qui a déterminé l'hémoptysie.

Deuxième degré. — Le malade continue à tousser et à s'affaiblir, il commence à cracher. Crachats spumeux et aérés d'abord, puis crachats muco-purulents et dès lors chargés de bacilles de Koch. La fièvre est plus vive et devient continue avec rémissions. La matité s'accentue et les vibrations vocales augmentent d'intensité au niveau des foyers. Craquements humides. Souffle inspiratoire ou expiratoire.

En même temps l'état général périclite de plus en plus. Inappétence, vomissements, diarrhée, sueurs nocturnes. Souvent malheureusement le malade ne consent pas à s'aliter et traîne au dehors, dans un travail professionnel, une vie misérable où il s'épuise et contamine les autres.

Troisième degré. — C'est la phtisie, l'étisie; le malade de plus en plus amaigri, ne quitte guère plus son lit, où il ne remonte qu'avec difficulté. Dyspnée intense même au repos. Pâleur excessive des téguments et des muqueuses. Toux caverneuse, crachats épais, denses, nummulaires. La fièvre ne quitte plus le malade et oscille de deux, trois, trois degrés et demi par jour. A l'examen, paroi thoracique affaissée, matité, souffle caverneux, gargouillement, pectoriloquie, pectoriloquie aphone, etc.

La mort est la terminaison habituelle de la tuberculose pulmonaire, lorsqu'elle a atteint le deuxième degré. Au premier degré elle peut guérir assez souvent, mais c'est une grave erreur de croire comme on l'a dit, que c'est la plus curable des maladies chroniques. Elle guérit surtout dans les cas où elle a été si peu développée qu'elle a passé inaperçue. Du jour où elle est clairement diagnostiquée, le pronostic devient sombre. Cependant il existe des cas authentiques de guérison à tous les degrés.

La terminaison fatale survient par les progrès de la cachexie ou par une des nombreuses complications qui guettent le ma-

lade : hémoptysie, pneumothorax, méningite, phlébite, laryngite avec œdème de la glotte, etc.

La péritonite, les arthrites tuberculeuses peuvent aussi s'a-
jouter aux misères qui assaillent le patient ; elles précèdent
cependant la tuberculose pulmonaire plus souvent qu'elles ne
viennent la compliquer. Au contraire, l'entérite bacillaire est un
accident qui vient fréquemment terminer le drame.

Prescriptions hygiéniques. — La triple cure d'air, de
repos et d'alimentation :

α) Le *repos* : il sera dosé, le thermomètre à la main. Si la
marche ou la promenade ne déterminent pas le soir une ascension thermique, on les permettra. Si elles amènent un accès de
fièvre, le repos sera exigé ; et si la fièvre est continue avec
exacerbation vespérale, le malade sera tenu au lit qu'il ne quittera qu'une fois par jour pour permettre de le refaire.

β) L'*aération* : la pureté de l'air est la condition première
de l'asepsie pulmonaire : donc fuir l'air poussiéreux et enfumé
des villes, envoyer le malade à la campagne, ou à la montagne,
ou même à la mer, s'il n'est pas trop excitable.

Il passera le plus de temps possible dehors, assis ou étendu
sur une chaise longue, la tête à l'ombre et les pieds au soleil.
S'il reste dans sa chambre, les fenêtres en seront ouvertes ; elles
le seront du reste, même quand il n'y est pas, pour que l'air s'y
renouvelle. La nuit, on l'habituera peu à peu à les garder d'abord
entr'ouvertes, puis ouvertes, à la condition de protéger son
lit par un paravent, et à la condition que l'état de ses fosses
nasales n'exige pas qu'il dorme la bouche ouverte. Pas de
rideaux au lit. Pas de tapis sur le plancher qui doit être très
lisse et nettoyé au linge humide. Pas de poussières.

Le malade sera protégé contre le froid par de bonnes couvertures. On fera, s'il fait froid, du feu matin et soir.

γ) L'*alimentation* : elle doit être abondante et variée. La
viande rouge, la viande crue feront partie du régime ; mais ne
devront pas le constituer à elles seules. Il faut faire une large
part aux aliments hydrocarbonés, aux féculents, aux corps gras,

aux condiments, voire même aux friandises. L'estomac du tuberculeux a besoin d'être mis constamment en éveil ; et le soumettre à un régime carné exclusif, c'est le condamner à une véritable anorexie et à une véritable intoxication. Il devra faire deux bons repas, à midi et le soir, et faire le matin et dans l'après-midi deux collations où les laitages, les œufs et les fruits seront mis à contribution.

En cas d'inappétence absolue, on aura recours au jus de viande, à la zomothérapie, à la poudre de viande, au gavage. Toutes ces prescriptions alimentaires seront subordonnées à la manière dont le sujet digèrera les aliments ingérés.

Ce traitement hygiénique, si fréquemment efficace, quand il est prescrit à temps, est long et coûteux. A chaque instant dans sa pénible carrière, le médecin se heurtera à des cas où il aura le chagrin de ne pouvoir édicter une prescription qu'il sait inexécutable. Comment conseiller le repos, la campagne et la bonne nourriture à un malheureux père de famille qui s'épuise à travailler pour assurer à ses enfants une maigre subsistance et pour qui le chômage serait la ruine et le désespoir. Je ne connais pas de situation plus poignante.

L'isolement du malade dans une chambre qui soit uniquement habitée par lui est la condition essentielle, non seulement de sa guérison, mais surtout de la préservation de sa famille ; c'est là le premier point à l'exécution duquel le médecin doit s'appliquer de toutes ses forces.

Si la situation sociale du malade lui permet de prescrire librement ce qui convient, il exigera l'observation des trois points de la cure hygiéno-diététique, soit dans un *sanatorium*, soit dans une maison de campagne heureusement située, soit dans un climat marin ou montagneux. Les conditions de milieu, de famille, de profession, etc., guideront la prescription du médecin, qui s'inspirera des principes d'hygiène thérapeutique, résumés dans les lignes précédentes.

En outre, il est nécessaire que l'hygiène morale soit parfaite, que le malade soit mis à l'abri des émotions violentes et entouré de personnes qui lui fassent une atmosphère de tranquillité et de douceur. Par contre, il devra se rappeler que les plaisirs de l'amour sont pour lui un danger de premier ordre, et malheureusement le désœuvrement que la thérapeutique lui impose ne lui laisse guère d'autres distractions.

Les soins de toilette seront toujours pris avec la plus grande régularité. Le lavage est meilleur que le bain tiède que l'on pourra cependant permettre de temps en temps sous la réserve d'un retour au lit aussitôt après.

Ce traitement hygiénique suffirait dans la plupart des cas de tuberculose commençante. On fait bien cependant d'y ajouter les prescriptions suivantes.

Prescriptions médicamenteuses. — La tuberculose ne connaît pas encore de médication spécifique. Les tuberculines, les sérums soi-disant antitoxiques qui ont été préconisés contre elle ont fait jusqu'à présent plus de bruit que de bien, et quelques-uns même plus de mal encore que de bruit. Parmi les dernières tuberculines proposées, y en a-t-il quelqu'une qui sera mieux jugée que ses devancières, quelque produit antitoxique ou paratoxique finira-t-il par prendre une place honorable dans la thérapeutique ? C'est possible ; mais c'est encore incertain. Le traitement opposé à la phtisie pulmonaire reste jusqu'à présent empirique ou symptomatique.

A) Au premier degré :

1º Huile de foie de morue.
Deux grandes cuillerées par jour.

Ce remède sera conseillé seulement pendant les mois d'hiver (novembre à mars) et fréquemment suspendu pour laisser reposer l'estomac. En cas d'inappétence, de diarrhée, suppression complète.

2º *Solution avec :*

℞　Eau distillée. . . . . 10 grammes.
　　Méthylarsinate disodique . . . . . 0^{gr},20 à 0^{gr},40
X gouttes à chaque repas.

3°   Sirop de tolu . . . .   500 grammes.
         Phosphate de chaux gélatineux . . .   5   —
Deux grandes cuillerées ou trois cuillerées à dessert par jour.

4°   Teinture de noix vomique. . . . . .   5 grammes.
         Ou gouttes amères de Baumé   5   —
III gouttes à chaque repas.

Il est bien entendu que ces trois prescriptions ne seront pas simultanées, mais successives. Elles ont pour but de combattre l'anémie, la dénutrition, l'inappétence si fréquente chez les tuberculeux. On peut chaque mois prescrire l'une d'elles pendant une semaine, et laisser l'organisme en vacances thérapeutiques pendant la quatrième semaine.

B) Au deuxième degré :

On prescrit les mêmes médicaments ; mais en outre, dans les phases subaiguës, il est bon d'appliquer sur la paroi thoracique, au niveau des foyers tuberculeux, une série de mouches de Milan ou de petits vésicatoires grands comme 5 francs ; par exemple un toutes les semaines, pendant deux mois. On peut aussi appliquer de temps en temps une cinquantaine de pointes de feu.

Dans les phases plus aiguës, si le malade a de la dyspnée, on prescrira de préférence des cataplasmes sinapisés matin et soir.

C) Au troisième degré :

Arrivé à cette phase terminale, le malade n'a plus confiance — et il a raison — dans les remèdes qu'il prend depuis longtemps et qui n'ont pas empêché son mal d'évoluer d'une façon fâcheuse. On ne reprendra donc que d'une façon très irrégulière, les remèdes précédents, qui ont pourtant une véritable valeur trophique et qui ont enrayé le mal chez maints sujets, et on se contentera de la médication symptomatique, à laquelle on a dû déjà recourir accidentellement au cours des premières périodes et qui reste seule désormais utilisable.

Médication symptomatique :

a) *Contre la fièvre :* Le meilleur remède est sans contredit la cure d'air et de repos.

Si l'hyperthermie est telle qu'il devienne urgent de la combattre directement, on donnera :

℞   Aspirine 0ᵍʳ,25

En un cachet; 3 par jour.

Se méfier des sueurs abondantes, qui fatiguent énormément certains malades.

L'antipyrine, la phénacétine, la cryogénine (0ᵍʳ,25 à 0ᵍʳ,30) en cachet peuvent être accidentellement utilisées ; il serait fâcheux d'en faire un usage régulier.

Les lotions fraîches à l'eau vinaigrée ou alcoolisée sur la face, la poitrine, le cou et les reins sont quelquefois très avantageuses.

b) *Contre la toux* : La discipline de la toux, la loi faite aux malades de ne tousser que pour cracher est pour beaucoup d'entre eux un moyen très actif de soulagement.

Le nombre de médicaments proposés est considérable; le meilleur d'entre eux est l'opium sous toutes ses formes.

α) *Potion avec :*

℞   Infusion de tilleul . . . .   120 grammes.
     Sirop thébaïque ou sirop de mor-
        phine   30   —

β) *Potion avec :*

℞   Eau . . . . { āā 60 grammes.
     Eau de fleurs d'orangers . . . . . }
     Sirop de laitue   30   —
     Chlorhydrate de morphine 0ᵍʳ,05
        ou Chlorhydrate d'héroïne . . .   0ᵍʳ,03

A prendre par grandes cuillerées toutes les heures.

℞   Extrait thébaïque 0ᵍʳ,05

En une pilule ; à prendre chaque soir avant de s'endormir.

γ) *Solution avec :*

℞   Eau distillée . . . .   10 grammes.
     Dionine 0ᵍʳ,20

X gouttes deux à quatre fois par jour, etc.

c) *Contre l'abondance des crachats.* — Il n'est pas toujours prudent d'arrêter l'expectoration ; mais lorsque, la fièvre étant tombée, le tuberculeux rejette d'abondants crachats où le microscope fait reconnaître peu de bacilles de Koch et beaucoup de microbes associés (streptocoques, pneumocoques, etc.), on pourra prescrire.

α) Eau de goudron, aux repas.

β) Capsules d'essence de térébenthine, à 20 ou 25 centigrammes, 6 par jour (deux par deux aux repas).

γ) Ou mieux encore :

℞   Créosote de hêtre . . . .   0^{gr}.02 à 0^{gr},05
En une pilule ; de 6 à 10 pilules par jour, prises deux par deux.

δ) On pourra associer la créosote à l'huile de foie de morue, au phosphate de chaux, etc.

ε) ℞ Créosotal. . . . .   0^{gr},10
En une capsule ; 4 à 10 capsules par jour.

ζ) ℞ Gaïacol cristallisé . . . .   0^{gr},20
     Lactose . . . .   0^{gr},30
En un cachet ; 3 cachets par jour.

d) *Contre les vomissements que provoque la toux* (toux émétisante).

α) Manger lentement, choisir des aliments légers et de digestion facile.
Repas peu abondants et nombreux.
Repos et silence en sortant de table.
β) Petits fragments de glace à la bouche.
Boissons frappées. Champagne.

γ) ℞ Eau distillée . . . . ⎰ àà 60 grammes.
       Eau chloroformée . . . . ⎱
Une cuillère à café de demi-heure en demi-heure dès que la toux émétisante commence à se manifester.

δ) Prendre également à ce moment, si l'eau chloroformée n'agit pas bien, trois ou quatre gouttes de laudanum de Sydenham sur un morceau de sucre.

e) *Contre les sueurs :*

α) ♃ Agaric blanc. 0ᵍʳ,05
En une pilule; 2 à 4 pilules dans le courant de la nuit.

β) ♃ Infusion de sauge.
Une tasse le soir avant de s'endormir, à continuer pendant quatre ou cinq jours.

γ) ♃ Sulfate d'atropine. . . . . . 1 demi-milligramme.
En une pilule; 1 pilule matin et soir pendant cinq jours.

δ) ♃ Tellurate de soude. 0ᵍʳ,02
En une pilule: 2 pilules dans la nuit à six heures d'intervalle pendant cinq jours.

ζ) Éviter l'acétate de thallium qui fait assez bien cesser les sueurs, mais fait tomber les poils.

f) *Contre la dyspepsie, les hémoptysies, le pneumothorax, la phlébite, la méningite*, et en général les diverses complications de la tuberculose, voir les différents mots auxquels elles se rapportent.

Convalescence. — La guérison est possible, mais rare. Quand on l'aura obtenue on se rappellera que le tuberculeux guéri reste bien longtemps, sinon toujours, un prédisposé. L'immunité ne lui est pas conférée par le mal dont il a souffert. C'est tout le contraire.

Il devra donc suivre pendant des mois et des années le régime, l'hygiène indiqués plus haut, user souvent de phosphate de chaux, et d'arsenic.

S'il recommence à travailler, il devra se ménager. S'il veut se marier, il ne devra le faire que lorsque plusieurs années, passées sans incidents, auront certifié la solidité de sa guérison.

TYPHUS EXANTHÉMATIQUE

Tableau clinique. — Maladie essentiellement épidémique, survenant de préférence dans les grandes agglomérations, et transmise par les contacts médiats et immédiats, peut-être par les poux.

Le début est brusque : céphalée, courbature, rachialgie, inappétence, insomnie ; la fièvre monte rapidement à 40° et même 41°, la prostration est extrême, interrompue seulement par les manifestations d'un délire tranquille (typhomanie), plus rarement violent et agité. Du quatrième au sixième jour, l'éruption caractéristique, analogue à la rubéole ou même à une roséole syphilitique, débute auprès des régions axillaires ou inguinales et se généralise à tout le corps, sauf la tête et le cou. La constipation est habituelle, l'albuminurie fréquente.

Si la maladie évolue bien (dans la moitié des cas seulement, en certaines épidémies), vers le onzième ou le douzième jour, la fièvre commence à baisser et tombe en lysis, jamais brusquement ; mais les phénomènes fonctionnels s'améliorent plus rapidement ; on pourrait croire que le sujet est guéri alors qu'il a encore de la fièvre. Si elle doit mal évoluer, l'éruption peut prendre le caractère pétéchial ; des congestions pulmonaires, cérébrales, de la myocardite, des phénomènes typhiques peuvent se produire comme dans toutes les pyrexies, et le malade meurt en hyperthermie.

La convalescence est rapide et sujette aux mêmes incidents que les convalescences de toutes les maladies graves.

Les rechutes sont rares.

Prescriptions hygiéniques. — Dépouiller le malade de tous les vêtements qu'il porte et que l'on plongera dans de l'eau bouillante, dans des solutions antiseptiques (sublimé ou sulfate de cuivre) que l'on brûlera au besoin ; et le revêtir de linge propre et sec. Destruction méthodique et assurée de tous les insectes parasites (poux, puces, punaises) par les lotions, les topiques et les poudres appropriés. Si le cuir chevelu en recèle quelques-uns, couper les cheveux ras et passer une légère couche d'huile sur la tête. Surveillance attentive des régions pilaires.

Grande propreté du lit, aération de la salle, éviter l'encombrement. Changer fréquemment de linge qui sera mis à part et immédiatement désinfecté.

L'entrée de la salle ou de la chambre sera interdite à toutes les personnes, qui ne soignent pas les malades. Les gardes et infirmiers prendront pour eux-mêmes les précautions d'asepsie les plus rigoureuses. Une blouse de toile qu'on prend ou qu'on laisse à la porte de la salle est de rigueur. Il ne serait pas mauvais de mettre aux pieds de larges chaussons que l'on quitterait en sortant de la salle ou de la chambre ; on éviterait ainsi un des modes, plus fréquents qu'on ne le croit, de la dissémination des germes.

Lavages fréquents des mains et de la figure.

Ces lavages sont utiles au malade lui-même, de même que les lotions de la bouche et des yeux, et des régions ano-génitales.

Quant au régime, dans la période pyrétique initiale, le plus sage consiste dans la diète, en donnant à boire largement au malade les boissons qu'il désire : eau, eau vineuse, tisanes, limonade, etc. Au bout de quelques jours, lait écrémé, puis bouillon et potages. Enfin dans la convalescence alimentation tonique.

Prescriptions médicamenteuses. — Il n'y a pas de traitement spécifique du typhus exanthématique, il n'y a même pas pourrait-on dire, de traitement classique. On se contentera donc de combattre le mal de la façon suivante.

1° Tenir le ventre libre, plutôt à l'aide de lavements frais et de suppositoires qu'à l'aide de purgations.

2° ℞ Sulfate de quinine 0gr,25
En un cachet ; 2 cachets par jour (efficacité douteuse).

3° Lotions et bains froids comme dans la fièvre typhoïde et en se référant aux indications du thermomètre.

4° Les complications, telles que délire à forme méningitique. collapsus cardiaque, congestion pulmonaire, etc. seront combattues par les moyens appropriés (voy. méningite, myocardite, syncope, congestion pulmonaire).

URÉMIE[1]

Tableau clinique. — C'est une des complications les plus graves des néphrites : elle se présente à l'état aigu et à l'état chronique.

a. *Urémie aiguë*. — Au cours d'une néphrite classique avec anurie et hématurie, au cours d'une néphrite méconnue par suite de la bénignité de ses symptômes, souvent dans la convalescence d'une scarlatine, quelquefois après l'application intempestive d'un vésicatoire chez un albuminurique, l'urémie éclate : céphalée, insomnie, agitation ou prostration, troubles visuels coïncidant avec une diminution très appréciable de la quantité d'urine, puis brusquement surviennent des convulsions éclamptiques ou du délire, ou encore un coma profond que peuvent entrecouper ces accidents. Il y a souvent de la fièvre. Cet état se prolonge un, deux, trois jours et peut s'aggraver jusqu'à la mort, ou, au contraire, s'améliorer rapidement et cesser, à mesure que l'urine redevient plus abondante. La néphrite après cette période critique reste aggravée et poursuit son évolution.

b. *Urémie chronique*. — Parfois après ces incidents, le sujet garde longtemps des troubles psychiques, ou des parésies, qui disparaissent très lentement. Dans d'autres cas, des désordres

---

[1] L'éclampsie puerpérale est la conséquence d'une néphrite aiguë ou chronique ; elle appartient à l'urémie ; mais en raison des conditions où elle se produit, elle constitue un incident obstétrical de la plus haute gravité, dont le traitement, surtout en ce qui concerne les interventions possibles (accouchement prématuré artificiel), ne saurait être étudié dans un *Précis de consultations médicales*.

chroniques d'intoxication se manifestent au cours du mal de Bright (céphalée, insomnie, cryesthésie, arthralgie, dyspepsie), symptômes qui sont en réalité ceux de l'insuffisance rénale et se confondent avec les symptômes mêmes des néphrites chroniques. Parmi eux, la dyspnée se distingue par sa tenacité, sa gravité, souvent par la soudaineté des accès, dyspnée toxique ou dyspnée par œdème aigu du poumon, qui forment des épisodes alarmants au cours d'une affection à marche insidieuse et lente. Le malade est habituellement hypothermique.

Prescriptions hygiéniques. — Elles ne sont autres que celles qui ont été déjà indiquées à propos des convulsions, des attaques apoplectiformes et des néphrites (voy. ce mot). Pendant la phase des accidents aigus, diète hydrique ou diète absolue.

Prescriptions médicamenteuses :

A) URÉMIE AIGUE [1].

a) S'il y a de la fièvre ou de la céphalée, glace sur la tête.

b) Si les phénomènes sont modérés, quatre à cinq sangsues aux apophyses mastoïdes; et si le danger paraît grandir rapidement une saignée de 300 à 400 grammes.

Ces émissions sanguines peuvent dans les cas très graves être renouvelées le lendemain.

c) Lavement purgatif du Codex.

d) Dans les formes convulsives et délirantes, prescrire en outre :

Solution avec :

℞   Eau distillée . . . . 300 grammes.
     Bromure de potassium 20   —

Deux à quatre cuillerées par jour.

[1] Les injections de sérum artificiel très prônées il y a quelques années, sont aujourd'hui tombées en discrédit.

ou mieux encore, si le malade ne peut pas avaler :

Lavement avec :

℞   Eau bouillie refroidie . . . .   250 grammes.
       Hydrate de chloral.   3   —
Faire tiédir au bain-marie au moment de l'administrer.

e) Les jours suivants, si le mal s'atténue, donner :

℞   Sirop de nerprun. . . . . . ⎰ āā 8 à 10 grammes.
       Eau-de-vie allemande . . . ⎱
Le matin à jeun.

f) Reprendre ensuite le traitement et le régime des néphrites.

B) URÉMIE CHRONIQUE.

Son traitement se confond avec celui des néphrites, avec cette différence, que l'usage des diurétiques qui doit être très modéré dans les périodes de calme, doit être ici très largement prescrit. Il faut que le rein fonctionne coûte que coûte. On prescrira donc ;

a) ℞ Théobromine . . . .   0^{gr},50
En un cachet : 3 à 4 cachets par jour.

b) 4 ventouses sèches chaque jour à la région lombaire.

c) Dans les cas ou le malade semble menacé d'anurie, opothérapie rénale suivant la méthode de RENAUT (voy. Anurie).

d) La dyspnée urémique d'ordre toxique pourra être avantageusement combattue par les ventouses sèches, la saignée, le régime lacté ; la dyspnée avec congestion et œdème pulmonaires réclamera en outre le traitement approprié à ces affections (voy. ces mots).

VARICELLE

Tableau clinique. — Fièvre éruptive bénigne. L'éruption paraît souvent sans avoir été précédée de prodromes, avec une fièvre assez intense. Vésicules assez larges avec ou sans aréole rouge, toujours discrètes et à peu près également disséminées sur tout le corps. Quelquefois plusieurs poussées successives.

Complications. — Adénopathie mastoïdienne, légère laryngite ; quelquefois, une albuminurie qu'il faut dépister par un examen systématique de l'urine, même en l'absence de tout signe objectif de néphrite. Guérison habituelle sans incident.

Prescriptions hygiéniques. — Eviter le froid. Régime léger et modéré. Isolement pour éviter la propagation de la maladie. Bains au moment de la dessiccation.

Prescriptions médicamenteuses. — Aucune, à moins qu'on n'ait à traiter une complication.

VARIOLE.

Tableau clinique. — La variole a fait au xviiie siècle plus de ravages que la peste. La vaccination, méthodiquement appliquée, devrait la faire disparaître. De temps à autre cependant on observe des épidémies assez sérieuses. Les formes sont nombreuses :

a) *Variole discrète*. — Après plus de deux jours de prodromes, consistant en fièvre, céphalée, vomissements, douleurs d'estomac, la fièvre tombe à mesure que l'éruption se montre à la face, sur le cou et le tronc. Les papules isolées se remplissent bientôt de liquide clair (vésicules), puis purulent (pustules) ; à ce moment la fièvre se rallume un jour ou deux, (fièvre secondaire), puis retombe. Une période de dessiccation où chaque pustule est remplacée par une croûte termine l'évolution du mal, et la guérison survient.

b) *Variole confluente*. — Les prodromes sont plus violents et

plus courts ; la fièvre plus intense ; l'éruption débute avant la
fin du second jour et ne s'accompagne que d'une rémission insignifiante de la température, sans défervescence vraie ; la face est
couverte d'une rougeur diffuse, et est énormément tuméfiée grâce
à la confluence des éléments éruptifs ; quand ceux-ci entrent
en suppuration, la fièvre redouble, une salivation abondante
s'écoule des lèvres, les extrémités sont énormément gonflées.
Des désordres viscéraux graves accompagnent cette évolution,
quelquefois dès le début, quelquefois plus tard : délire violent,
prostration, coma, congestion pulmonaire et menaces d'asphyxie, vomissements, diarrhée, albuminurie. La mort est souvent
la conséquence de la violence de ces symptômes ; si le malade
survit, peu à peu la fièvre baisse, les pustules se dessèchent; mais
le malade couvert de croûtes et de pustules ulcérées est exposé
à des accidents septicémiques qui compromettent parfois la
convalescence. Deux, trois, quatre semaines sont nécessaires pour
que le malade puisse être complètement décapé; après la chute
des croûtes, chaque bouton de variole laisse longtemps à sa place
une large tache rouge violacée, et pour toujours une cicatrice
déprimée. Les plus jolis visages sortent de la variole couturés,
grêlés, méconnaissables.

c) *Varioloïde*. — C'est une variole qui ne suppure pas. Le plus
souvent il s'agit d'une forme discrète ; et dans ce cas la maladie
dure à peine trois ou quatre jours et guérit sans avoir causé
d'alarmes. Il peut y avoir, mais c'est plus rare, des varioloïdes,
confluentes. La petite rémission fébrile qui a marqué le début
de l'éruption s'accentue alors chaque jour et en même temps
l'éruption qui a eu d'abord des allures préoccupantes s'affaisse
et pâlit au lieu de suppurer. La varioloïde est la forme de variole
que présentent le plus souvent les individus vaccinés.

d) *Variole hémorragique*. — Des hémorrhagies utérines ou
nasales peuvent signaler les prodromes de la variole. Si elles
persistent pendant la période d'éruption, si elles augmentent
même, si des rash prévarioliques se montrent sous forme de
taches pétéchiales, si le liquide qui remplit les pustules est plus
ou moins mélangé de sang, c'est la forme hémorrhagique. De

graves phénomènes nerveux et une hyperthermie excessive s'associent le plus souvent à ces pertes de sang. Le pronostic de cette variole noire ou pourprée est à peu près fatal. Au cours de la maladie, les hémorrhagies peuvent se multiplier par toutes les voies (hémoptysie, hématémèse, méléna, hématurie, etc.). Le plus souvent cette forme existe d'emblée; mais quelquefois une variole simple peut devenir soudainement hémorrhagique pendant son évolution.

Complications.—Elles sont nombreuses et graves. Au moment de l'éruption, apparition de pustules conjonctivales ou cornéennes avec cécité consécutive, pustules laryngées avec œdème de la glotte; œdème pulmonaire; endopéricardite et myocardite; phénomènes méningitiques.

Plus tard, gangrènes cutanées et viscérales, phlegmons, abcès, phlébite, néphrite.

Prescriptions hygiéniques. — Elles occupent une large part dans le traitement de la variole.

A) Pendant les périodes d'invasion et d'éruption. — Placer le malade dans un lit au centre de la chambre, entouré d'air de tous côtés, sans rideaux et sans courants d'air. Fenêtres ouvertes, si le temps le permet.

Lotions tièdes ou fraîches de tout le corps avec de l'eau légèrement alcoolisée, huit à dix fois par jour, comme dans la fièvre typhoïde. Au besoin, bains tièdes ou frais. Lotions fréquentes de la face et de la nuque, glace sur la tête, en cas de délire ou de phénomènes méningés. Bouillote aux pieds, s'ils se refroidissent. Changement fréquent de linge.

Diète absolue les premiers jours, au point de vue des aliments solides. Boissons fraîches ou tièdes en abondance, au gré du malade. Un peu de lait ou de bouillon s'il le désire.

En vue de prévenir ou d'attendre la suppuration, on a conseillé la lumière rouge : rideaux de lustrine rouge aux fenêtres, verres rouges aux lampes. Ce procédé est peut-être bon, mais il excite assez violemmeut le système nerveux et à ce titre certains malades le supportent mal.

B) Pendant la suppuration et la dessiccation. — L'antisepsie de la peau sera réalisée suivant les circonstances par différents procédés : lavage de la figure et des mains à l'eau bouillie ou légèrement alcoolisée ; sur le reste du corps, poudres inertes (talc de Venise) ou toniques (poudre de quinquina) ; sur les points ulcérés au contraire pansements humides à la gaze stérilisée ; lavages à l'eau oxygénée diluée et séchage complet, etc. Plus tard bains tièdes. — Changement de linge très fréquent.

A mesure que la fièvre baisse, le malade affaibli est plus sensible au froid ; on surveillera à ce point de vue l'aération ; on supprimera les applications de glace et les boissons frappées.

Puis le régime sera progressivement augmenté : laitages, potages, jaunes d'œufs, et quand l'apyrexie est confirmée, alimentation tonique. Tenir le plus grand compte de l'aspect et de l'abondance de l'urine.

Bien entendu, on prendra toutes les mesures d'isolement nécessaires pour éviter la propagation. L'entourage sera vacciné dès la première alerte ; et le malade ne sera rendu à la liberté que lorsque la dernière croûte sera tombée.

Prescriptions médicamenteuses. — L'opinion médicale reste encore un peu sceptique à l'égard de la valeur thérapeutique des médicaments dans la variole. Voici à titre de documents deux ou trois des médications les plus récemment utilisées.

1° Médication éthérée opiacée (Du Castel).

a) Deux ou trois injections quotidiennes d'un centimètre cube d'éther sulfurique chimiquement pur.

Faire les injections dans le tissu cellulaire sous-cutané de la fesse ou de la région externe de la cuisse. Éviter le voisinage des filets nerveux, en raison des névrites que pourrait provoquer l'action de l'éther.

b) Simultanément à ce traitement que l'on continue pendant la période fébrile, donner alternativement d'heure en heure les potions suivantes :

    ℞   Eau distillée . . . . 120 grammes.
           Sirop simple   30   —
           Perchlorure de fer à 30° . . . . XX gouttes.

et

    ℞   Infusion de tilleul. . . . . 120 grammes.
           Sirop de punch   30   —
           Extrait thébaïque . . . .   0^{gr},15 à 0^{gr},20

2°. Médication au xylol (BELIN).

Donner cinq fois par jour au malade un petit verre ou une cuillerée de vin de Bordeaux, étendu d'eau ou pur, et additionné de :

    ℞   Xylol . . . . XII à XX gouttes.

3° Méthode de l'antisepsie des téguments (TALAMON).

En dehors des soins de propreté déjà indiqués à propos des prescriptions hygiéniques, faire sur la face deux fois par jour des onctions avec un glycérolé au sublimé à 1/300, et faire deux fois par jour sur les mêmes points une pulvérisation avec le mélange suivant.

    ℞   Sublimé . . . . ⎫
           Acide tartrique . . . . ⎬ àà 1 gramme.
           Alcool à 90° . . . .   5 centicubes,
           Éther sulfurique . . . .   50 centilitres.

Pulvériser avec un appareil de Richardson, après avoir protégé les yeux par des tampons d'ouate boriquée ; s'arrêter dès que la surface des vésicules commence à blanchir. Se méfier de la formation de phlyctènes et se méfier aussi du feu, ne jamais faire cette petite opération à la lueur d'une flamme, ne jamais dépasser une minute au maximum (procédé délicat et un peu dangereux).

En même temps, lavages de la bouche, de la gorge et des yeux avec de l'eau boriquée chaude ou tiède très fréquemment renouvelés.

4° D'autres médications ont encore été recommandées, par exemple : la levure de bière intus et extra(TARRUELLA, CASSAËT) ; l'analgésine à fortes doses (RICHARD, LERAY). L'avenir montrera la valeur de ces tentatives.

Complications. — Chacune d'elles réclame un traitement spécial. Les complications oculaires et laryngées exigent souvent l'intervention d'un spécialiste ; l'hyperthermie et la forme hémorrhagique hyperthermique seront traitées par les bains froids suivant la méthode de BRAND, comme la fièvre typhoïde (voy. ce mot). Voyez également : *myocardite aiguë, congestion pulmonaire, méningite aiguë, phlébite, escarres,* etc.

VERS INTESTINAUX

A) **En général**.

Tableau clinique. — Phénomènes extrémement variés, quelquefois insignifiants, quelquefois d'une gravité excessive. Appétit capricieux, prurit irrégulier, par intervalles haleine aigrelette ; des convulsions, des congestions viscérales presque subites, des troubles névropathiques bizarres surviennent parfois à l'improviste. Nécessité d'examiner les selles macroscopiquement et microscopiquement. Réaction urinaire de Iéfimow.

Prescriptions hygiéniques. — Surveillance rigoureuse et asepsie parfaite des aliments et des boissons. Propreté minutieuse des mains et des replis sous-unguéaux, où se logent les œufs de certains parasites, qui sont ensuite ingérés au moment des repas. Éviter de toucher les ordures, les meubles ou les objets souillés, certaines larves, entre autres celles des ankylostomes pouvant s'introduire à travers la peau saine.

Au moment des crises convulsives ou autres provoquées par la présence de vers intestinaux, diète à peu près absolue, pas de lait, eaux alcalines (Vals, Vichy ou solution bicarbonatée sodique à 5 p. 1000) en abondance.

B) **Tœnia**.

Prescriptions hygiéniques, communes à toutes les variétés de tænia :

1° Diète hydrique ou diète lactée la veille de l'administration du remède.

2° Ingestion la veille au soir ou dans la nuit de deux ou trois perles d'éther ou de quelques cuillerées à café du mélange suivant :

℞   Eau distillée. . . . . } àà 20 grammes.
      Eau chloroformée . . . . }

3° Prise du remède tænifuge le matin à jeun et ensuite repos absolu.

4° Usage d'un vase plein d'eau pour aller à la selle, de manière que le tænia soit soutenu au moment de sa chute et ne se brise pas.

5° Défense expresse au malade d'exercer des tractions sur le ver en voie d'expulsion.

6° Si l'expulsion est incomplète, ne recommencer les tentatives de traitement qu'au bout de plusieurs semaines, quand le ver s'est reconstitué et a de nouveau manifesté sa présence.

Prescriptions médicamenteuses. — On choisira l'un des tænifuges suivants :

1° ℞ Miel de Narbonne. . . . . . .   25 à 50 grammes.
      Extrait éthéré de fougère mâle.   6 à 8   —
      Calomel . . . .   0^{gr},50 à 0^{gr},60

A prendre en quatre fois en une demi-heure.

ou

℞   Extrait éthéré de fougère mâle 1ᵍʳ,20
      Chloroforme pur. 3ᵍʳ,60
      Huile de ricin , ...   4ᵍʳ,80
      Huile de croton . . . .   1/2 goutte.
                                              (DUHOURCAU).

A diviser en 12 capsules à prendre de cinq en cinq minutes.

ou encore des capsules préparées en forme de spécialités pharmaceutiques et contenant en général extrait éthéré et calomel.

A la suite, repos et diète jusqu'au lendemain ; alimentation restreinte les jours suivants.

2° ℞ Ecorces fraîches de racines de grenadier.   60 grammes.
      Eau   750   —

Réduire par ébullition jusqu'à 500 grammes; filtrer, prendre en trois fois de demi-heure en demi-heure. Deux heures après 30 grammes d'huile de ricin.

ou

℞   Sulfate de pelletiérine (alcaloïde de racine de ⎫
         grenadier). . . . . ⎬ àà 0ᵍʳ,30
      Sulfate d'isopelletiérine . . . . ⎭
      Tanin. 0ᵍʳ,50
      Eau. . . . .   100 gr.

Prendre en une fois : dix minutes après, un verre d'eau pure ou sucrée ; une demi-heure après, eau-de-vie allemande de 15 à 20 gr.

ou, enfin, une spécialité du même remède.

3° *Électuaire avec* :

℞   Semences de courge mondées ⎫   30 à 45 grammes pour
         et pilées. . . . . ⎬ àâ   un enfant.
      Sucre en poudre ou miel. . . ⎭   50 à 60 grammes pour
                                                  un adulte.

Ce dernier tænifuge est moins actif peut-être, mais plus inoffensif que les précédents et ne provoque ni les vertiges, ni les syncopes, ni les phénomènes quelquefois alarmants auxquels ceux-ci exposent les malades.

C) **Ascarides**.

1° ♃ Sirop de mousse de Corse . . . . . . 50 grammes.

Une cuillerée à café ou à dessert (suivant l'âge), le matin à jeun pendant trois jours consécutifs ; à renouveler de mois en mois. ou plus souvent si les phénomènes persistent.

2° ♃ Poudre de semen contra. . 1 à 5 grammes suiv. l'âge.

En cachets ; on peut aussi la mêler à du miel ou de la confiture ; à prendre le matin, à jeun, pendant deux jours consécutifs.

3° ♃ Santonine. 0^{gr},01
   Calomel. . . . . 0^{gr},02

En une pastille ou une pilule ; deux pastilles pour les petits enfants le matin à jeun ; augmenter la dose suivant l'âge ; arriver à huit pour les adultes.

4° Accessoirement donner quelques perles d'éther, des cuillerées d'eau chloroformée étendue d'eau, des antispasmodiques. L'ail a au point de vue vermifuge une réputation populaire qu'il serait bon de vérifier.

D) **Ankylostomes**.

Traitement de six jours. Le soir du premier, du troisième et du cinquième, prendre avec une infusion chaude :

♃ Poudre de Jalap. . . . . } àà 0^{gr},25
   Calomel. }

En un cachet.

Le matin du second et du quatrième jour, prendre :

℞   Extrait éthéré de fougère mâle . . .   8 grammes.
     Sirop de séné. . . . .   20 à 30   —

Le matin du sixième jour, abaisser la dose d'extrait à 4 grammes.

E) **Trichocéphales**.

Le matin à jeun prendre d'heure en heure une grande cuillerée du mélange suivant :

℞   Thymol . . . .   2 grammes.
     Huile d'olives   4   —
     Gomme arabique.   3   —
     Eau distillée   60   —
                                              (HAGER),

Le soir, un fort purgatif (séné ou sel de magnésie). Renouveler ce traitement pendant trois jours consécutifs.

Eviter d'associer au thymol les substances suivantes : alcool, glycérine, chloroforme, éther.

F) **Oxyures**.

1°   Calomel. . . . . ⎱ àà 0^{gr},01
      Santonine. . . . . ⎰

En une pastille de chocolat ; autant de pastilles que l'enfant a d'années jusqu'à quatre ans.

2° ℞ Onguent mercuriel. . . . .   0^{gr},25
      Axonge benzoïnée . . . . ⎱ àà 0^{gr},50
      Cire blanche. . . . . ⎰
      Beurre de cacao . . . .   2 grammes.

Pour un suppositoire à appliquer deux fois par semaine.

3° Si au bout de quinze jours, les parasites apparaissent encore au dehors, vider l'intestin par un lavage à l'eau bouillie, injecter dans le rectum 50 à 100 grammes d'une solution de nitrate d'argent à 1 p. 100 et neutraliser aussitôt par un lavement de sérum chirurgical.

4° En même temps, lavages aseptiques fréquents et froids de la région ano-génitale, et pour calmer les démangeaisons, application de la pommade suivante :

℞   Vaseline . . . .   20 grammes.
     Menthol 0gr,05

VOMISSEMENTS ACÉTONÉMIQUES.

Tableau clinique. — Le malade est le plus souvent un enfant. Assez brusquement, il est pris de vomissements que rien n'a pu faire prévoir, si ce n'est pour les gens prévenus, l'odeur aigrelette de son haleine. Ces vomissements se répètent avec insistance, surtout si quelques aliments sont ingérés ; en même temps surviennent des phénomènes préoccupants : céphalée, prostration, adynamie, fièvre violente, fuliginosités des lèvres et de la langue. L'urine contient souvent une forte proportion d'acétone, jusqu'à 10 grammes par litre.

Cette situation peut s'améliorer rapidement, ou au contraire se prolonger plusieurs jours ; la porte est alors ouverte aux complications les plus variées (congestion pulmonaire, troubles hépatiques, phénomènes cérébraux, etc.). Une crise d'entérite aiguë termine souvent la scène.

Les vomissements acétonémiques récidivent souvent après des périodes de guérison d'une durée très variable. Leur pathogénie est indéterminée ; quelques médecins la rattachent à la présence de vers intestinaux.

Prescriptions hygiéniques. — Repos au lit complet. Diète absolue, pendant la période la plus aiguë ; puis quand le calme s'établit, donner à l'enfant quelques cuillerées de tisane de céréales, puis du bouillon de légumes, puis du bouillon de poulet ; ne revenir au lait que lorsque l'intolérance gastrique a définitivement disparu.

Prescriptions médicamenteuses. — Boissons alcalines (eau de Vals ou de Vichy) par cuillerées ou par petits verres, tant que persistent les vomissements, la présence d'acétone dans l'urine et l'odeur spéciale de l'haleine.

Quand les phénomènes aigus s'amendent, prescrire :

℞   Calomel . . . . 0gr,01 ou 0gr,02
     Lactose 0gr,40

En un cachet n° 4 ; un cachet matin et soir pendant deux jours ou faire, s'il y a lieu, le traitement anthelminthique (voy. p. 452).

ZONA.

Tableau clinique. — Éruption de groupes de vésicules d'herpès sur le territoire d'un nerf mixte ou d'un nerf sensitif (zona intercostal, ophtalmique, cervico-brachial, lombo-abdominal, etc.). Toujours unilatérale. Adénopathie constante dans le pli articulaire correspondant.

Association constante d'une névralgie dans la région occupée par l'herpès zoster, névralgie souvent fugace chez l'enfant, très vive chez l'adulte, survivant chez le vieillard pendant des mois et des années à la guérison de l'éruption.

Celle-ci dure une quinzaine de jours en moyenne et se termine soit par dessiccation simple, soit par ulcération et cicatrisation. Dans ce cas il reste des cicatrices indélébiles, dont la distribution permet le diagnostic rétrospectif du zona et qui sont anesthésiques. Complications possibles d'hémorragies et de gangrènes locales.

Quelquefois l'éruption s'accompagne de fièvre (fièvre zostérienne), elle n'est peut-être pas sans rapport avec la tuberculose.

Prescriptions hygiéniques. — Rien de spécial, sauf en cas de fièvre, où l'on conseillera l'hygiène habituelle des fébricitants (repos, douce chaleur, demi-diète, etc.).

Au point de vue des vêtements, éviter le contact de la flanelle avec les lésions cutanées. Changement fréquent de linge.

Prescriptions médicamenteuses :

1° Contre la fièvre et la douleur :

℞   Valérianate de quinine . . . . } àà 0ᵍʳ,25
        Antipyrine ou pyramidon . . . . }

En un cachet ; prendre 2 à 4 cachets par jour suivant l'intensité des symptômes.

2° Pour panser les lésions cutanées :

a) ℞ Poudre de talc de Venise . . . . . . 25 grammes.
       Acide salicylique porphyrisé 0ᵍʳ,50

Deux à quatre applications par jour.

Si les vésicules menacent de s'excorier et de s'ulcérer, appliquer à leur niveau un linge fin enduit de la pommade suivante :

℞   Vaseline boriquée . . . . 30 grammes.
       Chlorhydrate de morphine. 0ᵍʳ,05
       Antipyrine. . . . . 1 gramme.

Recouvrir d'ouate et maintenir par une bande souple ; deux pansements par jour.

3° Dans les cas de douleurs névralgiques intenses, injection hypodermique de chlorhydrate de morphine, un centigramme.

4° Si la névralgie survit à l'éruption, faire le traitement

ordinaire de la névralgie (voy. *Névralgie faciale, intercostale*, etc.).

5° Si l'état général est affaibli, faire le traitement hygiénique et médicamenteux de la prétuberculose et de l'anémie (voy. ces mots).

ÉVREUX, IMPRIMERIE CH. HÉRISSEY, PAUL HÉRISSEY. SUCCʳ

9 782019 997762